Stirkat

Notaufnahme-Einsatz!

Verlag Hans Huber

Programmbereich Medizin

HUBER

Falk Stirkat

Notaufnahme-Einsatz!

Ein Spielebuch zur Vorbereitung auf die Notaufnahmerotation

Verlag Hans Huber

Anschrift des Autors:
MUDr. Falk Stirkat
Martin-Luther-Platz 5
91054 Erlangen

Lektorat: Dr. Klaus Reinhardt
Herstellung: Daniel Berger
Bearbeitung: Ulrike Boos, Freiburg
Umschlagbilder: © sudok1, beerkoff – fotolia.com, © spotmatik – iStockphoto
Umschlaggestaltung: Claude Borer, Basel
Druckvorstufe: punktgenau gmbh, Bühl
Druck und buchbinderische Verarbeitung: Hubert & Co., Göttingen
Printed in Germany

Bibliografische Information der Deutschen Nationalbibliothek
Die Deutsche Nationalbibliothek verzeichnet diese Publikation in der Deutschen Nationalbibliografie; detaillierte bibliografische Daten sind im Internet über http://dnb.d-nb.de abrufbar.

Anregungen und Zuschriften an:
Verlag Hans Huber
Lektorat Medizin
Länggass-Strasse 76
CH-3000 Bern 9
Tel: 0041 (0)31 300 4500
verlag@hanshuber.com
www.verlag-hanshuber.com

1. Auflage 2014

(E-Book-ISBN [PDF] 978-3-456-95358-8)
(E-Book-ISBN [EPUB] 978-3-456-75358-4)
ISBN 978-3-456-85358-1

Inhalt

Für Steffi

Einleitende Bemerkung

Diese Buch basiert auf Geschichten in der Notaufnahme, die so oder ähnlich von mir erlebt und für den Leser entsprechend aufgearbeitet wurden. Alle Namen sind frei erfunden, Ähnlichkeiten oder Gemeinsamkeiten mit real existierenden Personen sind reiner Zufall.

Das Ziel des Buches ist es, dem Leser ein Verständnis über die wichtigsten Leitsymptome und Differentialdiagnosen der Notaufnahme zu vermitteln. Damit ist dies kein vollständiges Lehrbuch der klinischen Notfall- und Akutmedizin. Es dient vielmehr dem Vertiefen und Wiederholen von entsprechendem Wissen. Zum besseren Verständnis habe ich vielfach dem generischen Namen eines Medikamentes einen beispielhaften Handelsnamen hinzugefügt. Aus der Nennung des Handelsnamens kann nicht geschlossen werden, dass es nicht Produkte mit demselben Wirkstoff und einem anderen Handelsnamen gibt, die entsprechend eingesetzt werden können. Eine Bevorzugung eines bestimmten Handelspräparates ist nicht beabsichtigt.

Alle Angaben beziehen sich auf normalgewichtige Erwachsene. Trotz äußerster Sorgfalt können Herausgeber, Autoren und Verlag keine Gewähr für die Korrektheit der Angaben übernehmen! Der Anwender muss entsprechende Verordnungen individuell auf ihre Richtigkeit und Anwendbarkeit überprüfen – der Anwender trägt hierfür die alleinige Verantwortung. Die jeweils gültigen Fachinformationen sind zu berücksichtigen.

Die Wiedergabe von Gebrauchsnamen, Warenbezeichnungen und Ähnlichem in diesem Text berechtigt auch ohne besondere Kennzeichnung nicht zu der Annahme, dass solche Namen im Sinne der Warenzeichen- und Markenschutzgesetzgebung als frei zu betrachten sind und daher von jedermann benutzt werden dürfen.

Ich bitte, mir etwaige Ungenauigkeiten mitzuteilen.

Einleitung

Notaufnahme – alles kann Sie erwarten!

Nach den überaus erfolgreichen Spielebüchern von Schmitz und Jungbauer stellt sich die Frage, in welchem Feld der Medizin ebenfalls die Notwendigkeit besteht, schnell handeln zu müssen, ohne sich in vollem Umfang durch reines Auswendiglernen darauf vorbereiten zu können. Die Antwort liegt auf der Hand.

Die vom Notarzt versorgten Patienten müssen in der Klinik direkt auf hohem Niveau weiterversorgt werden, und dies geschieht in der Regel in der Notaufnahme.

Die Notfallmedizin in Deutschland hat in den letzten Jahren einen regelrechten Entwicklungsschub erfahren und ist damit auch zum Politikum und Spielball der Fachgesellschaften geworden.

In vielen deutschen Großstädten und fast allen Universitätskliniken haben sich interdisziplinäre Notaufnahmen entwickelt, die dem diensthabenden Kollegen einiges abverlangen. Hier werden nicht nur Entscheidungen darüber getroffen, ob ein Patient entlassen werden kann oder aufgenommen werden muss – und wenn ja, auf was für eine Station –, sondern es ist manchmal notwendig, innerhalb von Minuten eine Differentialdiagnose zu erstellen und dann eine entsprechende Therapie einzuleiten. All das verlangt eine große Menge an Erfahrung und an Wissen, über die man als Assistenzarzt im zweiten oder dritten Ausbildungsjahr nur bedingt verfügt. Oft steht man allein vor einem Problem und muss zu einer Lösung kommen, die dann im Extremfall über Leben und Tod entscheidet.

Ein weiterer Faktor, der die Arbeit in einer Notaufnahme so anspruchsvoll macht, ist die Tatsache, dass es sich bei weitem nicht immer um die vertraute Klientel handelt. Der Assistenzarzt der Kardiologie wird sich mit neurologischen Fällen genau wie mit geriatrischen Problemstellungen konfrontiert sehen. Und selbst der Unfallchirurg wird in manchen Häusern nicht an der Behandlung eines akuten Myokardinfarktes vorbeikommen.

Um sich besser auf diese anspruchs- und vor allen Dingen verantwortungsvolle Aufgabe vorbereiten zu können, habe ich mich entschieden, dieses Buch zu schreiben. Auf spielerische Art und Weise soll der Betrieb in einer Notaufnahme dargestellt werden. Hierbei ist es nicht mein Ziel, Sie mit den Zebras der Notfallmedizin zu konfrontieren, sondern es ist mir vielmehr wichtig, Ihnen die Möglichkeit zu geben, «Standardsituationen» zu trainieren.

Die Bücher von Schmitz und Jungbauer waren mir persönlich eine große Hilfe, da man – vor allem als aktiver und begeisterter Notarzt – immer irgendwann vor einer Situation steht, mit der man noch nie konfrontiert war, sie im Hinterkopf aber einem fiktiven Fall aus einem der Bücher zuordnen kann.

Somit kann man mit einem Spielebuch eine wichtige Sache trainieren, die man mit einem großen Lehrbuch nicht lernen wird, und zwar das Denken in Schemata und das Zuordnen von neuen Fällen in schon Erlebtes.

Und diesen Anspruch habe ich auch an das vorliegende Buch! Ich wünsche mir, dass Sie nach dessen Lektüre in der Lage sind, die gefährlichsten und häufigsten Situationen der Notaufnahme einzuordnen, und sich das Gefühl, so etwas Ähnliches schon einmal erlebt zu haben, bei Ihnen einstellt – und wenn auch nur imaginär.

Und natürlich sind auch bei mir alle Personennamen und Fallschilderungen frei erfunden. Sollte es trotzdem zu Übereinstimmungen mit realen Personen oder Situationen kommen, so ist dies reiner Zufall.

Wie dieses Buch zu benutzen ist

Wer kein Neuling im Bereich der Spielebücher ist – seien Sie nun aus dem medizinischen Bereich oder aus einem ganz anderen Genre –, der weiß, dass es sich nicht um ein gewöhnliches Buch handelt.

Der Text ist in Absätze geteilt, und Sie arbeiten sich nicht von Nummer 0 bis zum Ende durch. Die Entwicklung Ihres Dienstes hängt von Ihren Entscheidungen und demnach Ihrer Kompetenz ab.

Glauben Sie nicht, dass ich es Ihnen zu leicht mache, denn manchmal können sich – wie im richtigen Leben – ganz einfache Situationen als facettenreicher darstellen, als Sie denken, und Ihren Patienten ernsthaft gefährden.

Also – handeln Sie mit Bedacht und seien Sie vor Schnellschüssen auf der Hut!

Die Triage – Ihre Hilfe bei vollem Haus

Wer kennt sie nicht – die überfüllte Notaufnahme. Mittlerweile hat sich sogar die medizinische Forschung dem Thema «Crowding» angenommen und als Resultat mehrere Triagesysteme entwickelt, die dazu dienen, die Patientensicherheit auch bei Überlastung zu gewährleisten.

Allen Triagesystemen gemeinsam ist die Messung möglichst weniger, dafür aber aussagekräftiger Vitalzeichen und eine darauf folgende Kategorisierung der Behandlungspriorität. In unserer imaginären Notaufnahme arbeiten wir mit dem ESI(Emergency Severity Index)-Triage-System.

Dieses teilt die Notfallpatienten nach bestimmten Kriterien in fünf Kategorien ein (ESI 1–5). Zur Erleichterung beschränken wir uns in diesem Buch allerdings auf drei Kategorien. Kategorie 1 bedeutet, dass umgehend ein Arzt gerufen werden muss, bei Patienten der Kategorie 2 hat dies zehn Minuten Zeit. Kategorie-3-Patienten können 120 Minuten warten.

Die Kategorisierung wird von erfahrenen und geschulten Pflegekräften vorgenommen, so dass man sich in der Regel darauf verlassen kann. Aber Vorsicht: Der Zustand von Patienten kann sich ganz schnell verschlechtern!

Und schon wieder ein neuer Patient!

Während Sie im Notarztdienst Patient für Patient abarbeiten und sich erst wieder frei melden, wenn Sie einen Patienten fertig behandelt haben, müssen Sie in der Notaufnahme multitaskingfähig sein!

Wie Sie später noch genauer erfahren werden, besteht Ihre Notaufnahme aus mehreren Kabinen und sogar einem Schockraum. Und da wir Sie, gemein wie wir sind, gleich in die Nachtschicht eingeteilt haben, sind Sie der einzige Arzt vor Ort. Da kann man schon ganz schön ins Schwitzen kommen!

Die Pflicht hat in unserer Notaufnahme mehrere Möglichkeiten, Sie zu rufen: Zuallererst tragen Sie natürlich ein Telefon bei sich, über das Sie Gott und die Welt erreichen kann. Außerdem haben Sie noch einen Reanimationspiepser und, da der nicht ausreicht, selbstverständlich auch noch einen Triagepiepser.

Und zu guter Letzt kann man auch noch ganz banal nach Ihnen rufen. Als kleiner Tipp: Wenn in der Notaufnahme nach einem Arzt gerufen wird, dann sollte dieser in der Regel alles stehen und liegen lassen und ganz schnell dem Ruf folgen.

Sind Sie im Notfall kompetent genug?

Wenn Sie bereits die anderen Werke der Reihe «erlesen» haben, dann dürfte Ihnen das Konzept der Kompetenzpunkte nicht neu sein. Auch dieses Mal gibt es sie wieder – und auch dieses Mal ist es unglaublich einfach, sie zu verlieren.

Da nicht jeder Leser das gleiche Maß an Erfahrung mitbringt, müssen Sie sich zunächst einmal selbst einschätzen.

Teilen Sie sich nun selbst Kompetenzpunkte zu, und zwar nach folgendem Schema:

- 60 Kompetenzpunkte, wenn Sie die Notaufnahme bis jetzt nur im Fernsehen von innen gesehen haben.
- 40 Kompetenzpunkte, wenn Sie sich bereits durch die eine oder andere Tagschicht mit Oberarztbegleitung geboxt haben und glauben, dass Sie jedem Patienten eine halbwegs realistische Überlebenswahrscheinlichkeit gewährleisten können.
- 20 Kompetenzpunkte, wenn Sie ein routinierter Notfall- und Akutmediziner sind.

Hier müssen Sie bereits Ihre erste Entscheidung treffen, denn wenn Sie sich falsch einschätzen, dann liegt Ihr Punktestand schnell bei 0 und das Abenteuer Notaufnahme ist vorbei – fürs Erste. Sie können ja jederzeit wieder von vorne anfangen.

Die Notaufnahme – Ihre Heimat für die nächsten 12 Stunden!

Um in Ihrem ersten Notaufnahmeeinsatz zu glänzen, müssen Sie die Infrastruktur kennen, denn manchmal kann diese der Schlüssel zum Erfolg sein.

Ihre Notaufnahme besitzt drei Behandlungsplätze, die unabhängig voneinander belegt werden können. Über die Belegung entscheidet in der Regel die diensthabende Pflegekraft. Außerdem steht Ihnen ein Schockraum zur Verfügung, in welchem sowohl internistische als auch chirurgische Schockpatienten diagnostiziert und behandelt werden können. Sollte Ihnen im Laufe der Nacht ein Polytrauma ins Haus flattern, so sollten Sie nicht zögern, den sog. Code 0 zu aktivieren. Tun Sie das, stehen Ihnen innerhalb von kürzester Zeit alle notwendigen Querschnittsdisziplinen zur Verfügung. Aber gehen Sie besonnen vor: Sie machen sich nicht besonders viele Freunde, wenn Sie die halbe Belegschaft wegen eines gebrochenen Knöchels aus dem Bett scheuchen!

Zwischen Schockraum und Behandlungskabinen befindet sich der Tresen mit der Tafel. Hier holen Sie sich vor Behandlung die vorhandenen Unterlagen ab und orientieren sich, um den Patienten auch zu finden.

Der Notaufnahme angeschlossen ist eine sogenannte Decision Unit oder auch Fast Track Station genannt, in der Sie Patienten «parken» können, die zum Beispiel auf ihre Troponin-Kontrolle warten oder bei denen Sie vorerst nicht weiter wissen.

Dank Ihres Oberarztes ist diese Station seit einigen Monaten zertifizierte «Chest Pain Unit». Sie sollten sich also an die Regeln halten, wenn Sie nicht auf eine Standpauke am nächsten Morgen scharf sind.

Und ganz am Ende der Notaufnahme ist auch irgendwo ein Arztzimmer. Das werden Sie allerdings nicht zu oft zu Gesicht bekommen.

You never walk alone – Ihre Mitstreiter

Natürlich müssen Sie Ihren ersten Nachtdienst nicht allein stemmen. Sie können auf ein Team, bestehend aus drei Pflegekräften, zurückgreifen. Als Erstes wäre da Pfleger Markus. Dieser hat in dieser Nacht die Schichtleitung inne und ist demnach eine sehr erfahrene Kraft. Er ist ungefähr so alt wie Sie, bringt aber, im Gegensatz zu Ihnen acht Jahre Notaufnahmeerfahrung mit – was er Sie auch spüren lässt. Entweder Pfleger Markus mag Sie, dann ist er eine wahre Hilfe, oder Sie stehen auf seiner Abschussliste. Dort landen Sie allerdings nur, wenn Sie sich als vollständig unfähig oder sozial ausbaubedürftig erweisen – also strengen Sie sich an!

Außerdem in der Notaufnahme tätig ist in dieser Nacht Schülerin Nadine, die leider auch ihre erste Nachtschicht schiebt und sich des Öfteren hilfesuchend an Sie wenden wird.

Auf der Fast Track Station wacht Schwester Anne in dieser Nacht über die Patienten. Die ist seit 35 Jahren im Dienst und kann somit einen wertvollen Beitrag zum Gelingen der Nacht leisten.

Sollten Sie mal gar nicht weiterwissen, können Sie jederzeit Ihren Hintergrund anrufen. Der wird heute von Oberarzt Dr. Kaiser besetzt, der Ihnen noch kurz vor Feierabend gesagt hat, dass Sie ihn natürlich jederzeit anrufen können. Trotzdem, so richtig wohl ist es Ihnen nicht, den 45-jährigen Familienvater mitten in der Nacht ohne guten Grund aus dem Bett zu klingeln.

Und, last but not least, können Sie natürlich bei Bedarf auf die Hintergrunddienste der Radiologie, der Kardiologie und aller Schockraumdisziplinen zugreifen. Aber auch hier gilt: Lieber erst einmal selber schallen.

Noch ein kleiner Hinweis zum Schluss: Der Einfachheit halber habe ich mich entschieden, dem Arzt – also Ihnen – ein männliches Geschlecht zu geben. Bitte sehen Sie mir das nach, sollten Sie eine Frau sein!

Und nun geht er los: Ihr erster Notaufnahmeeinsatz!

Referenzwerttabelle Laborwerte

Leukozyten	4–10 /nl
Hämoglobin	14–18 g/dl
Hämatokrit	38,0–52,0 %
Thrombozyten	140–440 /nl
Quick-Wert	> 70%
D-Dimere	< 0,5 mg/l
Natrium	135–145 mmol/l
Kalium	3,5–4,6 mmol/l
Calcium	2,2–2,6 mmol/l
Harnstoff	20–40 mg/dl
Creatinin	< 1,2 mg/dl
Bilirubin, gesamt	< 1,0 mg/dl
Bilirubin, direkt	< 0,2 mg/dl
Alk. Phosphatase	40–130 U/l
gamma-GT	< 60 U/l
AST	< 50 U/l
ALT	< 50 U/l
Amylase	< 110 U/l
Lipase	< 60 U/l
LDH	<250 U/l
CRP	<0,5 mg/dl
D-Dimere	< 0,5 mg/l
Creatinkinase	<190 U/l
c-TnT (hochsensitives TnT i. S.)	< 0,014 ng/ml
Nt-proBNP	< 227 pg/ml
TSH	0,27–4,20 uIU/ml
T3, frei	2,53–4,34 pg/ml
T4, frei	0,9–1,7 ng/dl

0

Nun ist es also soweit! Sie haben die ersten Jahre Ihrer Berufsausbildung hinter sich gebracht, und vor Ihnen liegt die Notaufnahmerotation.

Bereits von den Kollegen haben Sie eine Menge darüber erfahren, wie es auf dieser Station zugeht – und trotzdem: Ein richtiges Bild von der Arbeit in einer Notaufnahme können Sie sich nicht machen.

In den letzten Wochen haben Sie sich immer wieder ein paar Folgen der alten Fernsehserie «Emergency Room» angeschaut und fragen sich nun, ob Sie es auch im Minutentakt mit Schwerstverletzten zu tun haben werden.

Mutmaßlich nicht, denken Sie sich, denn in solchen Serien wird natürlich stark übertrieben. Kein Mensch würde sich eine Fernsehserie anschauen, in der es um Panaritien und Nesselsucht geht.

Eigentlich sollten Sie erst für zwei Wochen eingearbeitet werden, um die Station kennenzulernen – aber Pustekuchen!

Gestern Nachmittag, mitten im Sonntagsspiel der Bundesliga, klingelt Ihr Handy plötzlich.

«Moin, hier ist Dr. Kaiser, kannst mich aber gern auch Klaus nennen. Du, ich bin für das nächste halbe Jahr dein Oberarzt in der Notaufnahme und muss dich gleich mal um einen Gefallen bitten: Der Nachtdienst für morgen ist krank geworden, und wir haben keinen Ersatz. Du bist ja schon im dritten Jahr, und ich habe gehört, du machst dich ganz gut, könntest du nicht spontan einspringen? Kannst mich auch jederzeit anrufen, hab nämlich Hintergrunddienst.»

- «Klar mach‘ ich das, da kann ich morgen früh ausschlafen.» **(422)**
- «Tut mir leid, dafür fühle ich mich noch ein bisschen unsicher.» **(539)**

1

«Wir nehmen die Patientin auf die Kardiologie auf und sollten dann morgen eine EPU durchführen, um das rezidivierende Vorhofflimmern zu unterbrechen! Ich rufe den Kardiologen an.»

«Das haben wir ja noch nie so gemacht!», sagt Markus.

«Tja, einmal ist immer das erste Mal!», antworten Sie selbstbewusst und ziehen das Telefon aus Ihrer Brusttasche, um die Nummer des diensthabenden Kardiologen zu wählen.

Nachdem Sie ihm die Patientin versucht haben schmackhaft zu machen, können Sie Ihren Ohren kaum trauen.

«Haben Sie überhaupt einen Plan davon, was Sie tun? Die Frau braucht doch um alles in der Welt keine EPU, und erst recht nicht mitten in der Nacht. Das Vorhofflimmern ist ja, wie Sie sagen, seit Jahren bekannt, und warum es im Moment exacerbiert, ist mir auch völlig klar», mault er Sie an und legt auf.

Sie sind völlig verstört und müssen wohl, nachdem Sie sich 5 Kompetenzpunkte abgezogen haben, noch einmal nachdenken. Zurück zu den Optionen von **993**.

2 «Die Sättigung liegt bei 99 % bei Raumluft. Die Temperatur beträgt 37,0°C», informiert Sie Nadine. Sie selbst haben eine Puls von 70/min und einen Blutdruck von 120/70 mmHg gemessen. Die Atemfrequenz beträgt 12/min. Zurück zu den Optionen von **246**.

3 Als Sie auf der Fast Track Station ankommen, werden Sie im Pflegestützpunkt schon sehnsüchtig erwartet. Wenn Sie bereits für eine Analgesie für Herrn Manteufel gesorgt haben, lesen Sie bei **367** weiter. Wenn nicht, lesen Sie bei **855** weiter.

4 Sie verlegen die Patientin auf die Fast Track Station zur Überwachung. Nach ungefähr einer Stunde ruft Schwester Anne an, weil Frau Schreiner über zunehmende Übelkeit klagt. Sei ordnen telefonisch ein Antiemetikum an, aber welches?

- Dimenhydrinat **(870)**
- Metoclopramid **(136)**

5 Das SAMPLE-Schema ist eine einfache Möglichkeit, die Anamnese eines Notfallpatienten zu erheben, ohne wesentliche Merkmale zu vergessen. Es stellt eine Abkürzung dar, da jeder Buchstabe einen wichtigen Faktor der Anamnese beinhaltet:

S – Symptome
A – Allergien
M – Medikation
P – past medical history (Vorerkrankungen)
L – letzte Mahlzeit
E – events (Ereignisse die zum Notfall geführt haben.

Für jeden der sechs Punkte, den Sie gekannt haben, dürfen Sie sich einen Kompetenzpunkt gutschreiben. Für jede nicht korrekte Antwort bekommen Sie 2 Punkte abgezogen. Weiter bei **410**.

6 Weiter bei **1012**.

7 Weiter bei **569**.

Weiter bei **748**. 8

Sie meinen, dass im Moment wirklich Besseres zu tun ist, als den Blutzucker einer jungen Patientin zu bestimmen. Die Gefahr eines Diabetes besteht in diesem Alter bestimmt nicht – aber Nadine hat es gut gemeint und muss ja noch lernen. Zurück zu den Optionen von **246**. 9

«Die Patientin hat eine Demenz und außerdem ist sie schwerstbehindert. Da machen wir nichts mehr!», teilen Sie Ihre Entscheidung mit. 10

Die Umstehenden nicken, ohne viel zu sagen, und Markus fragt Sie diskret, ob Sie sich da sicher sind. Als Sie Ihre Entscheidung nochmals ausführlich begründen, nickt er und teilt Ihnen mit, dass er froh ist, dass er jetzt nicht in Ihrer Haut steckt.

«Doc, können wir die Frau dann bitte trotzdem nach drinnen bringen?»

Sie bejahen und versuchen über das Altenheim die Angehörigen zu erreichen. Nach kurzer Zeit wandelt sich der Rhythmus, den Sie am Monitor gesehen haben, in ein Kammerflimmern und dann in eine Asystolie.

Nachdem der Sohn der Patientin die Notaufnahme erreicht hat fragt er Sie, ob denn nichts mehr zu machen war. Sie antworten wahrheitsgemäß, dass schon eine Möglichkeit der Therapie bestanden hätte, dass aber bei der entsprechenden Grunderkrankung und der Patientenverfügung jedoch darauf verzichtet wurde.

«Welche Patientenverfügung? Wollen Sie damit sagen, dass Sie meine Mutter einfach haben sterben lassen? Wer sind Sie – Gott oder was?»

Mit einer derartigen Reaktion hätten Sie jetzt nicht gerechnet. Es stellt sich heraus, dass die besagte Verfügung zu einer anderen Patienten gehört hat, und die Schwester im Altenheim diese beiden Patienten verwechselt hat.

Sie verlieren 8 Kompetenzpunkte. Bedenken Sie, dass Sie die Therapie eines Patienten jederzeit abbrechen – eine Therapielimitierung jedoch meist nicht rückgängig machen können. Zurück zu den Optionen von **194**.

«Bevor wir an eine Verlegung denken, müssen wir die inspiratorische Sauerstoffkonzentration reduzieren!», erklären Sie der Runde, und Stefan antwortet bewundernd: «Sehr gut! Daran hätte nicht jeder gedacht!» 11

Sie haben richtigerweise beachtet, dass Frau Rummelsberger an einer COPD leidet, und die Hypoxie somit den einzigen Atemreiz der Patientin darstellt. Bei gesunden Menschen wird das Atemzentrum durch die Hyperkapnie, welche nach Beendigung des Ausatemvorganges langsam entsteht, angeregt, was zu einer unwillkürlichen Einatmung führt. Bei COPDlern fällt dieser Reiz durch die chronische Hyperkapnie weg, und der Einatemreiz wird nunmehr nur durch eine Hypoxie verursacht. Wird diese dann durch zu hohe inspiratorische Sauerstoffkonzentrationen aufgehoben, so hört der Patient oder – in Ihrem Fall – die Patientin auf zu atmen. Tatsächlich kommt dieses Phänomen allerdings eher selten vor. Die meisten Patienten atmen trotzdem weiter, und somit ist diese Begebenheit hier etwas überspitzt dargestellt – wichtig ist allerdings: Daran denken, denn es passiert schon manchmal! Versuchen Sie bei COPD-Patienten die inspiratorische Sauerstoffkonzentration so niedrig wie möglich zu halten, um eine adäquate arterielle Sättigung zu erreichen. Keine Hyperoxygenierung! Weiter bei **421**.

12 Sie interpretieren die angezeigte Kurve als Bestätigung einer gelungenen Intubation und fixieren den Tubus. Außerdem bekommt Herr Klein noch eine Mullbinde als Beißschutz in den Mund. Zur Analgesie spritzen Sie 0,5 mg Fentanyl. Außerdem geben Sie 50 % der zur Einleitung verabreichten Ketamindosis zur Aufrechterhaltung Ihrer Narkose. Sie telefonieren mit dem Kollegen der Intensivstation und vereinbaren ein Bett für Ihren Patienten. Gerade als Ihnen der diensthabende Intensivmediziner dieses zusagt, erklingt ein lautes Alarmgeräusch vom Monitor. Bei genauerer Betrachtung sehen Sie eine feine Linie dort, wo das EKG hingehört, die sich nur mit sehr gutem Willen als feines Kammerflimmern interpretieren lässt. Markus beginnt sofort mit der Herzdruckmassage. Trotz intensiver Bemühungen gelingt es Ihnen nicht, den Patienten zu reanimieren. Aufgrund der Todesumstände ordnet der Staatsanwalt eine Obduktion an. Der zuständige Pathologe findet bei der Mobilisation des Magen-Darm-Traktes einen länglichen Plastikfremdkörper, den er als den von Ihnen verwendeten Tubus interpretiert. Die etCO2-Werte, welche Sie so großzügig als Beweis für eine korrekte Tubuslage interpretiert haben, sind – bei vorhandener Herztätigkeit – beweisend für eine Fehlintubation. Das ist absolutes Basiswissen. Sie verlieren alle verbleibenden Kompetenzpunkte. Ende des Einsatzes.

13 «Klar!», antwortet Stefan und fängt an zu erklären:

«Also, du warst ja schon mal hier unten und kennst die Räumlichkeiten. Es gibt zwei Eingänge, die sich gegenüberliegen. Durch den einen kommen die Patienten, die vom Rettungsdienst gebracht werden, durch den anderen kommen alle, die noch laufen können. Du hast im Prinzip drei

Kabinen und einen Schockraum, in denen du arbeiten kannst. Außerdem gibt es auf der anderen Seite noch die Fast Track Station. Hier kommen Patienten hin, bei denen du dir nicht so sicher bist, ob du sie entlassen kannst. Zum Beispiel kannst du hier die parken, die auf ihre zweite Troponin-Kontrolle warten. Es ist immer besser, Patienten, bei denen du nicht absolut sicher bist, zu überwachen, und sie dann am nächsten Morgen dem Oberarzt vorzustellen.

So, noch Fragen zu den räumlichen Gegebenheiten?»

- «Ähhh, das ging jetzt ein bisschen zu schnell.» **(847)**
- «Nein, so kompliziert ist das ja nicht.» **(819)**

«Ich denke schon.» Zurück zu den Optionen von **485**. **14**

Sie nehmen sich also die Laborwerte vor, als Ihr Telefon klingelt. **15**

- Sie ignorieren es, da Sie erst den einen Patienten fertig machen und sich dann erst mit anderen Problemen befassen möchten. **(978)**
- Sie schauen auf das Display und sehen eine Nummer, die sie nicht kennen. Darum drücken Sie den Anrufer weg. Wenn es wichtig genug war, wird er oder sie sich wohl noch einmal melden. **(453)**
- Sie nehmen den Anruf an. **(386)**

«Das Bein tut eher ein bisschen weh, wie, als ob es angeschwollen wäre. **16** Aber fühlen tu' ich alles und auch kribbeln tut's nicht.» Zurück zu den Optionen von **349**.

Sie schauen in die Runde und sehen, dass Sie immer mehr Zuschauer be- **17** kommen haben. Langsam wird das hier ganz schön unangenehm, denken Sie, denn Sie leiden unter Lampenfieber. Einige der Zuschauer erscheinen Ihnen besonders jung, und Sie gehen korrekterweise davon aus, dass es sich bei diesen um Studenten handelt.

«Wer ist hier PJler?», fragen Sie in die Runde. Zwei Hände gehen hoch, und Sie sprechen das Studentenkollektiv an: «Ihr beide geht jetzt bitte raus zum Ehemann und versucht, so viel wie möglich über unsere Frau Rummelsbacher hier herauszufinden!»

Motiviert ziehen die Studenten von dannen, und Sie widmen sich wieder der Versorgung der kranken Frau. Wenn Sie die Patientin noch nicht intubiert haben, nutzen Sie die Zeit, um die Atemfrequenz abzuschätzen. Diese liegt bei 31/min.

Nach gefühlten 15 Minuten kommen die Studenten endlich wieder und berichten: «Also, der Ehemann war relativ aufgewühlt und hat uns viele unwichtig Informationen gegeben. Mit den relevanten wollte er nicht so richtig rausrücken. Er sagt, die medizinischen Sachen managt alle seine Frau. Was wir wissen, ist, dass die Patientin 77 Jahre alt ist und wohl öfter wegen dem Herzen in Behandlung ist. Sie könne nicht mehr so lange Strecken gehen wie früher, was aber auch an der Lunge liegen könnte. Für die bekommt sie irgendwelche Sprays. Als wir nachgefragt haben, ob es sich um Sprays für das Herz oder die Lunge handelt, konnte er uns leider keine Antwort geben. Sie muss wohl aber vor etlichen Jahren einen Stent bekommen haben. Daran kann er sich noch erinnern. Sie ist starke Raucherin. Ansonsten hat sie einen Diabetes und irgendwas mit der Schilddrüse. Ob Über- oder Unterfunktion konnte der Mann allerdings nicht sagen. Sie nimmt aber Tabletten dagegen.»

So richtig ergiebig war das ja nicht, und weiter bringen diese Informationen Sie nur bedingt. Das Gespräch mit Angehörigen, speziell älteren Kalibers, ist in der Akutsituation häufig problematisch. Es bietet sich an, relevante medizinische Informationen aus anderen Quellen zu beziehen. Zurück zu den Optionen von **550**.

18 Gute Idee. Sie haben einen Patienten, der über starke Brustschmerzen klagt. Eine wichtige und leider sehr oft zu spät diagnostizierte Differentialdiagnose ist in der Tat die Aortendissektion. Diese kann man durch einen Unterschied in der Pulsquantität zwischen Armen und Beinen, aber auch zwischen beiden Armen erkennen. Die Untersuchung ist allerdings nicht besonders zuverlässig, weshalb man sie als klinische Hilfe nutzen kann. Für eine valide Entscheidung zwecks des weiteren Prozederes bei einem Verdacht auf Aortendissektion ist sie aber keinesfalls ausreichend. Bei Herrn Manteufel können Sie die peripheren Pulse überall gut tasten. Welche beiden Arterien des Fußes sollten Sie bei der Untersuchung des Pulsstatus immer palpieren? Notieren Sie sich die Lösung, und lesen Sie bei **917** weiter.

19 Sie entschuldigen sich kurz beim Patienten und wählen die Nummer des Radiologen.

Hatten Sie heute schon einmal wegen Frau Meyer mit dem Radiologen telefoniert?

- Ja. **(510)**
- Nein. **(523)**

Sie bringen Jaqueline, der es mittlerweile viel besser geht, in einem Roll- 20
stuhl zu Sandra ins Zimmer.

«Hey, Sandra! Mach mal kein Scheiß. Wach auf!»

Noch bevor Sie dem mittlerweile gezähmten Teenager erklären können, dass es noch ein Stückchen dauert, bis ihre Freundin erwacht, macht die ihre Augen auf und lallt in unverständlichem Ton.

«Ey, Alter, mach mal die Funzel aus. Wo bin ich eigentlich?», und schläft dann wieder ein. Weiter bei **706**.

Acetylsalicylsäure ist ein Analgetikum, welches in die Gruppe der NSAR 21
einzuordnen ist. Seine analgetische Potenz ist jedoch nicht besonders stark, und in der aktuellen Situation ist es nicht indiziert. Außerdem hat das Mittel einen thorombozytenaggregationshemmenden Effekt, weshalb es als Standardmedikation beim ACS genutzt wird. Sie verlieren 2 Kompetenzpunkte. Zurück zu den Optionen von **318**.

Die Patienten schaut Sie gequält an: «Es geht schon, Herr Doktor. Meine 22
Brust schmerzt immer noch, aber nicht mehr so stark.

- Wenn Sie die Patientin zum Charakter der Schmerzen befragen möchten, lesen Sie bei **504** weiter.
- Wenn Ihnen diese Information erst einmal reicht, gehen Sie zurück zu den Optionen von **485**.

Im Moment haben Sie nicht genug Informationen über die Patientin, um 23
eine Entscheidung bezüglich einer Therapielimitierung zu treffen. Ihr erster Eindruck mag sicher in diese Richtung gehen. Da eine Unterlassung der Therapie nicht rückgängig zu machen ist, sollten Sie eine diesbezügliche Entscheidung erst treffen, wenn alle Informationen vorliegen und Sie bestenfalls mit den Angehörigen gesprochen haben. Im Moment ist eine Therapie absolut indiziert. Hüten Sie sich auch davor, über eine Therapielimitierung nachzudenken, weil es gerade mitten in der Nacht ist und Sie müde sind. Dies klingt zwar absolut logisch, Sie sollten aber immer auch kritisch nach Ihren persönlichen Motiven für bestimmte Entscheidungen fragen, und diese dann eventuell nochmal überdenken. Zurück zu den Optionen von **194**.

Weiter bei **62**. 24

Sie bitten die Schülerin, einen Nitroperfusor zu richten. Als Dosis nennen 25
Sie die üblichen 1 mg/ml. Mit welcher Laufrate wollen Sie die Therapie

beginnen? Notieren Sie sich die Perfusorgeschwindigkeit, und lesen Sie bei **112** weiter.

26 «Überlegen Sie das nächste Mal etwas besser, wenn Sie mitten in der Nacht auf der Intensivstation anrufen. Glauben Sie, wir haben hier nichts Besseres zu tun?» Natürlich gibt es keine Indikation für die Aufnahme von Frau Meyer auf die Intensivstation. Mögliche Gründe für eine intensivmedizinische Behandlung sind existente oder drohende Störungen der Vitalparameter oder eine intensive Überwachungspflicht. Dies liegt hier nicht vor. Sie verlieren 3 Kompetenzpunkte. Zurück zu den Optionen von **406**.

27 Sie haben ganz richtig erkannt, dass es sich beim Krankheitsbild von Frau Rummelsbacher um eine Mischbild aus dekompensierter Herzinsuffizienz, aber auch einer exazerbierten COPD handelt. Diese sollten Sie unbedingt mitbehandeln, da eine alleinige Therapie der Herzinsuffizienz nicht zum Erfolg führen wird. Nachdem Sie die Medikamente bereitgestellt haben, geht es der Patientin schon wesentlich besser. Ein erneutes Auskultieren der Lunge zeigt Ihnen, dass das exspiratorische Giemen an Intensität abgenommen hat. Sehr gut! Zurück zu den Optionen von **915**.

28 Nach diesem Schock müssen Sie erst einmal raus an die Luft. Da die Notaufnahme gerade leer ist, gehen Sie vor die Tür und siehe da: Am Horizont können Sie das Morgengrauen schon erahnen. Die Nachtschicht neigt sich dem Ende entgegen. Während Sie über die hinter Ihnen liegenden Stunden sinnieren, kommt Markus durch die Tür und schlägt Ihnen freundschaftlich auf den Rücken.

«Hast dich ja bis jetzt ganz gut angestellt? Macht's Spaß?»

Erfreut über die anerkennende Geste gestehen Sie Markus, dass Sie sich die Arbeit schon ein wenig leichter vorgestellt haben.

«Ich habe auf jeden Fall ziemlich viel gelernt heute!», fügen Sie noch hinzu.

«Na ja, denn genieß' mal die Pause. Im Moment ist die Bude leer, und oft bleibt das nach vier auch so.»

Nachdem er Sie allein gelassen hat, setzen Sie sich auf eine Bank und machen kurz die Augen zu – nur um diese etwas zu entspannen. Nach wenigen Augenblicken sind Sie in einen Tiefschlaf gefallen.

Sie träumen von der Notaufnahme, vom Notarzt, vom KV-Arzt Dr. Schulzendorf, von Markus, von Anne und Nadine und natürlich von Krankenwagen, so viele Krankenwagen und Sirenen. Ihr Traum wird immer lebensechter, bis Ihnen auffällt, dass Sie die Sirenen tatsächlich hören. Jemand rüttelt an Ihnen und versucht, Sie aus Ihren Träumen zu reißen. Sie halten verzweifelt daran fest, doch letztlich haben Sie keine Chance.

«Aufwachen, der RTW kommt mit einem Patienten!», versucht Markus Sie aus dem Schlaf zu reißen – offensichtlich mit Erfolg. Weiter bei **90**.

Sie gehen davon aus, dass die Ursache für die TARA durch eine Operation zu behandeln ist. Welches Verfahren schlagen Sie vor? **29**

- Cholezystektomie **(122)**
- Appendektomie **(839)**
- explorative Laparotomie **(299)**
- Hämorrhoidektomie **(336)**
- Laminektomie **(308)**

«Was soll ich machen?», fragt Sie Markus, der offenkundig auch ein wenig Ahnung von Beatmungsformen hat und Sie demnach als jemanden entlarvt hat, dem diese Ahnung völlig fehlt. **30**

Der CPAP/ASB-Modus entspricht einer unterstützten Spontanatmung und macht sich daher bei einem Patienten unter Reanimation – also einem klinisch Toten – eher schlecht. Sie verlieren 10 Kompetenzpunkte, da Sie Ihren Patienten mit diesem Modus ganz sicher den letzten Schubs in Richtung Grab geben. Zurück zu den Optionen von **999**.

«Du, ich glaube Herr Manteufel hat eine Aortendissektion!», weihen Sie Schwester Anne in Ihren Verdacht ein. Was müssen Sie als Nächstes tun? **31**

- Gar nichts, eine Aortendissektion muss man nicht behandeln.
- strenge Blutdruckeinstellung
- eine CT des Thorax (pulmonalarterielle Phase)
- eine CT des Thorax (arterielle Phase)

Wählen Sie die zwei korrekten Antworten, und notieren Sie sich diese. Lesen Sie dann bei **552** weiter!

Sie sollten nun unbedingt daran denken, den Notarzt abzulösen, denn nach einer gewissen Zeit treten Ermüdungserscheinungen auf, und die Thoraxkompressionen werden weniger effektiv. Wenn Sie das nicht gewusst haben, verlieren Sie 2 Kompetenzpunkte. Sie sollten den Reanimationsalgorhythmus der ERC in- und auswendig können, wenn Sie in der Notaufnahme arbeiten. **32**

Als Nächstes sind wohl Sie dran. Nun müssen Sie drücken und koordinieren. Fällt Ihnen etwas ein, wie Sie sich die Arbeit erleichtern? Weiter bei **359**.

33 Sie bitten Nadine, der Patientin einen Glukoselösung 5 % anzuhängen. Die Schülerin, die gerade für ihre Prüfung lernt, ist irritiert: «Ich habe gedacht, das kann gefährlich sein», fragt sie zögerlich. Das ist jetzt aber peinlich für Sie – vorgeführt von einer Schülerin. Man kann ihr aber keinen Vorwurf machen, denn sie hat recht. Geben Sie einem Patienten eine Glukoselösung, so wird der darin befindliche Zucker sofort metabolisiert. Was bleibt, ist freies Wasser. Dieses wiederum ist hypoosmolar. Damit diffundiert es in die Zellen und führt zu Ödemen. Diese sind am ehesten in der Peripherie zu verzeichnen, so dass die Patienten dicke Finger bekommen. Es kann allerdings – speziell bei Kindern – zum Hirnödem kommen. Die Glukose dient bei einer entsprechenden Lösung auch nicht als Energielieferant. Also: Finger weg von Glukoselösungen als Volumenersatz! Sie verlieren 5 Kompetenzpunkte. Zurück zu den Optionen von **406**.

34 Sie sollten auf jeden Fall schon das eine oder andere Medikament verabreicht haben. Da Sie weiter oben im Fall bereits die Möglichkeit hatten, ein Antibiotikum sowie ein Antiarrhythmikum und Konakion zu verabreichen, bleibt jetzt eigentlich nur noch die Applikation von Volumen.

«Nadine, kannst Du bitte 500 ml Ringerlösung an den Zugang der Patientin anschließen?», bitten Sie die Schülerin, die das auch umgehend erledigt. Zurück zu den Optionen von **760**.

35 Weiter bei **760**.

36 «Ich fühl mich gerade irgendwie überhaupt nicht gut!», erklären Sie dem anwesenden Team und verlassen fluchtartig den Raum. Sie gehen ins Arztzimmer, schnappen sich Ihre sieben Sachen und verschwinden auf Nimmerwiedersehen. Der anwesende Notarzt hat glücklicherweise den Schneid und die Qualifikation, Ihre Schicht zu einem Ende zu bringen, und so sind Ihre Patienten wenigstens versorgt. Sie allerdings denken zu Hause noch einmal gründlich über Ihre Karriere nach und gehen mit sich ins Gericht. Dabei fällt Ihnen ein, dass der Beruf des Brummifahrers wohl doch eher Ihrem Naturell entspricht, und so sieht man Sie von nun an auf deutschen Autobahnen herumflitzen. Und wenn Sie nicht gestorben sind, dann fahren Sie noch heute ...

Nachdem Sie jetzt für ausreichend Analgesie gesorgt haben, verlassen Sie das Zimmer des Patienten wieder und gehen mit Schwester Anne in den Pflegestützpunkt. Hier planen Sie Ihre nächsten Schritte. Wählen Sie aus den folgenden Optionen die fünf Möglichkeiten aus, die Ihnen am sinnvollsten erscheinen! Lesen Sie dann bei **188** weiter. **37**

- EKG wiederholen und Troponin-Kontrolle abnehmen. **(587)**
- CT Thorax (arterielle Phase) **(525)**
- Laborkontrolle (großes BB, Elektrolyte, Creatinin, CK, CK-MB, GOT, GBT, GGT, AP, LDH, Lipase, D-Dimere) **(818)**
- CT Thorax (pulmonalarterielle Phase) **(777)**
- CT Abdomen mit oraler, rektaler und intravenöser Kontrastierung **(361)**
- Echokardiographie **(477)**
- Chirurgen anrufen. **(494)**
- Oberarzt anrufen. **(973)**
- arterielle BGA **(224)**
- körperliche Untersuchung des Patienten **(124)**

«Markus, kannst du bitte eine Intubation vorbereiten?», bitten Sie den Pfleger. Der antwortet Ihnen, dass dafür im Moment noch nicht der richtige Zeitpunkt sei und etwas anderes jetzt Vorrang habe. Sie verlieren 2 Kompetenzpunkte. Zurück zu den Optionen von **77**. **38**

«Nadine, gib mir mal ein Kissen, bitte!», rufen Sie der Schülerin zu. Sie gibt Ihnen das Kissen, und Sie legen es dem Patienten unter den Kopf. So schaffen Sie bessere Intubationsbedingungen, da Sie auf diese Weise im Optimalfall den Kehlkopfeingang in einer Linie mit Ihrer optischen Achse einstellen. Man nennt dies die optimierte Jackson-Position. Fällt Ihnen ansonsten noch etwas ein, das Ihnen die Intubation erleichtern könnte? **39**

- Ja. **(1022)**
- Nein. **(403)**

Sie haben sich nun für zwei Fragen entschieden. Kompetenzpunkte werden Ihnen für falsche Fragen nicht abgezogen, da Sie sich jetzt anhand Ihrer Informationen entscheiden müssen, ob Sie ... **40**

- Ihren Kaffee zu Ende trinken. **(787)**
- alles stehen und liegen lassen und zum Patienten eilen. **(8)**

In der Untersuchung können Sie keinen Hinweis auf eine Lungenembolie finden. Sie verlieren 7 Kompetenzpunkte. Der Radiologe hatte Ihnen extra **41** noch die Möglichkeit gegeben, noch einmal über Ihre Diagnose nachzudenken. Es ist enorm wichtig in der Notfallmedizin, dass man sich selbst und die eigenen Diagnosen immer wieder hinterfragt und Hinweise von Kollegen annimmt. Die Notaufnahme ist ein Teamspiel! Zurück zu den Optionen von **1012**.

42 Sie holen sich das benötigte Besteck, um eine Arterienpunktion durchführen zu können.

«Frau Rummelsbacher, ich werde Ihnen jetzt noch einmal Blut abnehmen», erklären Sie der älteren Dame Ihr Vorgehen. Wenn Sie diese bereits intubiert haben, dann wird die Erklärung aus offenkundigen Gründen natürlich nicht sehr sinnvoll sein. Diese scheint das nicht weiter zu stören. Müde schaut Sie zu Ihnen und quittiert Ihr Vorgehen mit einem schwachen Nicken. Das sieht nicht gut aus! Lange hält die Patientin nicht mehr durch!

Sie punktieren die linke A. radialis mit einem geübten Stich, und es lässt sich problemlos hellrotes Blut aspirieren. Die darauf folgende Blutgasanalyse zeigt einen pH von 7,18; einen pO2 von 50 mmHg; pCO2 von 55 mmHg; ein HCO3 von 31 mmol/l sowie einen BE von –9 mmol/l.

Um welche Art von Störung handelt es sich?

- Es liegt eine respiratorische Azidose vor. **(407)**
- Es liegt eine metabolische Azidose vor. **(425)**

43 Sie haben nun an alles gedacht. Sie sollten nun beginnen, den Patienten zu intubieren! Weiter bei **674**.

44 Sie bitten Markus, die beiden Antibiosen vorzubereiten, da Ihnen klar ist, dass eine frühzeitige antibiotische Therapie den Erfolg der Behandlung maßgeblich beeinflusst. Die gelisteten Medikamente sind die bei dem Verdacht auf eine ambulant erworbene Pneumonie empfohlenen. In der Praxis werden meist Ampicillin + Sulbactam sowie Clarythromycin verwendet. Zurück zu den Optionen von **406**.

45 «Da hat sich nichts geändert, die negativen T-Wellen sind höchstwahrscheinlich schwangerschaftsbedingt», sagen Sie zu Markus. Der nickt anerkennend. Auf Nachfrage erklären Sie Nadine, dass es durch den Druck des wachsenden Uterus zu EKG-Veränderungen kommen kann. Weiter bei **749**.

«Also, auf dann!», motivieren Sie die Gruppe, und der Tross – bestehend aus Nadine, Markus, dem Patienten samt Monitoring und Ihnen – setzt sich langsam Richtung CT in Bewegung. Zu Ihrer großen Erleichterung bleibt Herr Westphal während des Transportes soweit stabil, und Sie kommen ohne weitere Probleme im CT an. Dort wartet schon der Radiologe auf Sie, dessen in alle Richtung stehenden Haare von einem tiefen und wohligen Schlaf künden, den Sie offensichtlich ohne schlechtes Gewissen beendet haben. Auch aktuell schleichen sich bei Ihnen keinerlei Gewissensbisse ein. **46**

Sie lagern den Patienten mit Hilfe der RTA auf den Röntgentisch, und die Untersuchung beginnt. Weiter bei **118**.

Sind Sie fähig, diese Untersuchung selbstständig durchzuführen? **47**

- Ja. **(601)**
- Nein. **(768)**

Sie verordnen die beiden Medikamente, und Schülerin Nadine bereitet die Kurzinfusion zu. Leider ein wenig zu spät. Natürlich müssen Sie die allergische Reaktion stoppen, jedoch hätten Sie direkt nach der Übergabe des Notarztes, die Sie Sich ja leider nicht angehört haben, diese Maßnahmen ergreifen müssen, dann wäre Ihnen der momentane Schlammassel vielleicht erspart geblieben. Zurück zu den Optionen von **881**. **48**

Die korrekte Dosierung von Amiodaron unter Reanimation ist 300 mg als Bolus. Bei Misserfolg können Sie im Verlauf der Reanimation nochmal 150 mg als Bolus nachgeben. Sollte es zu einem ROSC kommen, dann sollte der Patienten 900 mg über 24 Stunden verabreicht bekommen, um die volle Wirkung des Antiarrhythmikums zu erzielen. Sollten Sie diese Dosierungen nicht gewusst haben, verlieren Sie 4 Kompetenzpunkte. Zurück zu den Optionen von **803**. **49**

Weiter bei **991**. **50**

Langsam hört die Patientin auf zu krampfen. Sie rufen erneut den Gynäkologen an, der sich Ihre Geschichte interessiert anhört. «Und Sie haben dieser Patientin noch Vomex® gegeben?», fragt er Sie entrüstet? «War Ihnen nicht klar, dass es sich hier um eine Präeklampsie handelt? Und dann geben Sie ein Medikament, welches die Krampfschwelle senkt? Sind Sie noch bei Trost? Schicken Sie die Patientin, sobald sie einigermaßen stabil ist, zu uns **51** auf die Station! Und hängen Sie ihr vorher noch 1 g Magnesium an!», ordnet er an und beendet das Telefonat, ohne sich Ihre Rechtfertigung anzuhören. Geknickt lassen Sie Frau Schreiner auf Station bringen. Sie hatten es doch nur gut gemeint. Leider mit katastrophalen Folgen: Die Patientin bringt ein geistig retardiertes Kind zur Welt. Es ist nicht möglich, Ihnen nachzuweisen, dass die Behinderung durch den von Ihnen verursachten Krampfanfall zustande gekommen ist. Mit der Schuld, dass dies so sein könnte, müssen Sie allerdings leben! Sie verlieren 20 Kompetenzpunkte. Medizin ist keine Spielerei. Sie sollten genau wissen, was Sie verordnen und wann das Medikament indiziert ist. Sie haben eine große Verantwortung! Der wird man nicht durch stumpfes Abarbeiten von Handlungsabläufen gerecht. Nicht jeder Mensch mit Übelkeit oder Schwindel darf Dimenhydrinat bekommen! Lassen Sie sich das eine Lehre sein! Weiter bei **113**.

52 Sie bitten Markus, dem Patienten an beide peripheren Zugänge jeweils einen Liter einer Vollelektrolytlösung anzuhängen, solange Sie nicht an einem der Zugänge einen Katecholaminperfusor installiert haben. Schon nach wenigen Minuten stabilisiert sich der Blutdruck. Sie bekommen 2 Kompetenzpunkte. Schülerin Nadine hätte da allerdings noch zwei Fragen an Sie: «Herr Doktor, warum konnten Sie den Patienten nur mit ein bisschen Wasser stabilisieren? Wie funktioniert das?» Und: «Hätten wir anstelle einer Ringerlösung auch eine Glukose 5 % oder eine HAES-Lösung einsetzen können?» Beantworten Sie die Fragen, und lesen Sie bei **740** weiter.

53 «Ach so, stimmt. Gut, dass du fragst. Sie ist schwanger, 20. Woche.»

Na, zum Glück haben Sie gefragt. Das wäre Ihnen vermutlich beim Betreten der Kabine selbst aufgefallen – aber trotzdem: Es ist immer gut, so etwas vorher zu wissen. Sie können sich 2 Kompetenzpunkte gutschreiben. Weiter bei **339**.

54 Sie fragen den Sohn von Frau Gröhler, ob er der Betreuer der Patientin ist.

«Ja, das bin ich, warum?»

«Ich habe von den Rettungskräften, die Ihre Mutter zu uns gebracht haben, gehört, dass sie eine Patientenverfügung hat. Ich würde gerne von Ihnen wissen, ob diese Information korrekt ist, und wenn ja, wie weit wir bei der Behandlung gehen sollen!»

Der Mann überlegt.

«Sie hat immer gesagt, sie wolle nie an Maschinen angeschlossen werden. Wenn sie im Fernsehen eine Reportage über das Krankenhaus gesehen hat und da wurde jemand wiederbelebt, hat sie immer gesagt, ich solle um jeden Preis verhindern, dass man so etwas mal mit ihr macht! Was liegt denn genau vor?»

Sie antworten wahrheitsgemäß, dass Sie zum jetzigen Zeitpunkt noch nichts Genaues sagen können, sich aber um weitere Informationen bemühen und dann noch einmal Bescheid geben würden.

«Soll ich in die Klinik kommen?»

- «Ja, kommen Sie am besten, so schnell es geht!» **(390)**
- «Nein, das ist im Moment nicht nötig.» **(573)**

Sie brauchen: kleines Blutbild, Elektrolyte, Kreatinin, Gerinnung, Blutgruppe, Kreuzblut für mindestens vier Konserven. **55**

Für jeden von Ihnen vergessenen Laborkomplex verlieren Sie 3 Kompetenzpunkte. Weiter bei **46**.

Sie ordnen Ampicillin i.v. an. Damit haben Sie keine schlechte Wahl getroffen, denn das Medikament wirkt sowohl gegen grampositive, aber auch einige gramnegative Erreger. Auch Enterobacterien werden erfasst. Was müssen Sie vor der Anwendung unbedingt noch beachten? Notieren Sie sich die Antwort, und lesen Sie bei **439** weiter. **56**

Sie denken, dass Sie wegen des unklaren Durchfalls eine Koloskopie vereinbaren sollten. Notfallmäßig ist diese nicht notwendig, da die Patientin ja nicht über Blutabgang geklagt hat – aber trotzdem: Sie wollen nachschauen, woher der Durchfall gekommen ist. Nicht dass es sich um eine paradoxe Diarrhoe oder eine pseudomembranöse Kolitis handelt! Als Sie mit den obligatorischen Aufklärungszetteln in doppelter Ausführung (neues Patientenschutzgesetz!) zu Frau Meyer kommen, ist diese weniger begeistert. «Ich habe Ihnen doch gesagt, dass ich etwas Schlechtes gegessen habe. Außerdem musste ich auch ständig brechen. Wollen Sie jetzt auch oben reinschauen?», mault die Patientin Sie an und zeigt damit wohl mehr Verständnis für die Relevanz bezüglich der Symptome als Sie. Wenn Sie sich ausführlich mit der Patientin unterhalten haben, wissen Sie auch, dass der Durchfall schon lange wieder aufgehört hat. Es gibt überhaupt keinen Grund, eine Koloskopie in die Wege zu leiten. Stellen Sie sich vor, Ihnen würde man ein Koloskop einführen, nachdem Sie sich beim Fast-Food-Laden um die Ecke einen verdorbenen Burger gegönnt haben – klingt aus der Perspektive gar nicht mehr so attraktiv, oder? Sie verlieren 4 Kompetenzpunkte. Zurück zu den Optionen von **87**. **57**

58 Vielleicht hätten Sie vorhin bei der Übergabe doch nochmal nachfragen sollen. Da Sie über den Patienten nichts wissen, außer dass er wohl Brustschmerzen hat, ist die Wahl des richtigen Analgetikums eher Glück, denn hinter Brustschmerzen kann sich von einer Rippenfraktur, bei der ein NSAR Mittel der Wahl wäre, bis hin zu einem ACS, bei welchem man am ehesten Morphin applizieren würde, alles verbergen. Sie verlieren 5 Kompetenzpunkte und entscheiden sich für Morphin, weil Sie mit dem Medikament nicht viel falsch machen können. Sie kennen es aus dem Notarztdienst und wissen, dass es fast immer hilft. Wenn Sie mit dem Umgang von bestimmten Medikamenten vertraut sind, dann nutzen Sie diese Medikamente. Die Notaufnahme ist nicht der Ort für pharmakologische Experimente. Alternativ ist auch eine Kurzinfusion mit Metamizol und Butylscopolamin oder mit Piritramid eine Möglichkeit. Da der Patient allerdings einen Schmerzwert von 8 auf der numerischen Schmerzskala angibt, liegen Sie mit Morphin sicher nicht falsch. Wenn Sie gerade am Telefon mit Schwester Anne sprechen, lesen Sie weiter bei **810**. Wenn Sie schon auf der Fast Track Station sind, dann lesen Sie weiter bei **806**.

59 «Herr Manteufel, könnten Sie sich bitte auf den Rücken legen und Ihre Arme ganz locker neben sich platzieren?», erklären Sie dem Patienten, wie er sich für die Untersuchung des Abdomens positionieren sollte. Schon das fällt dem Patienten schwer. Da lagen Sie also beim ersten Betreten des Patientenzimmers doch nicht so falsch, als Ihnen die etwas komische Haltung von Herrn Manteufel aufgefallen ist. Sie beginnen auch hier mit der Inspektion. Außer einer gewissen Blähung fällt Ihnen nichts Pathologisches auf. Na, da sitzt wohl ein Pups quer, denken Sie und müssen unwillkürlich lächeln. Bei der Auskultation müssen Sie schon genau hinhören, denn sehr viele Darmgeräusche können Sie nicht finden. Vielleicht liegt das aber auch daran, dass der Monitor im Hintergrund sich in zweiminütigem Abstand über die Tachykardie beschwert, die mittlerweile bei 122/min liegt. Perkussion und Palpation sind für den Patienten sehr schmerzvoll. Sie können das Punctum maximum im Oberbauch lokalisieren. Eine richtige Abwehrspannung fühlen Sie aber nicht. Der Bauch fühlt sich irgendwie gummimäßig an. Zurück zu den Optionen von **252**.

60 Weiter bei **674**.

61 «Der Mann muss umgehend in den OP, damit wir seinen Thorax stabilisieren können!», werfen Sie in den Raum und merken anhand der verwirrten

Blicke schnell selbst, dass Sie gerade Unfug geredet haben. Der Thorax ist zwar bei Rippenserienfrakturen instabil und eine Eigenatmung daher nur unter unverhältnismäßiger Anstrengung und folglich sehr hohem Sauerstoffverbrauch möglich, geschient ist der Brustkorb allerdings innerlich durch die Intubation und die Beatmung mit konstant positiven Drücken. Sie verlieren 3 Kompetenzpunkte und kehren zu den Optionen von **369** zurück.

Sie verabschieden sich von Stefan und trinken erst einmal einen großen Schluck von Ihrem Kaffee. Wenn Sie es bereits vollbracht haben, sich den Kollegen zum Feind zu machen, dann haben Sie die Verabschiedung selbstredend schon hinter sich! So, jetzt sind Sie auf sich allein gestellt, und Ihre Nachtschicht hat endgültig begonnen. Weiter bei **290**. **62**

Weiter bei **3**. **63**

Gut, dass Sie doch noch einmal über Ihre Idee nachgedacht haben, denn wozu brauchen Sie denn jetzt ein EKG? Sie haben die Übergabe vom Notarzt bekommen und wissen, dass Herr Klein unter einer allergischen Reaktion leidet. Die Wahrscheinlichkeit, dass seine aktuelle Luftnot sowie die Hypotonie eine Folge einer kardialen Ischämie sind, liegt annähernd bei null. Arbeiten Sie problemorientiert und vergeuden Sie keine Ressourcen, um für den Moment unnötige Untersuchungen durchzuführen. Zurück zu den Optionen von **935**. **64**

Ihnen ist das erhöhte Kreatinin im Serum aufgefallen und daraus schließen Sie, dass die Nieren von Frau Meyer wohl nicht richtig durchblutet werden. Sehr gut kombiniert! Aufgrund des starken Volumenverlustes in der letzten Woche (Gastroenteritis oder, wie Frau Meyer es wohl treffender sagen würde: Brechdurchfall) rutscht Ihre Patientin gerade in ein prärenales Nierenversagen, welches Sie umgehend behandeln müssen. Welchen Volumenersatz wählen Sie? **65**

- kristalloide Vollelektrolytlösung **(254)**
- kolloidale Lösung **(164)**
- G5%-Lösung **(33)**
- etwas anderes **(154)**

Im hinter Ihnen liegenden Fall hatten Sie es mit einem richtigen internistischen Polytrauma zu tun. **66**

Frau Rummelsbacher kam mit dem Leitsymptom Dyspnoe in die Notaufnahme. Die Luftnot war so schlimm, dass eine strukturierte Anamnese nicht möglich war und dass Sie nur begrenzt Zeit hatten, eine gute Diagnose zu stellen – Sie mussten schnell handeln. Natürlich kommt hier auf der einen Seite die rabiate «Sofort-Intubieren-Methode» in Frage. Auf diesem Wege sichern Sie die Atmung der Patientin definitiv. Problematisch ist allerdings, dass Frau Rummelsberger neben der dekompensierten Herzinsuffizienz auch an einer COPD leidet. Wenn Sie symptombezogen untersucht haben, dann ist Ihnen das sicher aufgefallen. Dass Sie die Intubation einer solchen Patientin in jedem Falle umgehen sollten – sofern möglich – sollten Sie wissen.

Außerdem bietet sich bei einer Herzinsuffizienz natürlich eine wesentlich filigranere Methode zur Sicherung der Atmung beim noch wachen Patienten an: die nicht-invasive Beatmung (NIV). Bei dieser können Sie die Lunge mit Hilfe des Überdrucks wie einen Schwamm ausdrücken. In Kombination mit einer medikamentösen Therapie – bestehend aus Nitraten, Diuretika und Morphin – können Sie die Patientin so relativ schnell rekompensieren. Wenn Sie genug Kapazität haben, dann ist sogar die Verlegung auf die Normalstation zur definitiven Neueinstellung der Therapie möglich, nachdem die Akutphase in der Notaufnahme behandelt wurde. Natürlich können Sie auch eine Intensivstation in Erwägung ziehen, wenn Sie auf Nummer sicher gehen wollen. Weiter bei **663**.

67 Hatten Sie mit der initialen Diagnostik mehr als fünf Zeiteinheiten verbraucht? Wenn ja, ziehen Sie sich dafür 2 Kompetenzpunkte ab.

Sie sollten nun eine Therapie mit folgenden Komponenten eingeleitet haben: Betablockade mit Metoprolol, vor- und nachlastsenkende Therapie mittels Nitroperfusor, Morphingabe, um die Dyspnoe zu reduzieren, bronchospasmolytische Therapie mit Salbutamol und Ipratropiumbromid oder Reproterol oder beidem, Furosemdigabe, Einleiten der nicht-invasiven Beatmung sowie die Gabe von 250 mg SDH. Für jede der Komponenten der Therapie, die Sie nicht verabreicht haben, ohne einen wirklich guten Grund zu nennen, verlieren Sie 2 Kompetenzpunkte. Für falsch verabreichte Medikamente oder falsch durchgeführte Maßnahmen haben Sie ja schon Punkte verloren. Weiter bei **529**.

68 «Ich habe die Intubationsvorbereitung fertig, es kann losgehen!», informiert Markus Sie ernst. Sie stellen sich hinter den Patienten und bitten Markus, das Ketamin zu spritzen. Was müssen Sie bei diesem Medikament beachten und in welcher Dosis sollte es zur Intubation gegeben werden. Notieren Sie sich die Antwort, und lesen Sie bei **598** weiter.

Sie sind ehrlich und geben zu, dass Sie nicht mehr wissen, wie Herr Manteufel in die Notaufnahme gebracht wurde. Das bringt Ihnen einen Kompetenzpunkt. Man kann sich nie alles merken. Es ist aber eminent wichtig zu wissen, wann man sich eingestehen muss, dass man nun nachzulesen hat. Weiter bei **70**. **69**

Was muss der Patient nun bekommen? **70**

- Sauerstoff **(704)**
- einen Betablocker **(710)**
- Nitrate **(608)**
- Metoclopramid 10 mg i. v. **(743)**
- Dimenhydrinat 62,5 mg i. v. **(644)**
- ein Diuretikum (**499)**
- Magnesium 2 g i. v. **(779)**
- Heparin 5000 IE i. v. **(829)**
- Acetylsalicylsäure 500 mg i. v. **(465)**
- Clopidogrel 300 mg p. o. **(548)**
- etwas anderes **(221)**

Wählen Sie die notwendige Medikation, dann lesen Sie weiter bei **682**.

Zusammen mit dem Radiologen, dem Herzchirurgen und dem Anästhesisten stehen Sie im Schaltraum des CT-Gerätes und besprechen das weitere Vorgehen. **71**

«Der Patient muss sofort in den OP!», meint der Chirurg, während Ihnen der Anästhesist anerkennend auf die Schulter klopft. «Gut erkannt! Die werden oft übersehen, und dann ist es meist zu spät! Wir übernehmen jetzt!»

«Oh super, du hast ja sogar schon die Konzentrate gekreuzt!», ruft der Anästhesist begeistert, falls Sie das tatsächlich schon gemacht haben. In diesem Fall bekommen Sie 2 Kompetenzpunkte gutgeschrieben, da Sie auch in einer hektischen Situation einen kühlen Kopf bewahrt und mitgedacht haben.

Sie bedanken sich bei den Kollegen, verabschieden sich beim Patienten, der aufgrund einer ordentlichen Dosis Midazolam schon ziemlich weggetreten ist, und machen den Papierkram fertig – von wegen BWS-Syndrom. Zum Glück haben Sie dem Kollegen vom Bereitschaftsdienst das Angebot gemacht, Herrn Westphal in die Notaufnahme zu bringen. Wer weiß, wie das sonst ausgegangen wäre.

Auf dem halben Weg ins Arztzimmer klingelt Ihr Telefon erneut. Es ist Markus.

«Hallo, du wir bekommen in zirka zehn Minuten ein Polytrauma rein – intubiert, beatmet. Wohl ein VU mit drei Schwerverletzten. Einer kommt zu uns.»

Weiter bei **212**.

72 Sie bitten Markus, Esketamin und Midazolam aufzuziehen, nachdem er mit den Vorbereitungen für die Intubation fertig ist.

«Sicher? Bei Reanimationen fahren wir normalerweise keine Narkose!» Auch der Notarzt schaut Sie verwirrt an und erklärt Ihnen: «Du, der ist im Moment klinisch tot. Eine tiefere Form der Sedierung gibt es gar nicht! Da brauchst du keine Narkose machen.»

Sie verlieren 4 Kompetenzpunkte. Weiter bei **969**.

73 «Wir müssen hier ganz schnell eine forcierte Diurese machen!», erklären Sie aufgeregt. Doch noch während Sie in Ihrem schlauen Buch nach den genauen Dosierungen und der Häufigkeit der Schleifendiuretikagaben nachschlagen, möchte Markus von Ihnen wissen, wieso um alles in der Welt Sie bei Herrn Klein eine forcierte Diurese in die Wege leiten wollen. Sie verlieren 3 Kompetenzpunkte für diese vollkommen unsinnige Idee. Zurück zu den Optionen von **881**.

74 Sie fühlen Herrn Westphal den Puls und beginnen damit an den oberen Extremitäten. Die rechten Aa. axillaris, brachialis sowie radialis können Sie nicht palpieren. Den Puls der rechten A. carotis communis können Sie zwar ertasten, er erscheint im Vergleich zur linken Seite jedoch deutlich herabgesetzt. Die Pulse der restlichen Extremitäten sowie die Leistenpulse sind gut tastbar. Zurück zu den Optionen von **294**.

75 Sie sollten sich initial eine FiO2 von 1,0 sowie einen PEEP zwischen 5–7 mbar sowie eine Druckunterstützung von 8–12 mbar notiert haben. Die Atemfrequenz können Sie bei der CPAP/ASB-Beatmung, um die es sich im Prinzip handelt, nicht einstellen, da diese vom Patienten selbst bestimmt wird. Sie können die Atemfrequenz lediglich mit Hilfe von Pharmaka wie Benzodiazepinen oder Morphin beeinflussen. Wenn Ihnen dieses Detail aufgefallen ist und Sie dies entsprechend notiert haben, dann bekommen Sie 4 Kompetenzpunkte gutgeschrieben. Wenn Sie einen Parameter falsch eingestellt haben, ohne einen guten Grund dafür zu haben, verlieren Sie für jeden falsch eingestellten Wert 2 Kompetenzpunkte. Zurück zu den Optionen von **915**.

Der Patient verneint die Frage. Er arbeite auf dem Bau und erfreue sich normalerweise bester Gesundheit. Zurück zu den Möglichkeiten von **570**. **76**

Bei Herrn Klein angekommen, erwarten Sie schon Nadine und Markus. Beide haben bereits begonnen, den Patienten zu versorgen. Während Markus einen zweiten Zugang legt, versucht die Schülerin eine Infusion luftleer zu bekommen. Der Patient, den Sie auf dem Bett sehen, ist beunruhigend blau im Gesicht und versucht verzweifelt, Luft in seine Lungen zu ziehen. Den Stridor hören Sie schon von der Tür aus. Sie hätten sich wohl doch die Notarztübergabe anhören sollen. Ein Blick zum Computermonitor zeigt Ihnen, dass es dem Patienten wirklich nicht gut geht. Seine Sättigung liegt bei 78 %, was wohl die bläulich livide Gesichtsverfärbung erklärt. Die grünen QRS-Komplexe fliegen über den Monitor, welcher eine Frequenz von 165/min anzeigt. Sie suchen die Blutdruckanzeige am Monitor, doch diese kann nicht angezeigt werden. Bei Nachfrage erfahren Sie, dass weder Markus noch Nadine einen Puls fühlen konnten. Sie versuchen, den Patienten anzusprechen, doch der liegt apathisch in seinem Bett und sagt kein Wort. Was tun Sie als Nächstes? **77**

- Sie beginnen mit CPR. **(814)**
- Sie intubieren den Patienten. **(38)**
- Sie verabreichen Salbutamol und Ipratropiumbromid. **(291)**
- Sie verabreichen ein Koritkoid. **(388)**
- Den Carotispuls palpieren. **(684)**
- Sie verabreichen Clemastin und Ranitidin. **(140)**
- etwas anderes **(830)**

Sie greifen zum Telefon, um Schwester Anne darüber zu informieren, dass Sie eine Patientin für die Überwachungsstation haben. Sie bitten um Monitorüberwachung. Morgen kann dann ein Kollege der psychosomatischen Abteilung mit Frau Schreiner reden. Sie sind froh, dass Sie die Diagnose gestellt haben, denn Sie sind der Meinung, dass auch das Erkennen psychologischer Notfälle zu Ihren Aufgaben gehört – und das haben Sie hier super gemacht. Weiter bei **758**. **78**

79 Sagen Sie zu Markus. Nach etwa einer halben Minute gehen dann auch die automatischen Türen auf, und der Notarzt kommt in Begleitung von zwei Rettungsassistenten und dem angekündigten Patienten zur Tür herein. Der Patient wird Ihnen als Herr Klein vorgestellt. Schon vor der Übergabe des Kollegen hören Sie, dass es sich bei dem Patienten ganz offensichtlich um ein Problem mit der Atmung handelt. Außerdem fallen Ihnen rote Pusteln auf dem Gesicht von Herrn Klein auf. Das hört sich gar nicht gut an. Zum Glück sind Sie hier geblieben, denken Sie sich und haben recht. Eine Notarztübergabe hat immer als Arzt-Arzt-Gespräch zu erfolgen, denn nach der Übergabe liegt die Verantwortung für den Patienten bei Ihnen. Weiter bei **530**.

80 Haben Sie schon einmal selbstständig eine Kompressionssonographie der Beinvenen durchgeführt?

- Ja. **(256)**
- Nein. **(1000)**

81 «O. k., mach ich», antwortet der Sanitäter und stellt die von Ihnen gewünschte Energiemenge ein. Danach tritt er vom Gerät zurück.

Sie versichern sich, dass Sie an alles gedacht haben, dann drücken Sie auf die «Laden»-Taste. Nachdem das Gerät zur Abgabe des Schockes bereit ist, informieren Sie die Anwesenden und bitten sie, vom Patienten zurückzutreten.

Dann drücken Sie auf die «Auslösen»-Taste. Weiter bei **908**.

82 Sie beharren auf Ihrer Meinung und beginnen, der Patientin langsam den Betablocker zu verabreichen. Nach wenigen Augenblicken sinkt die Herzfrequenz deutlich auf 100 Schläge pro Minute ab. Eine erneute Kontrolle des Blutdruckes zeigt Ihnen, dass auch dieser mit 140/70 mmHg in normalere Bereiche gefallen ist. Sie haben sich hier völlig zu Recht durchgesetzt, denn die Herzleistung von Frau Rummelsbacher musste in diesem Fall dringend gebremst werden, um den Sauerstoffverbrauch zu reduzieren. Bei einer Sepsis oder einer anderen Form von Bedarfstachykardie hätten Sie Metoprolol nicht so ohne Weiteres geben dürfen, da Sie in diesem Fall die suffiziente Versorgung der Organe mit Sauerstoff verhindert hätten. Hier haben Sie richtig gehandelt. Sie bekommen 2 Kompetenzpunkte extra für Ihr beherztes Durchgreifen. Zurück zu den Optionen von **915**.

83 «Das haben wir gleich!», informieren Sie die umstehenden Kollegen selbstbewusst. Sie haben schließlich einige Zeit auf der Intensivstation verbracht und wissen genau mit solchen Dingen umzugehen. Ein bisschen Volumen, ein bisschen an den Beatmungsparametern herumspielen, dann wird das schon wieder. Sie erhöhen PEEP und Tidalvolumen und rücken demonstrativ ein Stück zur Seite, damit Ihre Kollegen sehen können, wie souverän Sie das Problem gelöst haben. Das Einzige, was die sehen, ist allerdings die durchgezogene Linie im EKG, die anzeigt, dass sich das Herz des Patienten jetzt erst einmal eine wohlverdiente Ruhepause gönnt und seine Aktivität einstellt.

Geistesgegenwärtig beginnt Markus sofort mit der Reanimation. Der Anästhesist, der sein Gespräch mittlerweile beendet hat, kommt in den Raum und fragt, was los ist. Als ihm erzählt wird, was passiert ist, hört er kurz die Brust des Patienten ab, nimmt einen grünen PVK und sticht damit mitten zwischen die 2. und 3. Rippe in die rechte Brust des Mannes. Nahezu sofort wird die Beatmungssituation wesentlich besser und ein Sinusrhythmus ist wieder hergestellt. Mittlerweile hat auch der Unfallchirurg gemerkt, was los ist, und wäscht sich steril, um gleich hier im CT eine Thoraxdrainage zu legen. Sie verlieren 10 Kompetenzpunkte für das Übersehen eines Spannungspneumothorax. Übrigens ist die Erhöhung des PEEP bei einem Spannungspneumothorax pathophysiologisch eher keine gute Idee. Durch die zusätzliche Erhöhung des intrathorakalen Druckes wird der venöse Rückstrom zum Herzen weiter behindert, was die sowieso schon deletäre Situation weiter verschärft. Weiter bei **369**.

Sie denken bei den Beschwerden an eine bestimmte Ursache und möchten zur Verifizierung dieser Krankheit eine arterielle BGA durchführen. Wenn Sie diese Untersuchung allerdings ohne konkrete Fragestellung gewählt haben, verlieren Sie 2 Kompetenzpunkte. Die Ergebnisse der Untersuchung: **84**

- pH 7,41
- pO2 120 mmHg
- pCO2 42 mmHg
- Kalium 4,5 mmol/l
- Natrium 140 mmol/l
- Kalzium 1,2 mmol/l
- Chlorid 99 mmol/l
- Glucose 109 mg/dl
- Laktat 0,1 mmol/l
- AG 3 mmol/l
- HCO3 29,1 mmol/l

Zurück zu den Optionen von **977**.

85 «Wo ist denn der Martin?», fragt einer der Anwesenden, den Sie als den Bauchchirurgen identifiziert haben.

«Ach, der hat's mal wieder verpennt! Wird schon gleich kommen!»

In diesem Moment stolpert ein wirklich verschlafen dreinblickender Mann in OP-Kleidung in den Schockraum.

«Hab ich was verpasst?», fragt er.

«Nö, nö! Du wirst deine Knochensäge schon noch früh genug auspacken können!», scherzt der Kollege, der nach Martin gefragt hat. Und wer ist nun dieser Martin – natürlich: der Neurochirurg. In einem Schockraum, besonders wenn ein SHT als Teil des Verletzungsmusters angekündigt ist, gehört ein Neurochirurg. Sie verlieren 4 Kompetenzpunkte. Weiter bei **274**.

86 Wenn Sie notiert haben, dass Sie 1 mg/kg KG verabreichen sollten, dann bekommen Sie 2 Kompetenzpunkte gutgeschrieben. Sie verlieren allerdings 5 Punkte, weil Sie Ihrer Patientin, die sich aktuell im prärenalen Nierenversagen befindet, ein niedermolekulares Heparin verabreichen wollen. Dieses wird nämlich über die Nieren ausgeschieden und kumuliert bei einem Nierenversagen, was zu einer unkontrollierten Hemmung der Koagulation führen kann. Zurück zu den Optionen von **406**.

87 Sie haben jetzt alle Informationen, die Sie von der Patientin wollten. Während Sie mit Frau Schreiner gesprochen haben, hat Nadine der Patientin auf Ihre Bitte einen peripheren Venenzugang gelegt und an diesen eine Vollelektrolytlösung angeschlossen. Jetzt ist es an der Zeit, gefährliche sowie wahrscheinliche Diagnosen mittels Untersuchungsmethoden auszuschließen oder zu bestätigen. Wählen Sie aus den unten aufgeführten Untersuchungen die aus, die Ihnen zielführend erscheinen.

- Den Hauttogor der Patientin prüfen. **(180)**
- Den Pulsstatus erheben. **(666)**
- Eine Koloskopie für den nächsten Tag vorbereiten. **(57)**
- Die Vitalparameter erheben. **(492)**
- Den Mundraum der Patientin inspizieren. **(171)**
- Eine komplette internistische Untersuchung durchführen. **(520)**
- Lunge und Herz auskultieren. **(722)**
- Eine arterielle BGA anfertigen. **(114)**
- Standardlabor abnehmen. **(833)**
- Die Beine der Patientin inspizieren. **(754)**
- Eine DSA des rechten Beines durchführen. **(482)**

- Eine Kompressionssonographie des rechten Beines durchführen. **(80)**
- Eine CT Thorax in pulmonalarterieller Phase durchführen. **(658)**
- Eine Ventilations-Perfusions-Szintigraphie durchführen. **(452)**
- Eine Spirometrie durchführen. **(1018)**
- etwas anderes **(667)**

Lesen Sie bei **127** weiter, wenn Sie alle notwendigen Untersuchungen durchgeführt haben.

Haben Sie sich notiert, dass der Grund für die plötzliche Apnoe von Frau **88**
Rummelsbacher die Aufhebung der Hypoxie war?

Wenn ja, verlieren Sie nur 4 Kompetenzpunkte für Ihre Reaktion bei **952**. Wenn Sie das nicht notiert haben, müssen leider 6 Kompetenzpunkte daran glauben. COPD-Patienten sind eine Hyperkapnie gewöhnt. Für Sie ist, wenn lange genug erkrankt, die Hypoxie der einzige Atemtrigger. Bei gesunden Menschen wird die Atmung durch die langsame Erhöhung des pCO2 initiiert. Dies fällt bei COPDlern weg. Wenn Sie die Hypoxie nun mit einem FiO2 von 1,0 behandeln, dann nehmen Sie der Frau diesen Trigger, und sie hört auf zu atmen.

Tatsächlich kommt dieses Phänomen allerdings eher selten vor. Die meisten Patienten atmen trotzdem weiter und somit ist diese Begebenheit hier etwas überspitzt dargestellt – wichtig ist allerdings: Daran denken, denn es passiert schon manchmal! Versuchen Sie bei COPD-Patienten die inspiratorische Sauerstoffkonzentration so niedrig wie möglich zu halten, um eine adäquate arterielle Sättigung zu erreichen. Keine Hyperoxygenierung! Weiter bei **66**.

Sie sollten auf jeden Fall die SpO2 sowie den Blutdruck gemessen haben. **89**
Außerdem macht eine Auskultation der Lunge sowie eine Inspektion des Mundraumes Sinn. Wichtig wäre außerdem eine Bestimmung der Atemfrequenz gewesen. Sie hatten die Möglichkeit, sich für drei Untersuchungen zu entscheiden, denn die Zeit drängt. Sollten Sie eine der anderen Optionen gewählt haben, sind Ihnen bereits Kompetenzpunkte auf der Strecke geblieben. Wenn nicht, sollte es Ihnen nun möglich sein, das Stadium der Anaphylaxie, in der sich Herr Klein befindet, korrekt zu benennen. Notieren Sie Ihre Antwort, und lesen Sie bei **431** weiter.

«Was ist denn los?», fragen Sie verdutzt. Gleich darauf hören Sie die Rufe **90**
der RTW-Besatzung: «Schnell, wir brauchen hier einen Doc! Am Einsatzort war die Frau noch stabil, jetzt kann ich kaum noch einen Puls fühlen!»

Diese magischen Worte lassen Sie urplötzlich sehr wach werden!

- Sie schleichen sich klammheimlich davon. **(919)**
- Sie laufen in aller Seelenruhe zu den Kollegen – es ist ja kein Notarzt dabei, so schlimm kann es schon nicht sein. **(843)**
- Sie spurten los. **(194)**

91 Sie stehen jetzt neben dem Bett von Herrn Klein, der ganz offensichtlich unter Luftnot leidet. Die beiden Pflegekräfte richten eine zweite Infusion, und Sie haben kurz Zeit, um sich ein Bild von der Situation zu machen. Wählen Sie aus den unten aufgezählten diagnostischen Maßnahmen maximal drei aus und lesen Sie dann bei **89** weiter.

- SpO2 messen. **(971)**
- Eine arterielle BGA durchführen. **(461)**
- Den Blutdruck messen. **(675)**
- Den Thorax des Patienten auskultieren. **(1021)**
- Das Herz des Patienten auskultieren. **(653)**
- Eine Echokardiographie durchführen. **(769)**
- Eine ausführliche internistische Untersuchung durchführen. **(174)**
- Das Abdomen untersuchen. **(764)**
- Eine Spirometrie durchführen. **(906)**
- Den Mundraum des Patienten inspizieren. **(104)**
- Atemfrequenz messen. **(744)**

92 Die von Ihnen gewählte Energiemenge ist für eine Kardioversion bei vorliegendem Grundrhythmus zu groß. Sie sollten kleiner anfangen. Denken Sie bei **642** noch einmal genau nach und versuchen Sie es erneut. Vorher müssen Sie sich allerdings 3 Kompetenzpunkte abziehen.

93 Sie laden den Energiespeicher, während Markus die Thoraxkompressionen unvermittelt fortsetzt. Als der Speicher dann aufgeladen ist, stoppt Markus diese kurz, und Sie defibrillieren den Patienten.
Was machen Sie dann?

- Weiterführen der Thoraxkompressionen **(352)**
- Rhythmusanalyse und erneute Defibrillation falls indiziert. Sie führen bis zu drei Defibrillationen durch, bis Sie wieder mit den Thoraxkompressionen beginnen. **(930)**
- Rhythmusanalyse. Das weitere Vorgehen wird nach dem Ergebnis der Rhythmusanalyse geplant. **(475)**

Der Sanitäter öffnet einen der zahllosen Ziehschränke des RTW und zaubert eine gläserne Phiole mit einer klaren Flüssigkeit hervor. Diese zieht er auf eine Spritze auf. **94**

«Hier, Metoprolol 1 mg auf 1 ml», sagt er, während er Ihnen die Spritze reicht. Sie applizieren das Medikament Mililiter für Mililiter und siehe da – der Herzschlag der Patientin wird langsamer.

«Ich kann wieder einen kräftigeren Puls palpieren!», informiert Sie der Sanitäter.

Da haben Sie Glück gehabt. Sie haben sich zwar für das richtige Medikament zur Behandlung einer arrhythmischen Schmalkomplextacchykardie entschieden, allerdings dabei nicht bedacht, dass die Rhythmusstörung bereits instabil war und Sie deshalb eine Kardioversion anstreben sollten. Sie verlieren 2 Kompetenzpunkte. Weiter bei **954**.

Sie haben sich für eine Intubation entschieden und bleiben auch dabei! Das ist gut, denn Sie sollten das Schockraum-Team nicht ständig mit widersprüchlichen Aussagen verwirren. Natürlich sollten Sie Fehler zurücknehmen, wenn Sie Ihnen auffallen. Hier gilt umso mehr: Erst denken, dann reden! **95**

Sie beginnen also mit der Intubation. Die Arbeit mit Markus klappt gut. Sie sind ja mittlerweile ein eingespieltes Team. Stefan organisiert in der Zeit ein Bett auf der Intensivstation. Wie geht es jetzt weiter? Entscheiden Sie sich für eine der Maßnahmen oder auch für keine und gehen Sie dann zu **728**.

- Sie legen einen zentralen Venenkatheter. **(260)**
- Sie legen einen arteriellen Zugang und nehmen gleich eine arterielle BGA ab. **(374)**

Die Patientin ist hochgradig dement und nicht ansprechbar. Wie wollen Sie denn jetzt eine Anamnese durchführen? Als Ihnen das klar wird, **96**

- entscheiden Sie sich dafür, die Anamnese erst einmal wegzulassen. **(954)**
- tun Sie etwas anderes. **(986)**

«Halt, was macht ihr denn da?» Markus schaut Sie wütend an. «Wir versuchen Herrn Klein zu stabilisieren, was denkst Du denn!» Natürlich hat Markus recht. Was passt Ihnen denn an seinem Vorgehen nicht? Er weiß genau, dass der Patient jetzt erst einmal viel Volumen braucht. Sie verlieren 3 Kompetenzpunkte, es sei denn, Sie können genau begründen, was Ihnen am Vorgehen der Pflegekräfte nicht gefällt. Weiter bei **91**. **97**

98 Wo überwachen Sie den Patienten?

- auf der Intensivstation **(983)**
- auf der Normalstation **(725)**

99 «Wieso um alles in der Welt atmet die Frau denn nicht mehr?», fragen Sie den Kollegen. Der ist gerade gar nicht kommunikativ, denn er muss versuchen, die Patientin mit Sauerstoff zu versorgen. Nachdem er sie intubiert hat und die periphere Sauerstoffsättigung wieder auf einem halbwegs akzeptablen Niveau ist, kommt er aus dem Patientenzimmer zu Ihnen, denn Sie haben sich entschieden, noch zu warten – zu groß ist die Unsicherheit, etwas falsch gemacht zu haben.

«Wir haben hier etwas ganz Essenzielles übersehen!», erklärt er. «Fällt dir ein, was?»

Wenn Sie wissen, was hier passiert ist, notieren Sie die Antwort, und lesen Sie bei **88** weiter.

100 Sie versuchen, den Tubus in Richtung der von Ihnen als Epiglottis interpretierten Struktur zu schieben und schaffen es tatsächlich, bis zu den Stimmritzen vorzudringen. Alles andere geht blind. Es gelingt Ihnen, den Tubus bis zur 22 cm-Markierung vorzuschieben. Markus steckt Ihnen das Stethoskop in die Ohren und lässt Sie erst das Epigastrium, danach beide Lungenflügel auskultieren. Aufgrund des hohen Geräuschpegels hören Sie so gut wie gar nichts, bilden sich allerdings ein, beidseits vesikuläre Atemgeräusche auszukultieren. Was ist unbedingt Ihr nächster Schritt? Für die Antwort lesen Sie bei **938** weiter.

101 Bei einer Reanimation ist das Adrenalin selbstverständlich pur zu geben. In einer Ampulle ist 1 mg enthalten. Dieses geben Sie komplett. Damit das Medikament schneller in den systemischen Kreislauf kommt, können Sie mit 10 ml NaCl nachspülen. Weiter bei **333**.

102 Auf dem Flur wartet ein kleinerer Mann mit einem schicken ledernen Arztkoffer auf Sie. Sie haben ja schon gehört, dass der KV-Dienst eine Menge Kohle abwirft, und so sieht der Herr Kollege auch aus: schickes Hemd, schicke Uhr, teure Tasche und vom Stethoskop nur das Beste – digital und in der Lautstärke verstellbar. Neben dem Kollegen liegt ein älterer Mann auf einer Trage. So richtig gefällt Ihnen dieser allerdings nicht. Er ist irgendwie ganz blass um die Nase, und seine Lippen sind auch nicht vom rosigsten Rot. Der hat doch nicht nur Rückenschmerzen, denken Sie.

Ihr Kollege fängt auch sofort mit der Übergabe an: «Guten Morgen. Vielen Dank für Ihr Angebot, den Patienten zu Ihnen zu bringen. Es handelt sich hier um Herrn Westphal, einen 78-jährigen Rentner. Er hat das gestern Abend so gegen 18.00 Uhr, also vor ungefähr acht Stunden, das erste Mal über schlimme Rückenschmerzen geklagt. Diese kamen am ehesten aus dem Bereich der thorakalen Wirbelsäule. Ein Trauma ging dem Ganzen wohl nicht voraus. Ich habe den Patienten mehrmals besucht und ihm verschiedene Mittel verabreicht. Aber es wurde weder auf NSAR noch auf Piroxicam i. m. besser. Ich habe Sie dann angerufen, und nachdem Sie uns aufgefordert haben, zu Ihnen zu kommen, habe ich einen KTW bestellt, und wir sind gleich losgefahren. Komisch war allerdings, dass die Rettungssanitäter im KTW einen eigenartig niedrigen Blutdruck gemessen haben. Nachdem wir telefoniert haben, habe ich Herrn Westphal noch einmal etwas Novalgin® gespritzt, woraufhin ich den Blutdruck gemessen habe. Da war er ganz normal bei systolisch 130 mmHg. Ein paar Minuten später im Krankenwagen war er nur noch 55 mmHg systolisch. Wir haben mehrmals nachgemessen.»

Der anwesende Rettungssanitäter bestätigt die Geschichte des Kollegen. Selbstverständlich haben Sie noch ein paar Fragen, oder?

- Ja, ich möchte noch so einiges wissen. **(566)**
- Eigentlich habe ich nur eine Frage. **(167)**

«Ich spüre auch nichts!», sagen Sie, während Sie nach der kühlen Hand von **103**
Frau Gröhler tasten.

«Na, an der Hand sowieso nicht!», antwortet der Sanitäter. «Ich kann ja kaum am Hals einen ordentlichen Puls fühlen!»

Natürlich sollten Sie bei einem potenziell instabilen Kreislauf keine Zeit vergeuden und am Handgelenk nach einem Puls suchen. Wenn Sie das tun, dann wenigsten am Hals oder an der Leiste. Sie verlieren 2 Kompetenzpunkte. Zurück zu den Optionen von **194**.

Sie bitten Herrn Klein, den Mund zu öffnen. Schon seine Lippen haben **104**
Ihnen irgendwie Sorgen gemacht, denn die sind schon ziemlich angeschwollen. Als der Patient den Mund aufmacht, sehen Sie auch eine Schwellung der Schleimhäute. Zurück zu den Optionen von **91**.

Da Sie annehmen, dass die Freundin Ihnen nicht den Ausweis der Patientin **105**
geben wird, und sie außerdem nicht weiß, dass das Geburtsdatum auf der Versichertenkarte steht, bitten Sie die Frau, die Karte herauszusuchen.

«Ich weiß nicht, wo die ist – ich schwör's!»

Markus durchsucht unterdessen die Handtasche der Patientin, die Sie um den Hals hängen hatte.

«Ich hab' die Karte gefunden!», informiert er Sie.

«Die junge Frau ist gerade 17 Jahre alt!» Zurück zu den Optionen von **389** bzw. **645**.

106 Sie haben nun die Therapie von Frau Meyer eingeleitet. Im Optimalfall hat die Patientin von Ihnen eine Volumentherapie, eine antibiotische Therapie sowie eine Antikoagulation bekommen. Bei Letzterem sollten Sie darauf geachtet haben, dass sich die Patientin aktuell im prärenalen Nierenversagen befindet und daher nicht mittels eines niedermolekularen Heparins behandelt werden darf, da dies durch die Nieren ausgeschieden wird und bei einer reduzierten Funktion selbiger entsprechend kumuliert. Dies ist gerade bei einer parallelen Antikoagulation mit einem Vitamin-K-Antagonisten gefährlich. Frau Meyer möchte gerne wissen, ob Sie nun nach Hause gehen darf.

- Ja, die Patientin darf nach Hause gehen. **(187)**
- Nein, die Patientin muss stationär bleiben. **(409)**

107 Da Sie noch im Gang stehen, knien Sie sich kurzerhand auf die Liege des Patienten und haben so eine optimale Stellung, um mit den Thoraxkompressionen zu beginnen. Während Sie dies tun, fahren die anderen den Patienten in den Schockraum, um ihn dort weiter zu versorgen. Weiter bei **913**.

108 Langsam sollten Sie sich Gedanken über Ihr Schmerzmanagement machen. Schon als Sie den Anruf von Schwester Anne bekommen haben, hätten Sie reagieren müssen. Ganz offensichtlich ist der erwünschte Effekt, nämlich die Schmerzfreiheit, von den Kurzinfusionen Piritramid ausgeblieben. Es macht keinen Sinn noch einmal dasselbe Medikament zu verabreichen. Ganz im Gegenteil: Diese Strategie verlängert das Leiden von Herrn Manteufel nur. Sie verlieren 4 Kompetenzpunkte. Weiter bei **759**.

109 Im Fall von Frau Meyer haben Sie sich mit einer alltäglichen Problematik herumschlagen müssen. Die Patientin wird vom Haus- oder KV-Arzt eingewiesen und weiß selbst eigentlich gar nicht so recht über sich Bescheid. Leider kommt dies mittlerweile bei älteren Menschen des Öfteren vor. Sie begeben sich in ärztliche Hände und gehen davon aus, dass ihre Krankengeschichte sowie die Medikation dem Kollegen bekannt sind. Somit ist es oft enorm schwierig, relevante Informationen zu bekommen. Was Sie aber immer bekommen werden sind Informationen, die Sie in diesem Moment überhaupt nicht gebrauchen können. So ist es beispielsweise üblich, sich die Vorerkrankungen aus der Hausmedikation zusammenzurechnen. Außerdem können Aussagen über den Krankheitsverlauf oft nur unzureichend getroffen werden, da das Zeitempfinden vieler älterer Menschen etwas gestört ist. Eine gute Anamnese mit reichlichem Nachfragen ist also enorm wichtig! Außerdem ist eine ordentliche und gründliche körperliche Untersuchung von enormer Wichtigkeit. In dem Fall von Frau Meyer sind Sie nun auf ein klassisches Problem der Notaufnahme gestoßen – die tiefe Beinvenenthrombose. Dieser Fall kommt sehr häufig vor und wird oftmals als Nicht-Notfall abgetan – man möchte ja schließlich Aktion in der Notaufnahme erleben und keine Omis mit geschwollenem Bein. Es ist aber zu beachten, dass die TVT durchaus ein akutes Krankheitsbild darstellt und natürlich zu lebensbedrohlichen Komplikationen führen kann. Es gilt hier ganz besonders nachzuforschen, wo die Thrombose herkommt. In unserem Fall ist es hochwahrscheinlich, dass die Immobilisation der Patientin Auslöser für ihr dickes Bein war. Jüngere Menschen ohne erkennbaren Grund müssen ambulant weiter abgeklärt werden. Von großer Wichtigkeit für den Patienten ist es außerdem, alle Befunde objektiv zu beurteilen. Nur all zu oft schießen wir uns auf eine – die offensichtliche – Diagnose ein und vergessen, andere pathologische Befunde neutral zu interpretieren. Frau Meyer hatte zusätzlich noch eine Pneumonie. Wird diese nicht behandelt, kann es zu einem gefährlichen Krankheitsverlauf kommen. Am Ende des Falles mussten Sie noch entscheiden, ob die Patientin nach Hause darf oder stationär aufgenommen werden muss. Dies war bei Frau Meyer nicht ganz so schwer, da wir sie mittels Heparinperfusor antikoaguliert haben. Bei Patienten, die nicht auf eine intravenöse Medikation angewiesen sind, ist die Feststellung gar nicht so einfach. Als Entscheidungshilfe gelten hier die G-AEP-Kriterien (German appropriate evaluation protocol). Diese berücksichtigen die Schwere der Erkrankung, die Intensität der Behandlung sowie die Notwendigkeit von invasiven Maßnahmen oder Operationen, Komorbiditäten und soziale Indikationen. Die vollständige Liste der Kriterien kann im Internet eingesehen werden. Weiter bei **559**.

Eine Prinzmetal-Angina ist ein Spasmus eines oder mehrerer Koronargefä- **110**
ße. Diese Form des ACS kann auch im jüngeren Alter auftreten und macht entsprechend herzinfarktähnliche Symptome. Sie lässt sich mittels Kalzi-

umkanalblocker gut behandeln. Haben Sie das gewusst? Dann bekommen Sie 2 Kompetenzpunkte gutgeschrieben. Wenn nicht, verlieren Sie 3 Punkte. Doch wie geht's weiter?

- Sie verabreichen einen Kalziumkanalblocker und rufen den Kardiologen an. **(251)**
- Sie verabreichen einen Kalziumkanalblocker und entlassen die Patientin mit der Bitte um Vorstellung beim Hausarzt morgen. **(595)**

111 «Vielen Dank, Herr Kollege!», freut sich der Patienten darüber, dass Sie seinen Zustand so schnell verbessern konnten. «Mir geht es schon wieder richtig gut. Ich denke, ich gehöre zu den Menschen, die eine Kreuzallergie auf Cephalosporine haben. Jetzt möchte ich aber auch wieder nach Hause gehen.» Was antworten Sie?

- «Kein Problem, sobald sich Ihr Blutdruck normalisiert hat, können wir den Perfusor entfernen und Sie entlassen.» **(753)**
- «Das geht jetzt noch nicht. Wir müssen Sie 24 Stunden überwachen. Wenn Ihre Vitalparameter stabil bleiben, dann können Sie gehen!» **(98)**

112 Sie beginnen, die Nitrotherapie mit einer Laufrate von 1 ml/hr, das heißt: 1 mg/hr. Haben Sie sich dies notiert?

Wenn nicht, verlieren Sie einen Kompetenzpunkt pro 0,1 mg/hr, die Sie daneben lagen. Zum Vergleich: In einem Hub Nitro sublingual befinden sich 0,4 mg.

Sie nutzen beim Einsatz eines Nitropräparates dessen Vor- und Nachlast senkende Wirkung aus. Bei einem dekompensierten Herzversagen, mit dem Sie es hier zu tun haben, können Sie so die Herzarbeit relevant senken. So greifen Sie direkt in die Pathophysiologie des Herzversagens ein. Die Nitrogabe gehört entsprechend immer zur Therapie der Herzinsuffizienz, wenn es der Blutdruck irgendwie zulässt. Zurück zu den Optionen von **915**.

113 In diesem Fall haben Sie es mit einer schwangeren Patientin zu tun gehabt, die sich mit dem Leitsymptom Thoraxschmerz vorgestellt hat. Hier konnten Sie nicht nach Lehrbuch vorgehen, und Sie haben gesehen, dass Sie ein Leitsymptom auch manchmal ganz schön in die Irre führen kann. Aber mal ganz ehrlich: Wer denkt denn bei einer jungen Frau an ein ACS? Wohl kaum jemand – und genau das wollten wir Ihnen hier zeigen. In der klinischen Akutmedizin ist eine genaue Risikostratifizierung von enormer Wichtigkeit. Es gibt immer gefährliche und wahrscheinliche Diagnosen zu einem Leitsymptom. Richtig brenzlig wird es, wenn es eine gefährliche Diagnose gibt, die gleichzeitig auch wahrscheinlich ist! Klingt kompliziert, ist es aber nicht. Stellen Sie sich vor, ein älterer Herr mit typischen AP-Beschwerden seit zwei Stunden stellt sich bei Ihnen vor. In der Vorgeschichte finden sich zwei durchgeführte Stent-Implantationen, der Patient raucht, hat einen nicht eingestellten Hypertonus sowie einen Diabetes mellitus Typ II. Hier ist die gefährliche Diagnose (erneuter Myokardinfarkt) auch gleichzeitig die wahrscheinlichste. Bei einer jungen schwangeren Frau allerdings ist dies nicht so. Hier kann das Leitsymptom auch Ausdruck eines Symptoms der Grunderkrankung sein – hier beispielsweise der hypertensiven Entgleisung. Nach Ausschluss der gefährlichsten Ursache, was hier durch eine gründliche Anamnese, körperliche Untersuchung sowie Bestimmung einiger einfacher Laborparameter relativ problemlos möglich war, müssen Sie sich genau überlegen, wie Sie die wenigen pathologischen Werte einordnen. Frau Schreiner hat leicht erhöhte D-Dimere, aber keinerlei Symptomatik passend zu einer Lungenembolie. Das macht diese Diagnose sehr unwahrscheinlich, zumal die D-Dimere-Erhöhung in der Schwangerschaft durchaus vorkommen kann. Auch die anderen genannten Diagnosen können Sie nach und nach ausschließen. Anhand einer soliden körperlichen Untersuchung und mit ein wenig gynäkologischem Wissen können Sie die dezenten Beinödeme allerdings gut einordnen. Sie dürfen auch nie vergessen, frühzeitig Hilfe zu holen, denn eine schwangere Patientin ist eben nicht genau so wie eine «normale» Patientin: Sie haben die Verantwortung für zwei Patienten. Ein Knackpunkt in dem Fall ist auch die Gabe des Dimenhydrinat. Sollten Sie das nicht gegeben haben, so haben Sie alles richtig gemacht. Falls nicht, können Sie gerne bei **395** nachlesen, was dann passiert. Ein großer Fehler wäre es auch gewesen, die Patientin zu entlassen. Nicht nur, weil sie unter einer bedrohlichen Gestose leidet, sondern auch, weil Sie kein soziales Netz hat und alleine lebt. Somit setzen Sie die Patientin einem besonderen Risiko aus. Diesen Aspekt sollten Sie auch bei anderen Patienten nicht vergessen. Wenn Sie über eine Entlassung nachdenken, sollte immer klargestellt sein, dass im Falle eines Falles jemand Hilfe leisten oder zumindest holen kann. Wenn Sie sich nicht sicher sind, weisen Sie den Patienten lieber für eine Nacht ein!

Bei der Notfalltherapie der Präeklampsie konnten Sie nicht viel falsch machen – und das haben Sie wahrscheinlich auch nicht.

Der Fall von Frau Schreiner hat Sie in eine eher seltene Lage in der Notaufnahme versetzt. Schwangere Patientinnen stellen sich meist in der Schwangerenambulanz vor, die in Deutschland meist separat mit Gynäkologen besetzt ist. Es kann allerdings vorkommen, dass die Symptome der Patientin fehlinterpretiert werden und Sie deshalb bei Ihnen landet. Denken Sie dann immer auch – aber nicht nur – an schwangerschaftsassoziierte Diagnosen und bitten Sie einen entsprechenden Facharzt um Hilfe! Weiter bei **987**.

114 «Nadine, könntest du bitte eine arterielle BGA machen?», bitten Sie die Schülerin. Diese ist sich nicht sicher, ob Sie das allein darf, und bittet Markus um Hilfe. «Eigentlich ist das deine Aufgabe, aber im Moment ist nicht viel los. Ich zeig ihr, wie das geht», sagt dieser und nimmt eine arterielle BGA aus der rechten Arteria radialis ab. Relevante Ergebnisse sind: pH 7,43; pO2 89 mmHg; pCO2 34 mmHg; HCO3 22 mmol/l; BE –1 mmol/l; AG 22 mmol/l; Kalium 3,1 mmol/l, Laktat 0,7 mmol/l.
Ist es notwendig, akut zu handeln?

- Sie müssen sofort mit einer Medikamentengabe einschreiten. **(652)**
- Im Moment ist keine Intervention nötig. **(972)**

115 Markus holt eine Ampulle mit Noradrenalin und zieht diese auf eine 50 ml-Perfusorspritze auf. Nachdem die ersten ul ihre Wirkung erzeugen, messen Sie erneut den Blutdruck und stellen erfreut fest, dass dieser schon auf einen Wert von 90/60 mmHg gestiegen ist. Zwar hat Ihre Maßnahme seinen Zweck erfüllt, jedoch geht es auch etwas einfacher. Was müssen Sie nämlich beim Einsatz eines Katecholaminperfusors bedenken? Notieren Sie Ihre Antwort, und schauen Sie bei **577** nach, ob Sie richtig liegen.

116 «Hab ich Ihnen doch schon gesagt.» Diese Frage ist nicht relevant um mögliche gefährliche Diagnosen des Leitsymptoms von Frau Meyer auszuschließen. Konzentrieren Sie sich und bleiben Sie beim Wesentlichen. Sie verlieren 2 Kompetenzpunkte. Zurück zu den Optionen von **349**.

117 Sie können die Epiglottis zwar sehen, doch irgendwie lässt sich der Eingang zur Trachea nicht gut darstellen. Sie versuchen es mit ein wenig Muskelkraft, da gibt Ihnen der Notarzt, der immer noch im Raum ist, den Tipp: «Hey Alter, ziehen – nicht hebeln! Du brichst dem ja die Zähne aus!»

Sie versuchen auf den Rat des Kollegen zu hören und ziehen am Griff des Laryngoskopes in Richtung Zimmerdecke – und tatsächlich: Licht am Ende des Tunnels. Es gelingt Ihnen, die Stimmritzen und damit den Eingang in die Trachea darzustellen.

«Tubus!», rufen Sie mit zittriger Stimme, und obwohl Sie das vorher nicht abgesprochen haben, reicht Ihnen Markus einen 8,0er-Tubus – genau der, den Sie jetzt für Ihren Patienten brauchen. Ein gutes Team ist unschätzbar wertvoll. Außerdem steckt im Tubus ein Führungsstab – ein Standard, der in fast allen Notaufnahmen bei der sog. RSI (Rapid Sequence Intubation) vorhanden ist. Auch die Tubusspitze ist von Markus ein wenig gebogen worden, so dass es Ihnen relativ leicht fallen sollte, den Beatmungsschlauch in die Luftröhre von Herrn Westphal zu schieben. Und tatsächlich: Unter Sicht gelingt Ihnen die Intubation problemlos. Sie schieben den Tubus bis 23 cm vor und halten ihn dann gut fest, damit Markus sich an dessen Fixierung machen kann.

«Gut gemacht!», lobt Sie der Notarzt anerkennend.

Was müssen Sie nach der erfolgten Intubation sofort tun? Notieren Sie die richtige Antwort, und lesen Sie bei **990** weiter.

Während die CT-Spirale den Patienten abfährt, hoffen Sie inständig, dass **118**
sich Ihr Verdacht nicht bestätigt. **Abbildung 1** zeigt einen repräsentativen Ausschnitt der CT-Untersuchung Ihres Patienten.

Was sehen Sie?

- akute Lungenembolie **(705)**
- akuter Myokardinfarkt **(886)**
- dekompensierte dilatative Kardiomyopathie **(732)**
- Paget-von-Schroetter Syndrom **(275)**
- Aortendissektion Standford A **(1005)**
- Aortendissektion DeBakey Grad 3 **(724)**

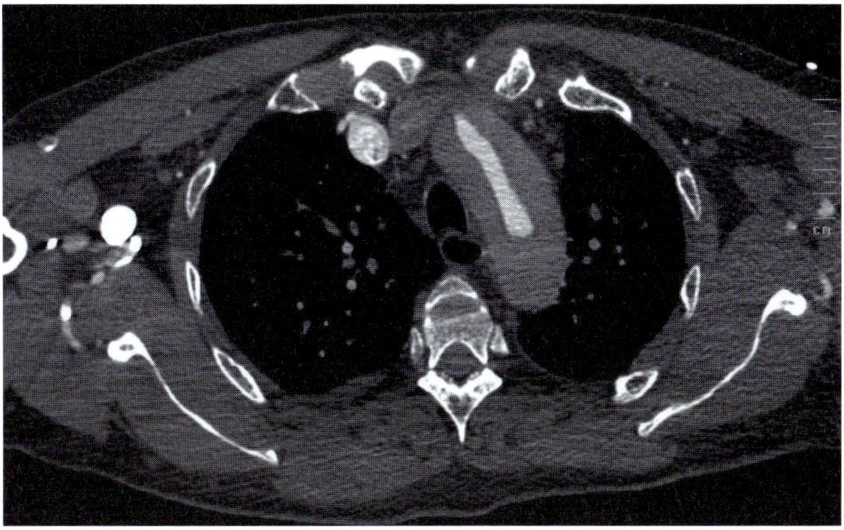

Abbildung 1

119 Sie haben nun alle Sofortmaßnahmen erledigt. Was wollen Sie als Nächstes tun?

- Es handelt sich um einen NSTEMI. Folglich haben Sie 72 Stunden vom Symptombeginn bis zur notwendigen Katheterintervention. Sie geben sich mit den durchgeführten Maßnahmen zufrieden und kümmern sich um Herrn Klein. **(437)**
- Es handelt sich zwar um einen NSTEMI, aber da der Patient ein leicht erhöhtes Troponin sowie eine deutliche Symptomatik aufweist, sehen Sie die Indikation zur sofortigen Katheterintervention und rufen den kardiologischen Hintergrunddienst an. **(143)**

120 «Markus, lass den Patienten doch mal bitte vernebeln.» Der Pfleger schaut Sie entgeistert an. «Wie genau soll das denn funktionieren. Der atmet doch kaum noch.» Sie wollten die bronchospastische Komponente der Anaphylaxie behandeln. Dies wäre sicher vor ungefähr einer Stunde sinnvoll gewesen. Jetzt ist die Idee nicht praktikabel. Sie verlieren 4 Kompetenzpunkte. Zurück zu den Optionen von **881**.

121 «Hallo, ich weiß gar nicht, ob ich mich schon vorgestellt habe.» Sie nennen Markus Ihren Vornamen, woraufhin er Ihnen unmissverständlich zu verstehen gibt, dass jetzt nicht unbedingt der Zeitpunkt für Plaudereien ist und dass Sie nicht dafür hier sind. Nochmals weist er Sie darauf hin, dass in Kabine 1 Frau Schreiner wartet. Weiter bei **485**.

122 Ihre Untersuchungen deuten darauf hin, dass ein entzündlicher Fokus im Abdomen vorliegt, und dass dieser von der Gallenblase ausgeht. Deshalb ist diese unverzüglich zu entfernen. Sie kontaktieren den Chirurgen, der allerdings noch mit Herrn Westphal im OP steht, und im Moment keine Untersuchung durchführen kann. Sie erläutern ihm Ihre Befunde, und da Sie heute schon einmal ins Schwarze getroffen haben, vertraut er Ihnen.

«Bereiten Sie den Patienten soweit vor und bringen Sie ihn hoch. Wir machen ihn dann als Nächstes.»

Sie klären den Patienten über Diagnose und Eingriff auf. Wenn Sie bereits Kreuzblut abgenommen haben, das heißt, dies als eine der Untersuchungen auf Ihrem Notizzettel steht, dann bekommen Sie 2 Kompetenzpunkte. Akut kreuzen lassen müssen Sie im Moment keine Konserven. Der Patient wird an die Anästhesie übergeben und operiert.

Am nächsten Abend hat der gleiche Kollege Dienst, der auch heute Abend operieren muss, und Sie fragen ihn, wie es gelaufen ist. Der ist auf

Sie nicht so gut zu sprechen denn: «Was haben Sie sich denn dabei gedacht? Sie haben Glück, dass wir laparoskopiert und nicht primär aufgemacht haben. Der Patient hatte nämlich eine Appendizitis und keine entzündete Galle!»

Sie verlieren 10 Kompetenzpunkte. Seien Sie sich der enormen Verantwortung Ihrer Tätigkeit immer bewusst. Sie können für falsche Diagnosen und daraus erwachsende Fehler verantwortlich sein und auch gemacht werden. Gerade, wenn die Konsequenzen Ihrer Diagnose so schwerwiegend sind, sollten Sie sich wirklich zu 100 % sicher sein. Das konnten Sie bei Frau Gröhler auf keinen Fall! Nachdem Sie die Diagnose jetzt kennen, lesen Sie bei **839**, wie es richtig geht.

123

Sie untersuchen den Thorax von Herrn Manteufel. Dafür folgen Sie den klassischen Untersuchungsschritten: Inspektion, Palpation, Perkussion und Auskultation. Sie erheben bei der Untersuchung keine relevanten pathologischen Befunde. Das Einzige, was Ihnen auffällt, ist, dass Herr Manteufel Schmerzen bei Palpation der unteren Rippen angibt. «Komisch», denken Sie und erinnern sich daran, dass Ihnen die Körperhaltung des Patienten beim ersten Betreten des Zimmers schon aufgefallen ist. Die Tachykardie, die Sie beim Auskultieren hören, hatten Sie ja bereits mehrfach diagnostiziert. Zurück zu den Optionen von **252**.

124

Eine körperliche Untersuchung gehört zu den essenziellen Basisuntersuchungsmethoden der Notfallmedizin, und ihr Ergebnis bestimmt maßgeblich die weitere rationale Diagnostik. Auch wenn der aufnehmende Kollege schon eine entsprechende Untersuchung durchgeführt und dokumentiert hat, entbindet Sie das nicht von Ihrer Pflicht, dies zu wiederholen. In der Notfallmedizin haben Sie es häufig mit dynamischen Krankheitsbildern zu tun, was dazu führt, dass sich Befunde ändern können. Außerdem sollten Sie sich immer ein eigenes Bild der Ihnen anvertrauten Patienten machen. Sie bitten Schwester Anne, schon einmal die restlichen von Ihnen veranlassten Untersuchungen zu organisieren und machen sich auf den Weg zu Herrn Manteufel. Weiter bei **252**.

125

Bei einer Notfallechokardiographie sollten Sie folgenden Dinge im Fokus haben: Bewerten Sie die Kontraktilität des Herzens, schließen Sie einen Perikarderguss aus, Beurteilen Sie die Größe der Ventrikel und den Volumenstatus. Für diese vier Parameter müssen Sie lediglich einmal einen guten Vierkammerblick haben und einmal von apikal auf die Vena cava

schauen. Für jeden der von Ihnen korrekt notierten Parameter gibt es einen Kompetenzpunkt. Für jeden Vergessenen verlieren Sie 2 Punkte.
Haben Sie schon einmal ein Notfallecho durchgeführt?

- Ja. **(455)**
- Nein. **(192)**

126 Weiter bei **934**.

127 Sie haben sich nun einen Eindruck von Frau Meyer gemacht und müssen das Leitsymptom jetzt zu einer Diagnose machen. Unter welcher Krankheit leidet Ihre Patientin?

- akute Lungenembolie
- tiefe Beinvenenthrombose links
- arterielle Hypertonie
- arterielle Ischämie des linken Beines
- absolute Arrhythmie
- Hypokaliämie
- Pneumonie des linken Unterlappens
- postthrombotisches Syndrom
- Erysipel mit beginnender Phlegmone des linken Beines
- Kompartmentsyndrom

Notieren Sie die akute Erkrankung und lesen Sie bei **994** weiter.

128 Wenn Sie sich notiert haben, dass Sie mit einer CT des Thorax mit Darstellung der arteriellen Phase eine Aortendissektion ausschließen möchten, dann können Sie sich 2 Kompetenzpunkte gutschreiben. Für jede falsche Antwort verlieren Sie einen Kompetenzpunkt. Natürlich stellt eine entsprechende CT-Untersuchung auch noch andere Pathologien dar. Diese sind aber für die Notfallmedizin von untergeordneter Relevanz. Zurück zu den Optionen von **37**.

129 Die Gaben mindestens eines Thrombozytenaggregationshemmers sollen das appositionelle Thrombuswachstum verhindern und somit den Schaden bis zur definitiven Intervention so gering wie möglich halten. Wenn Sie das gewusst haben, können Sie sich einen Kompetenzpunkt gutschreiben. Wenn nicht, verlieren Sie einen. Zurück zu den Optionen von **70**.

130 Sie sollten Sich eine Tiefe von 4 – 5 cm notiert haben. Das entspricht genau der von der ERC empfohlenen Drucktiefe, mit der das Sternum gegen die

BWS gedrückt werden sollte um ein adäquates Herzzeitvolumen aufzubauen. Für jeden Zentimeter dem Sie falsch lagen verlieren Sie einen Kompetenzpunkt. Weiter bei **473**.

Markus schaut Sie kritisch an: «Bist du dir sicher, der ist doch noch nicht tot!» Er kann Sie aber damit nicht überzeugen. Sie bestehen auf der Spritze mit dem Adrenalin und applizieren dem Patienten die volle Dosis. Als Sie danach den Blutdruck messen, liegt dieser bei 290/125 mmHg. Da lag Markus wohl richtig! Welches Medikament können Sie nun geben, um den von Ihnen angerichteten Schaden zu reduzieren? Notieren Sie die richtige Antwort, und lesen Sie bei **864** weiter. **131**

Der Patient ist immer noch im Kammerflimmern. Sie haben die Atemwege gesichert, die Thoraxkompressionen werden – im Moment durch Sie – zufriedenstellend durchgeführt. Was ist Ihr nächster Schritt, um den Patienten wieder ins Leben zurückzuholen? **132**

- intravenöse Applikation von Lidocain **(1010)**
- intravenöse Applikation von Amiodaron **(923)**
- intravenöse Applikation von Adrenalin **(373)**
- Beim vorliegenden Rhythmus ist keine medikamentöse Therapie angezeigt. **(295)**

«Erzählen Sie mir doch noch einmal, was Sie zu uns führt!», bitten Sie die Patientin. Diese erzählt, dass Sie am frühen Nachmittag auf einmal einen eher stechenden Schmerz in der Brust gefühlt habe. Auf Ihre Nachfrage klassifiziert sie diesen als 3/10 der NAS. Sie habe so etwas in den letzten Tagen immer wieder verspürt, es sei dann aber immer spontan wieder weggegangen. Dyspnoe oder schnelle Ermüdung verneint die Patientin. Zurück zu den Optionen von **977**. **133**

Sie bitten Pfleger Markus Ihnen 0,5 mg in einer Spritze aufzuziehen, die Sie dann i. m. applizieren möchten. Markus ist kritisch. «Willst du das wirklich machen?» **134**

- «Ja, klar!» **(298)**
- «Nein, du hast recht! Ist wahrscheinlich keine gute Idee!» **(582)**

Frau Gröhler wird in den OP gebracht und operiert. Der initial versuchte laparoskopische Zugang kann wegen massiver Adhäsionen nicht beibehalten werden, und das Abdomen wird eröffnet. Es zeigt sich ein großer ent- **135** zündlicher Tumor des Appendix i. S. einer verschleppten Appendizitis. Intraoperativ wird die Patientin, vermutlich bei septischen Einschwemmungen immer wieder hypoton. Dies ist aber gut mit kristalloiden Lösungen zu behandeln. Die Operation dauert drei Stunden, und eine Ileozökalresektion ist vonnöten. Postoperativ wird Frau Gröhler auf die Intensivstation verlegt und dort weiter versorgt. Trotz intensiver Volumensubstitution gelingt eine Stabilisierung nicht. Die Notwendigkeit des Einsatzes von Katecholaminen zur Therapie des septischen Schocks wird mit dem Sohn besprochen und von diesem abgelehnt. Frau Gröhler verstirbt keine 24 Stunden später im septischen Multiorganversagen. In der Histologie, welche einige Tage später an Intensivstation sowie Notaufnahme gefaxt wird, zeigt sich ein perforiertes Karzinoid des Appendix mit peritonealer Aussaat i. S. einer beginnenden Peritonealkarzinose. Weiter bei **694**.

136 «Gib schon mal eine Ampulle MCP! Ich komm‘ dann dazu», bitten Sie Schwester Anne. Nachdem Sie sich die Anamnese der Frau mit dem dicken Bein angehört haben, plagt Sie dann doch das schlechte Gewissen und Sie schauen nach Frau Schreiner. Als Sie ins Zimmer kommen, geht es der Patientin schon wieder etwas besser. Schwester Anne ist gerade dabei, die Vitalzeichen aufzunehmen und stellt einen Blutdruck von 180/95 mmHg fest. So ganz kann das mit dem Da-Costa-Syndrom nicht stimmen, denken Sie langsam. Wo kommt denn der hohe Blutdruck her?

- Ihnen ist die richtige Diagnose eingefallen, und Sie beginnen mit der Behandlung. **(926)**
- Sie denken noch einmal genau über die möglichen Differenzialdiagnosen nach. **(997)**

137 Sie beharren auf Ihrem ursprünglichen Plan, die Angehörigen der Patientin zu Hause anzurufen. Nach intensivem Aktenstudium entdecken Sie eine Nummer, die Sie als Kontaktnummer des Sohnes identifizieren können und wählen. Weiter bei **614**.

138 Sie haben recht. Bei der Grunderkrankung von Herrn Manteufel liegt ein paralytischer Ileus vor. Sehen können Sie das auf den Bildern aber nicht. Allerdings ist der Ileus als sekundär zu betrachten. Zurück zu den Optionen von **618**.

139 «Wir müssen hier ganz schnell eine forcierte Diurese machen!», erklären Sie aufgeregt. Doch noch während Sie in Ihrem schlauen Buch nach den genauen Dosierungen und der Häufigkeit der Schleifendiuretikagaben nachschlagen, möchte Markus von Ihnen wissen, wieso um alles in der Welt Sie bei Herrn Klein eine forcierte Diurese in die Wege leiten wollen. Und auch Herrn Klein, der ja selbst Chirurg ist, gefällt Ihr Vorschlag überhaupt nicht, wie er Ihnen durch ein heftiges Kopfschütteln zu verstehen gibt. Sie verlieren 3 Kompetenzpunkte für diese vollkommen unsinnige Idee. Zurück zu den Optionen von **423**.

«Markus, der Patient braucht eine Histaminblockade, schnell!», stellen Sie etwas hektisch fest. Markus ist da eher skeptisch: «Das hättest du dir mal vor einer Stunde überlegen sollen!» Und in der Tat: Hätten Sie sich die Notarztübergabe angehört, dann wäre Ihnen nicht entgangen, dass der Kollege noch keinerlei antiallergische Therapie initiiert hat. Zu diesem Zeitpunkt wäre eine konservative Behandlung noch ohne Probleme möglich gewesen. Den jetzigen Zustand von Herrn Klein haben Sie zu verantworten. Trotzdem ist die Gabe von Clemastin und Ranitidin natürlich noch immer indiziert. Im Moment hat allerdings etwas anderes Vorrang. Sie verlieren 2 Kompetenzpunkte. Zurück zu den Optionen von **77**. **140**

Bei einem reanimationspflichten Patienten müssen Sie selbstverständlich keine Narkose machen, denn der ist ja schon klinisch tot – eine tiefere Form der Sedierung gibt es nicht. Weiter bei **969**. **141**

Natürlich machen Sie sich auf dem Weg zum Patienten, allerdings geben Sie auf dem Weg dorthin schon eine Anordnung für ein Schmerzmittel. Sie bekommen einen Kompetenzpunkt gutgeschrieben, weil Sie im Hinterkopf behalten haben, dass die Linderung von Schmerzen eine Ihrer wichtigsten Aufgaben als Arzt ist und der Patient nicht länger als nötig leiden sollte. Die Verzögerung einer analgetischen Therapie aus diagnostischen Überlegungen ist obsolet. Weiter bei **318**. **142**

Sie können den Kollegen der Kardiologie nicht überzeugen, eine Notfall-PCA durchzuführen. Trotz Ihres Argumentes, der Patient habe beträchtliche Schmerzen und im Labor sei zudem ein leicht erhöhtes Troponin aufgefallen, will Ihnen der Kardiologe einfach nicht zustimmen. Sie notieren sich den Namen des Kardiologen, damit Sie morgen vor Ihrem Oberarzt etwas Handfestes vorweisen können und ... **143**

- warten bis morgen früh, während Sie den Patienten am Monitor überwachen lassen. **(437)**
- machen etwas anderes. **(149)**

144 «Weißt du eigentlich, wovon du da redest?», blufft Sie der Radiologe an. «Wie willst du das denn im CT sehen?» Die akute Cholangitis ist primär eine klinische Diagnose. Welche bekannte Trias ist pathognomisch für eine Cholangitis und welche klinischen Zeichen beinhaltet sie? Notieren Sie Ihre Antwort, und lesen Sie weiter bei **593**.

145 Spätestens jetzt sollte Ihnen aufgefallen sein, dass Ihnen da nicht so viel einfällt. Um sich nicht ganz zu blamieren, stammeln Sie irgendwas von: «... Na, könnte ja eine Lungenembolie schießen», woraufhin Ihnen der Intensivmediziner gereizt erklärt, dass Sie nicht jeden Patienten mit TVT auf seine Station überweisen können, nur weil er eventuell eine Lungenembolie schießen könnte. Sie sollten Frau Meyer erst einmal korrekt behandeln. Damit können Sie das entsprechende Risiko stark minimieren. Natürlich gibt es keine Indikation für die Aufnahme von Frau Meyer auf die Intensivstation. Mögliche Gründe für eine intensivmedizinische Behandlung sind existente oder drohende Störungen der Vitalparameter oder eine intensive Überwachungspflicht. Dies liegt hier nicht vor. Sie verlieren 5 Kompetenzpunkte. Zurück zu den Optionen von **406**.

146 Sie führen nun eine Reanimation durch und haben die Basisversorgung abgeschlossen. Der Patient wird beatmet und hat einen künstlich generierten Kreislauf. Sie geben regelmäßig Medikamente und Schocks ab, um das Kammerflimmern zu durchbrechen. Viel mehr können Sie nun nicht tun. Jetzt stellt sich die Frage, warum der Patient in einer derart desolaten Lage ist. Was könnte den Herz-Kreislauf-Stillstand bei Herrn Westphal ausgelöst haben? Notieren Sie sich die acht reversiblen Ursachen des HKS, wie Sie durch die ERC definiert werden. Weiter bei **880**.

147 Sie bekommen das gewünschte Medikament und spritzen es Herrn Klein in die Oberschenkelmuskulator. Nach einer Minute messen Sie den Blutdruck und müssen feststellen, dass Sie kaum einen Erfolg erzielen konnten. Die intramuskuläre Gabe von Adrenalin ist bei schwerer Hypotonie indiziert. In Ihrem Fall sollten Sie sich allerdings dafür entscheiden, das Katecholamin intravenös zu titrieren. Zurück zu den Optionen von **881**.

148 Sie müssen momentan nichts tun und können sich jetzt Gedanken über die Differentialdiagnose machen. Dazu brauchen Sie allerdings noch einige Untersuchungen. Was wollen Sie machen?

- Standardlabor **(672)**
- D-Dimere **(337)**
- Lungenfunktionsdiagnostik **(980)**
- etwas anderes **(713)**

Die Reaktion des Kollegen hat Sie schon ein wenig stutzig gemacht. Erstens hat er als Facharzt für Kardiologie gefühlte 20 Jahre mehr Erfahrung als Sie – ein Faktor, den Sie nie aus den Augen lassen sollten – und zweitens ist Ihre Argumentation schon ein wenig dünn. Da das hochsensible Troponin auch bei anderen Erkrankungen leicht erhöht sein kann, und die Schmerzen des Patienten nicht ganz Angina-typisch sind, zeigen Sie Größe, indem Sie Ihre Diagnose noch einmal gründlich überdenken. Dafür bekommen Sie 5 Kompetenzpunkte und retten Ihrem Patienten außerdem das Leben. Denken Sie bei **1012** nochmal genau über die möglichen Differentialdiagnosen nach. **149**

In den meisten Fällen werden Sie jetzt bereits wissen, dass ein weiterer Notarzt ein Polytrauma angekündigt hat, welches so ungefähr in 10 bis 15 Minuten ankommen sollte. Falls Ihnen dies entgangen ist, hier nochmal die Informationen, die Sie vom Notarzt bekommen haben: **150**

«Ich stehe gerade auf der Autobahn in der Nähe der Ausfahrt nach Neustadt! Hier hat's ordentlich gekracht. Elefantenrennen. Ein LKW ist bei einer zweispurigen Fahrbahn nach links ausgeschert und hat ein Auto gerammt, welches gerade überholt hat. Das überholende Fahrzeug wurde förmlich zerquetscht. Die Mutter auf dem Beifahrersitz war sofort tot. Auf der Rückbank saßen zwei kleine Kinder. Beide gehen versorgt in andere Kliniken. Du bekommst den Vater: Polytrauma. Intubiert, beatmet. Wegen schwerem Schädel-Hirn-Trauma permissive Hypotonie bei Verdacht auf intraabdominelle Blutung und Beckenringfraktur nicht möglich! Norperfuor läuft bei aktuell starker Kreislaufinstabilität mit zunehmender Geschwindigkeit. Ich wollte eigentlich einen Heli bestellen, weil wir zu euch über eine halbe Stunde brauchen, aber der Patient ist zu instabil zum Fliegen.

Ich hoffe, wir bringen den lebend zu Euch. Du kannst schon mal alles fertig machen!»

Nachdem Sie den ersten Schock verdaut haben, sollten Sie Schwester Anne beauftragt haben, den Code 0 auszurufen, das heißt: das Schockraum-Team zu aktivieren. Sie haben nun noch ungefähr fünf Minuten Zeit, bis der Patient in den Schockraum gebracht wird. Wie verbringen Sie diese Zeit?

- Sie holen sich einen Kaffee. Nach dem Schreck mit Herrn Westphal brauchen Sie nun einen kleinen Muntermacher. **(413)**

- Sie gehen in den Schockraum, um Sich dem Team vorzustellen und zu kontrollieren, ob alle benötigten Disziplinen anwesend sind. **(791)**
- Nach der Sache mit Herrn Westphal sind Sie total verschwitzt – Sie wechseln erst einmal die Klamotten. **(250)**

151 Die Patientin ist momentan stabil, weshalb eine venöse BGA völlig ausreichend ist. Da Sie im Moment aber etwas Zeit haben, entscheiden Sie sich auch aus Übungszwecken für die Punktion der A. radialis. Das Ergebnis zeigt Ihnen einen pH von 7,2, dazu ein vermindertes Bikarbonat sowie einen stark negativen BE. Außerdem ist die Anionenlücke erhöht. Haben Sie dieses Ergebnis bei Frau Gröhler erwartet?

- Ja. **(284)**
- Nein. **(405)**

152 Sie fühlen Herrn Westphal den Puls und beginnen damit an den oberen Extremitäten. Die rechten Aa. axillaris, brachialis sowie radialis können Sie nicht palpieren. Den Puls der rechten A. carotis communis können Sie zwar ertasten, er erscheint im Vergleich zur linken Seite jedoch deutlich herabgesetzt. Die Pulse der restlichen Extremitäten sowie die Leistenpulse sind gut tastbar. Zurück zu den Optionen von **207** oder **897**.

153 «Jetzt reicht es aber wirklich!», lassen Sie Markus und Nadine Ihren Unmut über die vielen komplizierten Patienten dieser Nacht spüren.

«Ich will jetzt nur noch in mein Bett!»

Ein Blick auf die Uhr verrät Ihnen, dass die Ablösung in ungefähr einer halben Stunde kommen sollte.

«Leg dich ins Arztzimmer und schlaf‘ eine Runde. Wenn jetzt nichts mehr Lebensbedrohliches reinschneit, dann lassen wir die ESI-Dreier bis sieben warten!», bietet Ihnen Markus freundlicherweise an.

«Du hast heut wirklich gute Arbeit geleistet!»

Also gehen Sie ins Arztzimmer und legen sich hin. Eigentlich haben Sie erwartet, dass Ihnen sofort die Augen zufallen – aber denkste!

Die Bilder der vergangenen Nacht laufen vor Ihrem Kopf ab wie ein Film: Herr Manteufel mit der Luft im Bauch, dann die ältere Dame mit der Beinvenenthrombose und so weiter und so fort! Sie haben heute auch einige Fehler gemacht, aber wenn Sie mit dem Lesen bis hierher gekommen sind, dann haben Sie niemanden umgebracht – und das ist in der ersten Nacht auch schon ein kleiner Erfolg!

Während Sie sich Ihren Gedanken hingeben, merken Sie gar nicht, wie die Zeit vergeht, und so wundern Sie sich, plötzlich das Gesicht von Stefan vor sich zu sehen, dem Kollegen, den Sie vor 12 Stunden abgelöst haben.

«Na, wie war die Nacht?», will er von Ihnen wissen.

Sie grinsen und fragen mit einem wissenden Unterton zurück: «Wie war der Abend?»

Gerade als Stefan anfangen möchte zu erzählen, kommt Markus zur Tür herein.

«Leute, entschuldigt, dass ich eure Übergabe störe, aber da draußen ist eine ältere Frau, die kaum mehr atmen kann. Die sieht überhaupt nicht gut aus. Könnt ihr euch die einmal anschauen?»

«Auf dann!», antwortet Stefan motiviert. «Dein letzter, mein erster – was hältst du von ein wenig Teamarbeit?»

- «Na klar! Lass uns zusammen heilen!» **(907)**
- «Ich bin völlig platt! Vielleicht ein anderes Mal!» **(683)**

Es sind alle sinnvollen Möglichkeiten genannt, so dass für den Moment **154**
keine andere Lösung in Frage kommt. Sie verlieren einen Kompetenzpunkt. Zurück zu den Optionen von **406**.

Sie gehen aus dem Aufenthaltsraum heraus, um sich ein Bild darüber zu **155**
machen, was auf dem Gang los ist. Vor Ihnen stehen zwei junge Frauen. Die eine stützt eine zweite, die, wie Sie meinen, gerade kurz davor ist, Ihnen den ganzen Boden vollzukotzen.

«Ehy, sei mal korrekt, Alter! Hast du keinen Respekt oder was?», wird Nadine gerade von der eindeutig nüchterneren von beiden angemacht.

Markus steht lächelnd neben Ihnen: «Ahh, früher Morgen – Geisterstunde. Jetzt lernst du die wirklich unangenehmen Seiten der Notaufnahme kennen. Heute ist ja von allem was dabei! Du kannst dich freuen!»

«Jeyhh!», antworten Sie wenig begeistert.

Sie gehen auf die Szenerie zu und stellen sich den von der Nacht Übriggebliebenen vor.

- «Jetzt mal Luft anhalten, Mädels! Beruhigt euch und dann erzählt mal, was euch herführt!» **(389)**
- «Was ist das denn für ein Theater hier am frühen Morgen! Wenn ihr betrunken seid, dann macht irgendwo anders Krawall!» **(645)**

Da Sie wissen, dass Frau Meyer wahrscheinlich nicht weiß, ob Sie an einem **156**
Vorhofflimmern leidet, wollen Sie von Ihrer Patientin wissen, ob ihr Herz

manchmal unregelmäßig schlägt. «Na klar. Manchmal auch ganz schnell. Dann muss ich das hier machen.» Frau Meyer hält sich die Nase zu und bläst den Mund kräftig auf. «Und es ist meistens wieder gut.» Wollten Sie nach Vorhofflimmern fragen? Dann können Sie sich 2 Kompetenzpunkte gutschreiben. Zurück zu den Optionen von **349**.

157 Der Tubus ist nun ordnungsgemäß in die Trachea von Herrn Westphal eingebracht, und Sie können sich auf die weiteren Schritte der Reanimation konzentrieren. Da im Moment andere Dinge wichtiger sind, schließen Sie den Tubus erst einmal nicht an ein Beatmungsgerät an, sondern beatmen den Patienten per Hand.

Der Notarzt zählt mittlerweile den fünften Zyklus nach der letzten Rhythmusanalyse herunter und ist in diesem bei der 23. Thoraxkompression.

Was müssen Sie als Nächsten tun?

- Erneute Rhythmusanalyse, nachdem der Notarzt mit der 30. Kompression fertig ist. **(924)**
- Sofortige Defibrillation, nachdem der Notarzt mit der 30. Kompression fertig ist. **(344)**
- etwas anderes **(197)**

158 Eine Defibrillation ist in der aktuellen Situation nicht angezeigt. Es liegt ja noch eine elektrische Aktivität vor, die von einer mechanischen gefolgt wird. Diese ist nur unregelmäßig und zu schnell. Was ist der Unterschied zwischen einer Defibrillation und einer Kardioversion? Lesen Sie die Antwort bei **905** nach.

159 Sie wissen nun, dass Frau Meyer eine tiefe Beinvenenthrombose hat. Eine Lungenembolie konnten Sie noch nicht ausschließen, weil der Kollege der Radiologie nicht so recht mit der entsprechenden Diagnostik rausrücken wollte. Nur warum? Er hat irgendetwas von Vortest am Telefon gesagt – soviel Information konnten Sie jedenfalls aus der offensichtlich durch Müdigkeit getrübten Stimme herausfiltern. Und auch der Nuklearmediziner hat so etwas gesagt, insofern Sie mit ihm telefoniert haben. Aber was haben die Kollegen gemeint? Bestimmen Sie den Wells-Score für das Vorliegen einer Lungenembolie bei Frau Meyer! Weiter bei **584**.

160 Sie haben vollkommen recht mit Ihrer Entscheidung. Nur am Wells-Score sollten Sie die Indikation für eine entsprechende Untersuchung nicht ausmachen. Sie haben die Patientin in Ihre Entscheidung miteinbezogen. Diese ist asymptomatisch. Außerdem zeigt sich weder eine Hypoxämie noch eine Hyperventilation in der Blutgasanalyse. Eine Lungenembolie scheint somit sehr unwahrscheinlich. Eine klinische Überwachung reicht völlig aus. Sie bekommen 2 Kompetenzpunkte. Weiter bei **699**.

Sie sind mit den Informationen von Frau Meyer erst einmal zufrieden und machen daher mit der Anamnese weiter. Zurück zu den Optionen von **349**. **161**

Sie wollen Morphin geben, obwohl die Patientin keinerlei Schmerzen hat? **162**

Richtig so! Denn das Opioid ist nicht nur ein hervorragendes Schmerzmittel, sondern hilft auch, die Patientin ein wenig abzuschirmen und nimmt ihr vor allen Dingen die Dyspnoe. Morphin ist hier auf jeden Fall Mittel der Wahl, um eine andere Maßnahme, die dringend notwendig ist, zu ergreifen. Sie geben langsam 5 mg und merken, wie sich die Patientin zunehmend entspannt. Das Atmen fällt ihr leichter, und die Atemfrequenz sinkt auf 20 Atemzüge pro Minute. Zurück zu den Optionen von **915**.

«Na ja, mein Mann hatte einen Herzinfarkt. Der hat dann bei Ihnen zwei Schtänts bekommen. Steht das nicht in Ihrer Akte?» Sie sollten sich in der Notaufnahme auf die wichtigsten Punkte konzentrieren. Die Patientin leidet nicht unter AP-Symptomatik. Das Leitsymptom von Frau Meyer ist vielmehr eine akute Schwellung am Bein. Die komplette internistische Anamnese können Sie sich hier sparen. Begrenzen Sie Ihre Anamnese auf das Leitsymptom und den Ausschluss der gefährlichen Ursachen desselben. Sie verlieren 2 Kompetenzpunkte, es sei denn, Sie können genau begründen, warum Sie nach den kardialen Vorerkrankungen gefragt haben. Zurück zu den Optionen von **349**. **163**

Sie bitten Nadine, eine Infusion mit 500 ml HAES® vorzubereiten und an den bereits gelegten PVK von Frau Meyer anzuschließen. Nadine kann mit dem Medikament nicht viel anfangen. «Das habe ich hier noch nie benutzt», entschuldigt sie sich und holt Markus. Auch der ist irritiert: «Bei dem Blutdruck? Das habe ich ja noch nie erlebt!» **164**

Kolloidale Lösungen sind Volumenersatzmittel, die vorzugsweise beim hypovolämischen Schock eingesetzt werden. Nach einer aktuellen Stellungnahme der BfArM (Bundesagentur für Arzneimittelsicherheit) überwiegen die Vorteile der Lösung mittlerweile nicht einmal mehr die Risiken, weshalb es momentan eigentlich gar keine Indikation für eine kolloidale

Lösung gibt. Viele Rettungsdienstbereiche haben das Medikament mittlerweile von den Autos genommen. Nadine hat noch eine Frage dazu: «Wie war das denn nochmal. HAES® hat doch einen relativ großen Volumeneffekt, dafür aber auch deutlich gefährlichere Nebenwirkungen, oder?»

Beantworten Sie die Frage der Schülerin, die sich gerade auf eine Prüfung vorbereitet und lesen Sie bei **591** weiter.

165 Sie können Jaqueline also sagen, dass es Ihrer Freundin gut geht und sie beruhigt sein kann.
«Darf ich zu ihr?», will sie wissen.

- «Na klar, kein Problem.» **(20)**
- «Nein. Aus datenschutztechnischen Gründen kannst du im Moment leider nicht zu Sandra.» **(517)**

166 Die ERC-Leitlinien sehen in dieser Phase der Reanimation keine Atemspende vor, sondern verlangen eine andere Maßnahme nach der Analyse des Rhythmus. Denken Sie erneut darüber nach und wählen Sie bei den Optionen von **873**. Sie verlieren 3 Kompetenzpunkte.

167 «Habt ihr den Blutdruck an beiden Armen gemessen?», wollen Sie wissen und bekommen als Antwort ein klares und überdeutliches «Nein!» Als Sie weiter nachbohren, können sich der Kollege und der Rettungssanitäter allerdings erinnern, dass sie beide den Druck an verschiedenen Armen gemessen haben. «Na, dann ist ja gut», sagt Dr. Schulzendorf erleichtert. «Dann war der eine Wert wahrscheinlich irgendwie falsch!» Sie bekommen 2 Kompetenzpunkte, weil Sie danach gefragt haben. Doch was machen Sie nun?

- Sie gehen mit dem Patienten in einen Behandlungsraum und bringen erst einmal ein bisschen Ruhe in die ganze Sache – irgendwie ist es hier hektisch. **(897)**
- Sie fahren mit dem Patienten in den Schockraum. **(207)**
- etwas anderes **(767)**

168 Wenn wir Sie schon so fragen ...! Sie haben einen wichtigen zu messenden Parameter vergessen – nämlich die Atemfrequenz. Bei der Atemfrequenz handelt es sich um einen Parameter, den Sie auf jeden Fall immer bestimmen sollten, wenn Sie einen Notfallpatienten beurteilen, denn Sie sagt unheimlich viel über dessen Erkrankungsschwere aus. Sie messen diese am besten, indem Sie die Thoraxhebungen Ihres Patienten innerhalb von 15 Sekunden zählen. Diesen Wert multiplizieren Sie mit 4 – letztlich genauso wie bei der Herzfrequenz. Sie verlieren 4 Kompetenzpunkte. Weiter bei **2**.

Sie entscheiden sich dafür, das Antiarrhythmikum Amiodaron einzusetzen. Nach den ERC-Leitlinien ist die Indikation dafür gegeben, wenn nach der ersten Adrenalingabe und den entsprechend indizierten Schocks kein ROSC beim schockbaren Rhythmus vorliegt. Welche Dosierung wollen Sie verabreichen? Weiter bei **49**. **169**

«Willst du dich nicht mal kurz mit dem Patienten beschäftigen? Der sieht mir so aus, als ob ihm noch ein paar Medikamente gut tun würden.» Markus hat vollkommen recht. Der Patient ist noch nicht komplett versorgt. Eine medikamentöse Therapie ist dringend erforderlich. Sie verlieren 5 Kompetenzpunkte. Notieren Sie sich die Verdachtsdiagnose, und lesen Sie weiter bei **237**. **170**

«Machen Sie doch bitte den Mund auf und strecken mir die Zunge raus!», bitten Sie Frau Meyer. Die Schleimhäute sind etwas trocken, und die lateralen Zungenkanten sind etwas gefurcht. Das sichtbare Sputum ist frei von Blut oder sonstigen Verunreinigungen. Zurück zu den Optionen von **87**. **171**

«Wir müssen uns das CT und das Röntgenbild anschauen, um zu sehen, wo die Problematik herkommt!», informieren Sie die umstehenden Kollegen. Im CT-Bild sehen Sie allerdings nichts, was die akute Verschlechterung erklärt. Trotzdem ist der Patient so dreist und wird immer tacchykarder – dann plötzlich verlangsamt sich der Herzrhythmus des Patienten, allerdings auf null Schläge pro Minute. Das EKG zeigt eine durchgehende Linie an. **172**

Geistesgegenwärtig beginnt Markus sofort mit der Reanimation. Der Anästhesist, der sein Gespräch mittlerweile beendet hat, kommt in den Raum und fragt, was los ist. Als ihm erzählt wird, was passiert ist, hört er kurz die Brust des Patienten ab, nimmt einen grünen PVK und sticht damit mitten zwischen die 2. und 3. Rippe in die rechte Brust des Mannes. Nahezu sofort wird die Beatmungssituation wesentlich besser, und ein Sinusrhythmus ist wieder hergestellt. Mittlerweile hat auch der Unfallchirurg gemerkt, was los ist, und wäscht sich steril, um gleich hier im CT eine Thoraxdrainage zu legen. Sie verlieren 10 Kompetenzpunkte für das Übersehen eines Spannungspneumothorax. Weiter bei **369**.

173 Sie bitten Markus, im Labor anzurufen und die Leberenzyme nachzumelden. Gute Idee! Das Ergebnis ist nach kurzer Zeit da: normale Werte. Zurück zu den Optionen von **258**.

174 Ihr Vorhaben wird schon im Keim durch den nicht kooperierenden Patienten erstickt. Welche wichtigen Informationen erhoffen Sie sich durch die internistische Untersuchung zu erlangen? Im Moment müssen Sie schnell handeln und sich ein Bild darüber machen, in welchem Stadium der Anaphylaxie sich der Patient aktuell befindet. Eine vollständige körperliche Untersuchung hilft da wenig – im Gegenteil: Sie bindet Sie für längere Zeit und nimmt Ihnen die Möglichkeit, sich schnell und effektiv um Herrn Klein zu kümmern. Sie verlieren 3 Kompetenzpunkte. Zurück zu den Optionen von **91**.

175 Richtig! Sie laufen kurz vor Feierabend noch zur Hochform auf! Tatsächlich können Sie mit einer solchen Apparatur eine Sauerstoffkonzentration von etwa 60 bis 65 % erreichen. Nur mit einem Demand-Ventil können Sie noch größere Mengen an Sauerstoff applizieren – nämlich fast 100 %. Weiter bei **921**.

176 Sie beginnen, die Patientin gezielt von oben unten zu untersuchen, und lassen dabei kein Organsystem aus. Die von Ihnen erhobenen Befunde sind allerdings völlig normal, und es sind – bis auf den deutlichen alkoholischen Mundgeruch – keine Pathologien zu erkennen. Der Bauch der Patientin weißt mehrere dezente Einstiche auf. Völlig irritiert schauen Sie Nadine an: «Ich finde nichts. Klar, die hat einen über den Durst getrunken, aber das ist doch kein Grund, so ohnmächtig zu sein!» Zurück zu den Optionen von **246**.

177 Da gibt es nichts zu fragen. Der Patient ist offensichtlich im Schock. Machen Sie, dass Sie in den Untersuchungsraum kommen! Sie verlieren 5 Kompetenzpunkte. Lesen Sie weiter bei **77**.

178 «O.k., das erste Mal hat jetzt nicht funktioniert, dann drehen wir den Strom ein bisschen hoch – sagen wir 150 Joule und versuchen es erneut!», informieren Sie Ihr Team selbstbewusst. Sie stellen die entsprechende Energiemenge ein und drücken erneut den roten Knopf. Die Patientin zuckt kurz und siehe da – auf dem Bildschirm zeigt sich ein Sinurhythmus, der jedoch sofort wieder in ein Vorhofflimmern umschlägt. Dieses arbeitet mit einer durchschnittlichen Frquenz von 70 Schlägen pro Minute. Müssen Sie nochmal therapieren?

- Ja. **(448)**
- Nein. **(718)**

«Wir sollten dann mit Medikamenten beginnen.» **179**

«Was möchtest du denn genau geben?», fragt Markus.

Mit dieser Frage hätten Sie jetzt nicht gerechnet. «Mhh, Beloc® vielleicht!», antworten Sie etwas irritiert.

«Na was nun, soll ich Beloc® aufziehen?», werden Sie vom Rettungssanitäter gefragt.

- «Ja, zieh es auf.» **(94)**
- «Nein, lieber nicht.» **(860)**

Sie befürchten eine Exsikkose bei Frau Meyer und wollen über Bestimmung **180** des Hauttugors Ihre Vermutung verifizieren. Und tatsächlich: Nachdem Sie Ihre Patientin gebeten haben, Ihnen die Hand zu reichen, und Sie die obere Haut ein wenig zusammengekniffen haben, fällt Ihnen auf, dass die gebildete Hautfalte nicht sofort wieder verschwindet. Offenbar hat die Patientin während der letzten Tage entweder nicht genug getrunken oder mehr Wasser verloren, als sie trinken konnte. Wenn Sie eine ausführliche Anamnese gemacht haben, kennen Sie die Antwort. Zurück zu den Optionen von **87**.

Sie wissen, dass sich der Patient selbstständig vorgestellt hat, und schauen **181** in der Patientenkurve nach, ob in der Notaufnahme eine Therapie erfolgt ist. Als Sie sehen, dass dies offensichtlich nicht der Fall war, sind Sie erfreut, denn jetzt können Sie Ihr Können endlich zeigen und eine Therapie einleiten. Weiter bei **70**.

Ganz richtig! Sie wollen natürlich wissen, ob der Patient regelmäßig Medi- **182** kamente bekommt. Sie erfahren, dass Herr Manteufel, außer ab und zu eine Ibuprofen bei Bedarf, keine Medikamente einnimmt. Zurück zu den Möglichkeiten von **570**.

Wenn Sie das Telefon nicht beim ersten Mal abgehoben und dafür noch **183** keine Kompetenzpunkte verloren haben, dann verlieren Sie jetzt gleich 5 Punkte. Wenn Sie der einzige Dienstarzt in der Notaufnahme sind und Ihr Telefon klingelt, dann haben Sie das Telefonat anzunehmen. Dies ist eine Dienstpflicht. Weiter bei **417**.

184 «Markus, kannst du mal bitte einen U-Status machen?», bitten Sie den Pfleger, der Sie fragend anschaut. «Willst du das wirklich mitten in der Nacht machen? Das können die doch morgen früh auch machen. Frau Schreiner hat ja nicht einmal Schmerzen beim Wasserlassen.»

- «Ja, auf jeden Fall. Ich möchte den Urinstatus jetzt haben.» **(957)**
- «Hast recht. Das ist jetzt nicht so dringend.» **(949)**

185 «Was ist denn jetzt?», fragt Sie Markus. «Wir haben hier sicher einen schwierigen Atemweg!» Sie bitten Nadine, die Anästhesie anzurufen. Es ist Ihnen klar, dass Sie die Intubation beim ersten Mal schaffen sollten! Aber Sie haben ja vor ein paar Minuten selbst in den Mund des Patienten geschaut, und Ihnen ist beim Gedanken, durch diese dünne Öffnung einen Tubus zu schieben, ganz anders geworden. Da ist es ganz richtig, dass Sie daran denken, die Anästhesie zu holen. Die Kollegen haben viel mehr Erfahrung im Umgang mit schwierigen Atemwegen und sollten unbedingt geholt werden. Für diese gute und wichtige Maßnahme bekommen Sie 4 Kompetenzpunkte gutgeschrieben.

- «Jetzt aber los! Intubieren wir den Patienten!» **(60)**
- «Moment noch!» **(992)**

186 «Alle, die keine Bleiweste anhaben, weg!», hören Sie eine Stimme rufen und identifizieren diese als RTA. Sie flüchten sich schnell in den Nachbarraum, um sich Ihrer Fortpflanzungskraft nicht berauben zu lassen, und die Assistentin schießt ein Bild des Thorax. «Also los, dann ab in die Traumaspirale!», ruft der Radiologe in die Runde, und ehe Sie es sich versehen, wird der Patient in den Nachbarraum gebracht, wo sich ein CT-Gerät befindet. Sie helfen beim Umlagern und gehen dann mit den anderen Kollegen in den Schaltraum. Ganz schön beeindruckend, wie standardisiert das hier alles abläuft, denken Sie.

Natürlich sollten Sie sich nicht nur auf die klinische Untersuchung verlassen, sondern auf jeden Fall anstreben, eine Traumaspirale im CT durchzuführen. Der Wert der Röntgen-Thorax-Untersuchung ist umstritten, da eine veritable Aufnahme des Thorax in der Traumaspirale enthalten ist, wird aber in den meisten Schockräumen noch durchgeführt. Weiter bei **984**.

187 «Na klar können Sie nach Hause gehen. Dort ist es doch am schönsten!», schmettern Sie Frau Meyer großzügig entgegen. «Super, vielen Dank, Herr

Doktor. Jetzt muss mir bloß noch jemand die Schläuche aus dem Arm machen!»

Da haben Sie wohl zu früh geschossen und müssen Ihrer Patientin nun erklären, dass Sie doch nicht gehen darf. Wie soll das mit Ihrer Antikoagulation denn funktionieren? Sie verlieren 5 Kompetenzpunkte und lesen bei 409, wie es richtig geht.

Wenn Sie sich dafür entschieden haben, das EKG sowie die Troponine zu wiederholen, eine erweiterte Labordiagnostik durchzuführen, eine klinische Untersuchung sowie eine Echokardiographie und eine arterielle BGA in die Wege zu leiten, dann können Sie sich für jede der durchgeführten Maßnahmen 2 Kompetenzpunkte gutschreiben. Für jede andere der angegebenen Möglichkeiten müssen Sie sich leider jeweils 2 Kompetenzpunkte abziehen, es sei denn, Sie können Ihre Entscheidung genau begründen. Weiter bei 490. **188**

Was wollen Sie genau tun? **189**
- Sie führen eine vollständige internistische Untersuchung durch. **(537)**
- Sie führen einen Bodycheck sowie einen orientierenden Neurostatus durch. **(670)**
- Sie untersuchen lediglich das kardiovaskuläre System. **(446)**
- Sie untersuchen lediglich das pulmonale System. **(739)**
- Sie untersuchen orientierend Kopf, Lunge, Herz und den Pulsstatus der Extremitäten. **(1017)**

Nachdem Sie der Patientin das Morphin verabreicht haben, atmet sie nun etwas leichter und scheint auch ein wenig abgeschottet. **190**

«Frau Rummelsbacher, ich werde Ihnen jetzt eine Maske aufsetzen, die Ihnen beim Atmen hilft. Versuchen Sie einfach, ganz ruhig weiter zu atmen. Bei jedem Atemzug bekommen Sie von der Maschine noch ein bisschen Unterstützung!», erklären Sie der Frau die Funktionsweise der NIV-Beatmung.

Moni hat derweil die entsprechende Maske in der Größe der Patientin rausgesucht und passt diese an die anatomischen Verhältnisse an. Bevor die Schwester die Maske festschnallt, drückt sie diese auf den Mund-Nasen-Bereich von Frau Rummelsbacher, um dieser zu helfen, sich an das Gerät zu gewöhnen.

«Wie soll ich die Parameter einstellen?», fragt Stefan, der den Respirator eingeschaltet hat.

Notieren Sie PEEP, Druckunterstützung, inspiratorische Sauerstoffkonzentration und Frequenz auf einen Zettel, und lesen Sie bei **75** weiter.

191 «Ja, hallo?», melden Sie sich ein wenig verwirrt, während im Hintergrund der Lukas vor sich hin hämmert und Sie mit der anderen Hand versuchen, Herrn Westphal zu beatmen. Diese Aufgabe bekommen Sie dankenswerter Weise von Anne abgenommen. Markus ist Ihren Gedanken einen Schritt voraus und holt gerade das Beatmungsgerät. Sie können sich also ganz auf das Telefonat konzentrieren.

«Hallo, hier die Leitstelle. Ich stelle Sie mal zum Notarzt durch!»

«Ähh, o. k.!», antworten Sie, ohne von der Stimme am anderen Ende der Leitung noch irgendeine Erklärung zu hören.

«Ja, hallo!», ertönt nach kurzer Wartezeit eine Stimme. Aufgrund der Hintergrundgeräusche können Sie schließen, dass es sich wohl um den angekündigten Notarzt handelt. Wegen der vielen Sirenen und der lauten Rufe können Sie kaum verstehen, was Ihnen der Kollege sagen will – und Sie sind sich auch nicht ganz sicher, ob Sie ihn verstehen wollen – denn Sie ahnen was kommt!

«Ich stehe gerade auf der Autobahn in der Nähe der Ausfahrt nach Neustadt! Hier hat's ordentlich gekracht. Elefantenrennen. Ein LKW ist bei einer zweispurigen Fahrbahn nach links ausgeschert und hat ein Auto gerammt, welches gerade überholt hat. Das überholende Fahrzeug wurde förmlich zerquetscht. Die Mutter auf dem Beifahrersitz war sofort tot. Auf der Rückbank saßen zwei kleine Kinder. Beide gehen versorgt in andere Kliniken. Du bekommst den Vater: Polytrauma. Intubiert, beatmet. Wegen schwerem Schädel-Hirn-Trauma permissive Hypotonie bei Verdacht auf intraabdominelle Blutung und Beckenringfraktur nicht möglich! Norperfuor läuft bei aktuell starker Kreislaufinstabilität mit zunehmender Geschwindigkeit. Ich wollte eigentlich einen Heli bestellen, weil wir zu euch über eine halbe Stunde brauchen, aber der Patient ist zu instabil zum Fliegen. Ich hoffe, wir bringen den lebend zu euch. Du kannst schon mal alles fertig machen!»

«O. k.», ist Ihre verhaltene Antwort.

Für Nachfragen ging das jetzt alles irgendwie zu schnell. Außerdem hat der Notarzt schon wieder aufgelegt.

Wie geht es weiter?

- Sie kümmern sich um die Beatmung von Herrn Westphal und lassen Polytrauma Polytrauma sein. **(656)**
- Sie geraten in Panik und melden sich für den Rest Ihrer Schicht krank. **(36)**

- Sie kümmern sich um die Beatmung und weitere Betreuung von Herrn Westphal, ziehen aber eine Pflegekraft von dem Fall ab, um etwas anderes zu tun. **(999)**

Sie haben all Ihre Zeit in eine Methode investiert, die Sie nicht beherrschen! Das war taktisch äußerst ungünstig. Sie fummeln mit dem Schallkopf auf der Brust des Patienten herum, ohne wirklich etwas zu sehen, und verplempern auf diese Art und Weise Ihre kostbare Zeit – beziehungsweise die des Patienten. Sie verlieren keine Kompetenzpunkte, weil Sie schon gestraft genug damit sind, dass Sie in der aktuellen Situation keinen Erkenntnisgewinn erzielen konnten. Zurück zu den Optionen von **207** oder **897**. **192**

Sie kontaktieren den Radiologen, um mit ihm eine CT des Thorax in pulmonalarterieller Phase zu vereinbaren. An der Reaktion des Kollegen können Sie seine grenzenlose Begeisterung für die Idee raushören. Um die Indikation Ihrer diagnostischen Maßnahme zu prüfen, bittet der Kollege Sie, ihm doch den Wells-Score des Patienten zu nennen. Außerdem möchte er wissen, ob es in der arteriellen BGA Hinweise für einen Lungenembolie gibt. Notieren Sie sich den Wells-Score sowie den Hinweis in der arteriellen BGA, der Sie auf die Idee gebracht hat, bei Herrn Manteufel könnte es sich um einen Lungenembolie handeln, und lesen Sie bei **606** weiter. **193**

Am RTW angekommen, sehen Sie eine ältere Frau auf der Trage liegen. Ihr erster Eindruck ist: Pflegefall. Die Patientin ist extrem mager und nicht ansprechbar und liegt in einer Position auf dem Stretcher, die an eine spastische Parese denken lässt. Die Augen hat die Patientin geschlossen. Außerdem trägt sie eine Windel aus der der Schlauch eines Urin-Dauerkatheters in Richtung eines Auffangbeutels herausragt. **194**

«Was ist denn hier los?»

Einer der Rettungsassistenten antwortet Ihnen: «Das ist Frau Gröhler. Sie ist Einwohnerin eines Pflegeheimes. Eigentlich hatten die Kollegen dort den KV-Arzt gerufen, weil die Patientin seit heute morgen Fieber hat und keine Bedarfsmedikation angegeben war. Der Bereitschaftsarzt war auch dort und hat eine Einweisung ins Krankenhaus veranlasst.»

Der Sanitäter reicht Ihnen die Einweisung auf der lediglich: unklares Fieber, bitte um Behandlung, gekritzelt ist.

«Als wir vor Ort waren, war die Patientin total stabil, vielleicht etwas tacchykard, aber das ist wohl bekannt. Hier das EKG vor Ort.»

Sie schauen auf den Streifen und sehen einen unregelmäßigen Schmalkomplexrhythmus. Die durchschnittliche Herzfrequenz liegt bei 85/min.

«Wir sind dann mit ihr losgefahren, und als wir fast hier waren, wurde die Patientin plötzlich total schnell und der Druck initial 110, palpatorisch ist jetzt nicht mehr messbar. Die hat ja kaum noch einen Puls! Wir waren nur noch zwei Minuten von euch entfernt und sind dann mit Vollgas hergefahren.»

Ein Blick aufs EKG zeigt Ihnen einen tachykarden Rhythmus mit schmalen Kammerkomplexen. Die Frequenz auf dem Streifen liegt bei über 210/min, weshalb im Bild etwas schwierig zu erkennen ist, dass es sich um einen unregelmäßigen Herzrhythmus handelt.

Sie können sich nun für maximal drei der unten stehenden Optionen entscheiden. Sollten Sie mehr als drei Optionen benötigen, verlieren Sie für jede zusätzliche 5 Kompetenzpunkte.

- Sie palpieren selbst den Puls an der A. radialis. **(103)**
- Sie palpieren selbst den Puls an der A. carotis. **(544)**
- Sie beruhigen den Rettungssanitäter und fordern ihn auf, die Patientin erst einmal auszuladen und in die Kabine zu bringen. **(511)**
- Sie müssten zwar etwas tun, aufgrund der offensichtlichen Behinderung und der Lebensumstände der Patientin entscheiden Sie sich aber, der Natur ihren Lauf zu lassen und tun nichts. **(23)**
- Sie beginnen mit der Reanimation. **(370)**
- Sie fragen nach Papieren, inklusive einer Patientenverfügung. **(420)**
- Sie applizieren Medikamente. **(375)**
- Sie nehmen die Paddels und schocken die Patientin. **(850)**

195 Frau Schreiner berichtet, dass die Schwangerschaft bisher absolut komplikationslos verlaufen sei. Ihre Termine beim Frauenarzt nehme sie allerdings nicht wahr; auch einen Mutterpass besitzt sie nicht. Zurück zu den Optionen von **977**.

196 «Wir sollten ein Röntgen-Thorax machen!», sagen Sie zu Stefan. «Kannst du da mal bitte anrufen!», verteilen Sie diese Aufgabe an den Kollegen.

«Klar, kein Problem! Wenn du das willst!»

Sie haben sich für eine klassische Untersuchung bei akuter Atemnot entschieden. Nur weil etwas klassisch ist, heißt dies aber nicht, dass es unbedingt effektiv sein muss. Die Röntgenaufnahme des Thorax bei akuter Atemnot verliert nämlich immer mehr an Stellenwert in der Akutsituation. Andere Untersuchungen, die schneller gehen und eine wesentlich höhere

Sensitivität und Spezifität haben, treten aktuell in den Vordergrund und verbannen die von Ihnen gewählte Untersuchung mehr und mehr in die Reserve. Trotzdem zählt die Röntgen-Thorax-Aufnahme in vielen Kliniken immer noch zum Standard, und somit sollen Sie diese auch bekommen. Sie sehen kaum Lungenstruktur, dafür ist die gesamte Lunge weißlich getrübt. Übrigens: Die bessere Alternative ist auch unter den Optionen von **550**, zu denen Sie nun zurückkehren, um zu wählen.

Im Moment sind hier alle sinnvollen Möglichkeiten angezeigt. Die Leitlinien der ERC verlangen eine Rhythmusanalyse und dann eine Defibrillation. **197**
Sie müssen sicher gehen, dass die vorherige Defibrillation erfolgreich war. Sie verlieren 4 Kompetenzpunkte. Weiter bei **924**.

«Frau Meyer, ich muss Folgendes mit Ihnen besprechen», erklären Sie der **198**
Patientin und fahren dann fort: «Aufgrund Ihrer Thrombose im Bein müssen wir das Blut verdünnen. Normalerweise nehmen Sie ja schon etwas dafür, dass reicht aber im Moment nicht aus, da das Medikament eine gewissen Zeit benötigt, bis es wirkt. Deshalb möchte ich Ihnen Bauchspritzen geben, um diesen Zeitraum zu überbrücken. Frau Meyer willigt ein. Notieren Sie die zu verschreibende Dosis von Enoxaparin und lesen Sie bei **86** weiter.

Sie haben recht. Sie sollten unbedingt auf Ihr Personal hören, wenn Sie **199**
dieses einschätzen können, und es über entsprechend Erfahrung verfügt. Den Kopf hinhalten müssen aber am Ende Sie. Deshalb übernehmen Sie besser nie irgendwelche Therapievorschläge, nur weil Sie im Moment nicht weiter wissen. Denken Sie selbst nach!

Zurück zu den Optionen von **194**.

«So sieht man sich wieder!», begrüßt Sie der Notarztkollege gut gelaunt. **200**
«Ich hab dir ein bisschen Arbeit mitgebracht.» Und tatsächlich, nach Arbeit sieht das wirklich aus.

«Also, das hier ist Herr Westphal. Er klagt heute schon den ganzen Tag über Schmerzen im BWS-Bereich. Die konventionelle Schmerztherapie, die man so in der Apotheke frei zu kaufen kriegt, hat nicht ausgereicht, da hat er den Kollegen vom ärztlichen Notdienst angerufen. Der ist auch prompt hingefahren und hat es dann mit Novalgin und den üblichen Verdächtigen fürs BWS-Syndrom versucht – auch Fehlanzeige. Nachdem er dann das dritte Mal hingefahren war, hat sich der Kollege entschieden, mal die Vitalzeichen zu messen, und hat gemerkt, dass der Patient nur einen Blutdruck von 60 zu irgendwas hat – woraufhin er dann uns gerufen hat, nicht ohne schon mal gut vorzuarbeiten. Als wir dann kamen, hatte der Patient 'nen Blutdruck von 240/120 mmHg, was wohl auf das Akrinor® zurückzuführen ist, das der Kollege verballert hat. Und jetzt kommt's: Wir haben dann mal am anderen Arm gemessen. Da war der Druck immer noch niedrig – so um die 70 systolisch. Du weißt, was das heißt? Wir haben dann ganz schnell den Urapidilperufsor, den du da siehst, rangebaut und 4 mg Morphin gegeben. Ich würde mal schnell ins CT fahren!»

Während der Kollege vergnügt vor sich hin trällert, als ob er von seinem letzten Sonntagsausflug mit seiner Freundin erzählt, schwant Ihnen Böses, denn Sie realisieren, dass Sie am Zustand des Patienten vor Ihnen mutmaßlich nicht ganz unschuldig sind. Und noch während Sie über die Indikation zum CT nachdenken, die Ihnen der Notarzt gerade in den Mund gelegt hat, piept es am Monitor des Patienten verdächtig. Sie schauen auf diesen und sehen das in **Abbildung 2** dargestellte EKG-Bild.

Markus informiert Sie: «Kein Puls!», während er am Hals des Patienten herumtastet.

Ihr nächster Schritt ist es dann, ...

- den Patienten sofort zu intubieren und zu beatmen. **(638)**
- so schnell wie möglich ins CT zu fahren, um die Verdachtsdiagnose vom Notarzt zu bestätigen. **(315)**
- mit 30 Thoraxkompressionen zu beginnen. **(107)**
- den Notarzt zu bitten, sich um den Patienten zu kümmern, da Sie im Moment noch andere Patienten haben und er ja schon mal angefangen hat. **(612)**

201 «O.k.!», antwortet Nadine und macht sich an das Messen.

Nachdem sie ihre Aufgabe beendet hat, informiert die Schülerin Sie: «Also, das ist komisch! Links ist der Blutdruck viel höher als auf der rechten Seite. Ich kann hier nicht einmal einen Puls fühlen!»

Interessiert fragen Sie nach: «Wie hoch ist er denn?»

«Na ja», antwortet Nadine. «... also links ist er bei 140/90 mmHg, aber rechts nur bei so 50 oder 60 mmHg systolisch. Wie gesagt, ich kann hier nicht einmal einen Puls fühlen.» Zurück zu den Optionen von **294**.

202 Sie werden vom Team der Intensivstation bereits erwartet. Wenn Sie sich als Diagnose Dyspnoe bei gemischter Genese als Folge eines Lungenödems bei ischämischen Kardiomyopathie sowie bekannter COPD mit mutmaß-

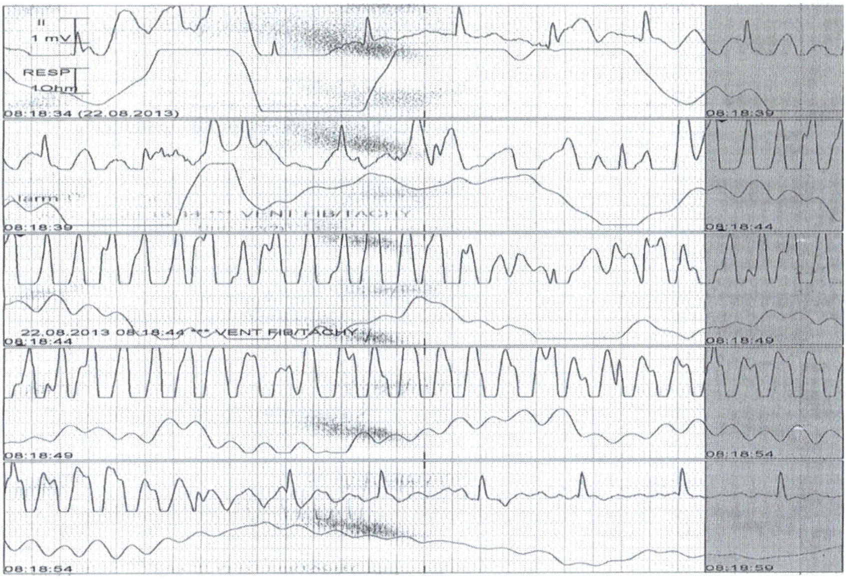

Abbildung 2

licher Exazerbation aufgeschrieben haben, dann liegen Sie richtig! Wenn auf Ihrem Zettel eine andere Diagnose oder nur ein Teil der oben genannten Erkrankung steht, dann ziehen Sie sich 5 Punkte für eine andere Diagnose und 2 Punkte für die vergessene Komponente ab. Denken Sie daran, immer ordentlich und gewissenhaft zu arbeiten. Die Patienten werden davon profitieren. Außerdem machen Sie sich und Ihre Station lächerlich und unglaubwürdig wenn Sie die Patienten falsch oder nur zum teil diagnostiziert aufnehmen.

Weiter bei **66**.

Sie überprüfen die Hirnnerven des Patienten, welche alles in allem nicht ge- **203**
schädigt erscheinen. Bei der Überprüfung von Motorik und Sensibilität fällt auf, dass das rechte Bein eine normale Sensibilität aufweist. Auch die Beweglichkeit ist nicht eingeschränkt. Die linke Körperhälfte sowie der rechte Arm sind kraftgemindert. Der Patient beschreibt auf Nachfrage ein pelziges Gefühl im rechten Arm und ein taubes Gefühl der linken Körperhälfte.

Zurück zu den Optionen **897** bzw. **207**.

Zwar kann es durch die Fraktur der Unterschenkelknochen zu einem er- **204**
heblichen Blutverlust kommen, der sollte momentan allerdings nicht im

Mittelpunkt Ihres Interesses stehen, da der Notarzt ja diese Blutung schon gestillt hat. Die Osteosynthese an sich leistet keinen relevanten Beitrag zu Blutstillung und hat eher funktionelle Gründe. Diese stehen im Moment allerdings nicht im Vordergrund. Sie verlieren 4 Kompetenzpunkte. Zurück zu den Optionen von **369**.

205 In diesem Fall mussten Sie medizinisch relativ wenig leisten. Es ging hier mehr um Probleme, die sich auf menschlicher Ebene relativ häufig antreffen lassen. Am Anfang kam eine junge Frau, die um Hilfe für ihre Freundin gebeten hat. Auch wenn der Umgangston Ihnen vielleicht nicht gepasst hat, oder Sie die Frauen gern in eine Schublade schieben wollten (das wollen wir alle manchmal), sollten Sie ihnen doch genau zuhören, um herauszubekommen, ob es sich um ein ernstes Krankheitsbild handelt. Im Fall von Sandra sah es tatsächlich von Anfang an so aus, als ob sie einfach voll wie eine Haubitze ist – was Sie natürlich erst noch eruieren mussten. Komisch wurde es, als Sie plötzlich zwei Patientinnen hatten. Hier müssen Sie eine Behandlungspriorität treffen. Ganz offenkundig liegt die bei Jaqueline, da sich ihre Erkrankung akut entwickelt und somit eine viel gefährlicher Dynamik hat. Die Differentialdiagnosen beim plötzlichen, beobachteten Bewusstseinsverlust in der Klinik (wo Sie grundlegende Parameter erheben können) beim jungen Menschen sind nicht so mannigfaltig. Da eine BZ-Bestimmung in einer solchen Konstellation zu den absolut obligatorischen Untersuchungen gehört, sollten Sie relativ schnell herausbekommen haben, was Jaqueline fehlt. Den Grund für die Blutzuckerentgleisung haben wir weiter oben bereits erklärt – er ist multifaktoriell, aber hauptsächlich in der glukoneogenehemmenden Wirkung von Alkohol begründet.

Ein weiteres Problem ist nun die Frage, was Sie mit Sandra weiter machen sollen. Hier ist die Antwort relativ einfach: nichts. Lassen Sie die Patientin ihren Rausch ausschlafen. Wichtig ist auch hier, dass Sie alle anderen Ursachen für eine reduzierte Vigilanz ausschließen können. Dies ergibt sich aus Anamnese und körperlicher Untersuchung sowie aus dem Initiallabor und dem Verlauf der Störung – Alkoholintoxikationen werden in der Regel bei Rehydrierung und Ruhe rasch besser. Das letzte Problem, das in diesem Fall angesprochen wird, ist die Frage, wann Sie einen Patienten auf eigenen Wunsch entlassen können. Natürlich sollten Sie sich eine Selbstentlassung immer gründlich unterschreiben lassen. Viele Kliniken haben in diesem Fall Aufklärungsformulare. Tatsache ist, dass Sie eine Minderjährige ohne Wissen der Eltern sicher nicht gehen lassen dürfen. Was Sie auch nicht dürfen, ist Gewalt anwenden, um Sie zum Bleiben zu bewegen, weshalb es hier einer ordentlichen Portion Fingerspitzengefühl bedarf. Sandra hingegen, die sich letztlich als die Vernünftigere erwiesen hat, hätte gehen dürfen. Bei einem Alkoholpegel unter 3,0 Promille können Sie einen Patienten, der orientiert ist, nicht zu einer Behandlung zwingen. Dies gilt auch dann, wenn eine Entlassung den Tod des Patienten zu hoher Wahrscheinlichkeit zur Folge hat. Sie müssen natürlich über die Komplikationen, die sich aus der Entscheidung ergeben können, aufklären und dies ordentlich dokumentieren. Ist der Patient nicht fähig, eigene Entscheidungen zu treffen, das heißt, wenn er nicht orientiert ist oder in sonst einer Art und Weise zu eigenen Entscheidungen nicht in der Lage scheint, dann ist es Ihre Pflicht, dafür zu sorgen, dass er oder sie in ärztlicher Obhut bleibt, bis eine eigene Entscheidung möglich ist oder diese ein Vormund getroffen hat.

Bitte denken Sie immer daran, dass Sie einem Patienten nicht aufzwingen können, was gut für ihn ist.

Letztlich lassen sich die meisten derartigen Situationen jedoch mit ein wenig Feingefühl klären. Weiter bei **153**.

Sie nehmen Ihr Stethoskop und auskultieren beide Lungen. Es fällt Ihnen schwer, überhaupt etwas zu hören, da der Patient so stridorös atmet. Wenn **206**
Sie sich genau konzentrieren, können Sie allerdings ein Giemen über beiden Lungen hören. Außerdem können Sie einen Stridor hören. Zurück zu den Optionen von **805**.

«Markus, lass uns lieber in den Schockraum gehen, nur für alle Fälle.» **207**

Der KV-Kollege wird ähnlich bleich wie der Patient bei der Erwähnung des Schockraums. «Oh, mein Gott, das ist doch eigentlich nur ein Schmerzpatient! Habe ich etwas übersehen?» Aktuell haben Sie eher wenig Zeit, mit Dr. Schulzendorf zu diskutieren. Sie verfrachten Herrn Westphal mit Hilfe der Anwesenden vom Stretcher auf die Behandlungsliege im Schockraum. Schülerin Nadine beginnt die Vitalparameter von Herrn Westphal zu messen. Sie bekommen 2 Kompetenzpunkte gutgeschrieben, weil Sie an den Schockraum gedacht haben.

«Bitte miss den Blutdruck an beiden Armen!», rufen Sie ihr zu.

Während die Schülerin am Arbeiten ist, haben Sie die Möglichkeit, sich einen kurzen Eindruck vom Patienten zu machen. Am Stöhnen des Patienten und der Tatsache, dass Nadine irgendwie Probleme hat, einen Blutdruck zu messen, merken Sie, dass hier irgendetwas nicht so richtig stimmt. Deshalb dürfen Sie jetzt keine Zeit verlieren. Wählen Sie aus den unten angebotenen Möglichkeiten maximal zwei aus – mehr Zeit steht nicht zur

Verfügung. Bedenken Sie, dass Sie aus dem Resultat Ihres kurzen Checks womöglich wichtige Konsequenzen ziehen müssen!

- arterielle BGA durchführen **(808)**
- Pulsstatus ermitteln. **(152)**
- Orientierende neurologische Untersuchung durchführen. **(203)**
- Lunge und Herz auskultieren. **(244)**
- Den Patienten nochmals genau nach der Schmerzintensität fragen. **(331)**
- Das Abdomen nach pathologischen Geräuschen auskultieren. **(242)**
- 12-Kanal-EKG schreiben. **(707)**
- Echokardiographie durchführen (wenn Sie sich für diese Möglichkeit entscheiden, dürfen Sie anstelle von zwei nur diese eine Untersuchung durchführen, da eine Echokardiographie zeitaufwändig ist). **(636)**

Führen Sie Ihre Untersuchungen durch, und lesen Sie dann bei **773** weiter.

208 Markus holt eine Ampulle mit Noradrenalin und zieht diese auf eine 50 ml-Perfusorspritze auf. Nachdem die ersten ul ihre Wirkung erzeugen, messen Sie erneut den Blutdruck und stellen erfreut fest, dass dieser schon auf einen Wert von 90/60 mmHg gestiegen ist. Was müssen Sie allerdings beim Einsatz eines Katecholaminperfusors bedenken? Notieren Sie Ihre Antwort und schauen Sie bei **471** nach, ob Sie richtig liegen.

209 Dieser Einsatz hat Sie in ein häufig vorkommendes Szenario geworfen. An dessen Anfang – noch vor der Behandlung von Herrn Manteufel – mussten Sie sich entscheiden, diesem Vorrang zu geben oder aber die Notarztübergabe anzuhören. Wie Sie sicher gemerkt haben, wenn Sie sich gegen die Übergabe entschieden haben, hat es der Kollege versäumt, den Patienten präklinisch adäquat zu behandeln. Darauf haben Sie sich allerdings verlassen. Das dürfen Sie nie tun – ein Arzt-Arzt-Gespräch mit dem Notarzt ist für Sie Pflicht. Wenn Sie dieses geführt und Herrn Klein danach adäquat behandelt haben, sollten Sie es sich nicht entgehen lassen, bei **338** die alternative Geschichte durchzuspielen. Der Patient hat nämlich schon ab diesem Punkt sehr schlechte Karten und überlebt nur mit Glück. Andersherum sollten Sie sich unbedingt nochmal von vorne an den Fall heranarbeiten – diesmal mit Notarztübergabe. Jetzt ein paar Worte zum Fachlichen: Die Anaphylaxie ist ein in der Notaufnahme relativ häufig vorkommendes Krankheitsbild. Oft werden Ihnen die Patienten bereits vortherapiert präsentiert – manchmal allerdings auch nicht. Die Erkrankung kann innerhalb von Minuten in einen manifesten Schock übergehen. Ursächlich ist die histamininduzierte Vasodilatation, die zum distributiven Schock führt. Die Grundpfeiler der Behandlung sind zum einen die Blockade der H1- und H2-Rezeptoren. Trotzdem die allergische Reaktion lediglich durch H1-Rezeptoren vermittelt wird, ist es wichtig, auch die H2-Rezeptoren zu blocken, da das freie Histamin ansonsten zu einer Überstimulation selbiger und damit zu einer vermehrten Magensäureproduktion führt. Weiterhin ist eine Therapie mit Glukokortikoiden (üblicherweise SDH 250 mg) indiziert. Diese stabilisiert die Mastzellmembranen und hindert diese somit an einer weiteren Histaminausschüttung. Der bereits freigesetzte Botenstoff lässt sich so allerdings nicht konterkarieren. Dafür haben Sie die Rezeptorblockade durchgeführt. Das ist der Grund dafür, dass das SDH erst nach 20 bis 30 Minuten seine volle Wirksamkeit entfalten kann. Die Anaphylaxie ist auch eine der wenigen Indikationen für eine wiederholte SDH-Gabe. Der nächste wichtige Eckpfeiler der Therapie ist die Volumengabe. Durch Extravasation geht Flüssigkeit ins Interstitium verloren und steht dem systemischen Blutkreislauf somit nicht mehr zur Verfügung. Dieses Volumendefizit müssen Sie ersetzen! Im anaphylaktischen Schock müssen Sie dafür richtig viel Vollelektrolytlöung zur Verfügung stellen. Sollte das nicht reichen, um den Blutdruck aufrechtzuerhalten, müssen Sie auf Katecholamine zurückgreifen. Hier ist die intramuskuläre Gabe von 0,5 mg Adrenalin die Darreichungsform der Wahl. Alternativ können Sie allerdings auch eine intravenöse Gabe in Betracht ziehen! Bei Atemwegsschwellungen kann Adrenalin inhaliert werden. Dies erzielt häufig eine ausgezeichnete Wirkung. Die Inhalation von Salbutamol und Ipratropiumbromid kann zur Behandlung einer begleitenden Spastik additiv erfolgen. Eine enorm wichtige Säule in der Behandlung der Anaphylaxie ist im Beispiel von Herrn Klein nicht diskutiert worden: die Expositionsunterbrechung. Suchen Sie, insofern nicht klar, immer nach dem Auslöser der Allergie. In unserer Notaufnahme wurde unlängst eine junge Frau behandelt, die immer wieder allergische Schübe hatte – alle 30 Minuten, bis wir als Ursache das Haarfärbemittel, welches die Patientin zuvor genutzt hatte, identifizieren konnten. Wir entfernten dies im Schockraum und die Anaphylaxie sistierte. Abschließend noch eine ganz wichtige Empfehlung: Beobachten Sie Patienten mit stattgehabter allergischer Reaktion immer 24 Stunden stationär, da es in einigen Fällen zur Spätreaktion mit desaströsen Folgen kommen kann. Weiter bei **763**.

«Musaril®, was war das nochmal?», fragt Sie der Kollege. Beantworten Sie **210**
die Frage. Wenn Sie ein entsprechendes Medikament als Behandlungsvor-

schlag übers Telefon verordnen, sollten Sie zumindest wissen, was es ist. Weiter bei **568**.

211 Die in den Leitlinien der ERC empfohlene Frequenz bei der Herzdruckmassage lautet nicht 80/min. Um ein halbwegs adäquates Herzzeitvolumen aufrechtzuerhalten, muss Markus etwas schneller drücken. Sie verlieren 2 Kompetenzpunkte. Zurück zu den Optionen von **859**.

212 In diesem Fall haben wir es Ihnen nicht leicht gemacht, Herrn Westphal zu retten, und selbst wenn Sie der Meinung sind, alles richtig gemacht zu haben, kann es sein, dass Ihr Patient trotzdem das Zeitliche gesegnet hat. So ist das Leben manchmal. Angefangen hat alles, als der Bereitschaftsarzt Sie um Rat gefragt hat. Hier hat sich das Schicksal von Herrn Westphal entschieden. Wenn Sie sich hier nicht konsequent zurückgehalten haben, sondern mit medizinischer Weisheit hausieren gegangen sind, dann hatte Herr Westphal keine Chance. Sie sollten es tunlichst unterlassen, Diagnosen, geschweige denn Therapien, über das Telefon zu stellen beziehungsweise zu empfehlen. Klar ist aber trotzdem, dass die Verantwortung für die Therapie letztlich beim Bereitschaftsarzt gelegen hat. Die Geschichte entwickelt sich von diesem Punkt aus in völlig verschiedene Richtungen, und Sie sollten bei **559** die jeweils alternative Route lesen, denn in der Geschichte, in der Herr Westphal vom Notarzt gebracht wird, müssen Sie sich durch eine Reanimation arbeiten, in der anderen müssen Sie darauf kommen, dass Ihr Patient tatsächlich an einer Dissektion der Aorta leidet. Sie verlieren am Ende dieses Falles relativ wenige Kompetenzpunkte, da das Krankheitsbild der Aortendissektion sehr schwierig zu diagnostizieren ist. Die Inzidenz wird in den meisten Lehrbüchern als eher gering angegeben. Unserer Erfahrung nach besteht allerdings eine hohe Dunkelziffer. Wenn man die Diagnose als mögliche Erklärung für die Befunde im Kopf behält, ist es möglich, relativ viele Fälle schon prospektiv zu identifizieren. Auch bei Herrn Westphal waren die Befunde eher unspezifisch. So klagte dieser über plötzlich einsetzende Thoraxschmerzen. Oft werden diese als ein Gefühl beschrieben, als ob man ein Messer in den Rücken gebohrt bekäme. Hinzu kommen die unterschiedlichen Blutdrücke an beiden Armen, welche ein relativ häufiger Befund bei der Aortendissektion sind – gerade bei Dissektionen der thorakalen Aorta. Bei Herrn Westphal lag der Einriss in das Endothel relativ proximal und betraf den linken koronaren Hauptstamm sowie die A. subclavia dextra und die A. carotis communis. Dies führte zum pulslosen rechten Arm und zur Halbseitensymptomatik links. Letztlich war auch das EKG-Bild, welches einem ausgedehnten Vorderwandinfarkt entspricht, dem Einriss in die Koronararterien geschuldet. Dieses Krankheitsbild zu übersehen, ist zwar fatal, aber nicht nachlässig, denn ein Herzinfarkt wäre ebenso möglich gewesen. Wenn Sie eine Möglichkeit gehabt hätten, das Labor einzusehen – was wir Ihnen hier nicht gewährt haben –, dann wären Ihnen erhöhte D-Dimere als Zeichen einer vermehrten Aktivierung des Gerinnungssystems im Pseudolumen aufgefallen. Die Therapie der Aortendissektion besteht in einer radikalen Blutdrucksenkung sowie in der operativen Revision, wenn der Einriss in der thorakalen Aorta sitzt. Hier müssen Gefäß- und Herzchirurgen meist zusammenarbeiten, in einigen Häusern ist die Typ-A-Dissektion auch alleinige Aufgabe der Herzchirurgie. Die Typ-B-Dissektion, also ein Einriss distal der linken A. subclavia, muss in der Regel nicht operiert werden, sondern wird konservativ therapiert. Ausnahmen sind dissektionsbedingte Ischämien in Endorganen wie dem Darm oder den Nieren. Eine intensivmedizinische Überwachung sollte in jedem Fall erfolgen. Weiter bei **150**.

213

Markus wählt die Nummer des diensthabenden Gynäkologen. Dieser ist im Moment am OP-Tisch und führt eine Sectio durch. Er verspricht aber anzurufen, sobald er wieder frei ist. Zurück zu den Optionen von **977**.

214

Anhand des CT-Bildes können Sie keinen obstruktiven Ileus diagnostizieren. Es liegt aber der Schluss nahe, dass es sich bei entsprechender Grunderkrankung um einen paralytischen Ileus handelt. Sie verlieren 3 Kompetenzpunkte. Zurück zu den Optionen von **618**.

215

«Die Patientin hat einen viel zu schnellen Herzschlag! Wir müssen den stoppen! Kann einer von Euch bitte mal eine 50 mg Ampulle Gilurytmal® aufziehen.»

Der Sanitäter öffnet einen der zahllosen Ziehschränke des RTW und sucht nach dem von Ihnen gewünschten Medikament.

«Ich glaube das haben wir nicht auf dem Auto», sagt er.

Sie sind enttäuscht und denken über eine Alternative nach. Ajmalin wäre allerdings nicht das Medikament der Wahl gewesen. In der Regel wird dieses Antiarrhythmikum nur bei einem WPW-Syndrom eingesetzt. Sie verlieren 2 Kompetenzpunkte. Zurück zu den Optionen von **375**.

216

Zurück zu den Optionen von **349**.

217 Letztendlich haben Sie der Diagnose Ihres Vorgängers nichts hinzuzufügen. Frau Schreiner leidet unter einem akuten Koronarsyndrom. Zum Glück haben Sie es erkannt. «Schon komisch in dem Alter», denken Sie und fragen sich, ob nicht vielleicht eine Prinzmetal-Angina dahintersteckt. Doch was ist das eigentlich? Denken Sie darüber nach, und lesen Sie dann bei **110** weiter.

218 «Wie alt sind Ihre Freundin und Sie?»

«Ähh, na 24.»

«Wer, Sie oder Ihre Freundin?», bohren Sie nach, weil Sie den Aussagen der jungen Frau nicht im geringsten Glauben schenken.

«Na, wir, ich mein isch – ich schwör's dir, Alter – wir sind beide schon 26.»

- Sie belassen es dabei. **(222)**
- Sie bitten um die Versicherungskarte der Patientin. **(105)**

219 «Ich denke, Sie haben weiter nichts», sagen Sie zu Frau Schreiner. Die Patientin freut sich riesig und beschließt, die Notaufnahme so schnell wie möglich zu verlassen. Wegen der guten Nachrichten, die Sie für die junge Frau parat haben, geht es ihr offenbar wieder richtig gut. Erfreut darüber, wie schnell Sie die Diagnose eines ACS entkräftet haben, machen Sie sich an die Arbeit und untersuchen die Frau mit dem dicken Bein. Drei Stunden später wird Ihnen eine Patientin im Status epileptikus angekündigt. Überrascht stellte Sie fest, dass der Notarzt eine schwangere Patientin bringt – und da fällt es Ihnen wie Schuppen von den Augen: Es ist Frau Schreiner – und sie leidet an einer Eklampsie. Hätten Sie die Patientin nicht entlassen, nachdem Sie das ACS, welches ja sowieso extrem unwahrscheinlich war, ausgeschlossen hatten, hätten Sie die Präeklampsie erkannt, mit der sie sich vorgestellt hat. Die Brustschmerzen waren hier nur Zeichen einer symptomatischen Hypertonie und sollten Sie in die Irre führen – was auch gelungen ist! Sie verlieren 25 Kompetenzpunkte und versuchen, die richtigen Untersuchungen zur Diagnose der Präeklampsie bei **977** zu finden.

220 Motiviert lehnen Sie sich über die Patientin und beginnen mit der Thoraxmassage. «Markus, du übernimmst die Beatmung!»

«Häh ...?», fragt Sie der.

Keiner hier scheint zu verstehen, weshalb Sie den Patienten auf diese Art und Weise traktieren. Sie verlieren 5 Kompetenzpunkte für eine völlig sinnlose Maßnahme, die im Moment nicht indiziert ist.

Beschämt stoppen Sie die Kompressionen und denken bei **908** nochmal nach.

Der Patient braucht keine weitere Therapie. Morphin haben Sie schließlich **221**
schon genug gegeben. Zurück zu den Optionen von **70**.

Sie sollten es nicht dabei belassen! Falls die Patientin nicht volljährig ist, **222**
hat das ernste Konsequenzen für das weitere Prozedere. Sie verlieren 4 Kompetenzpunkte und lesen bei **105** weiter.

Sie haben sich nicht lange Zeit gelassen und die Patientin intubiert. Viel **223**
mehr Diagnostik haben Sie auch nicht gemacht. Es ist Ihnen offenbar klar, was der Patientin fehlt. Ganz optimal war Ihre Vorgehensweise allerding nicht, denn Sie hätten der Frau auch ohne die invasive Intubation helfen können. Notieren Sie sich Ihre Diagnose. Mit dieser melden Sie Frau Rummelsbacher nun auf der Intensivstation an.

«Ihr könnt sie gleich schicken!», sagt der Kollege. «Mit der Diagnose seid ihr euch aber sicher, oder?»

Natürlich sind Sie sicher! Stefan und Markus helfen Ihnen noch beim Transport auf die Intensivstation. Weiter bei **585**.

«Ich denke, wir sollten eine arterielle BGA machen», sagen Sie zu Schwester **224**
Anne und liegen damit goldrichtig. Doch warum? Welchen Informationsgewinn erhoffen Sie sich? Notieren Sie die Antwort, und lesen Sie bei **426** weiter.

Frau Gröhler ist Bewohnerin eines Heimes, weshalb Sie in diesem Fall nicht **225**
von einer community acquired Pneumonia (CAP), sondern von einer nosokomialen Pneumonie ausgehen müssen. Selbst wenn Ihre Patientin unter einer Pneumonie leiden würde – was Sie laut den Ergebnissen der Untersuchungen nicht tut – wäre das von Ihnen gewählte Antibiotikum das Falsche! Sie verlieren 7 Kompetenzpunkte und dürfen bei den Optionen von **760** weiter therapieren.

Es ist durchaus sinnvoll, beide Untersuchungen zu kombinieren, wenn Sie **226**
sich nicht sicher sind, unter was der Patient leidet. So vermeiden Sie einen peinlichen zweiten Anruf beim Radiologen. Die CT-Untersuchung des Thorax zeigt Ihnen keine relevanten Pathologien. Repräsentative Schnitte der CT-Untersuchung des Abdomens sehen Sie in **Abbildung 3**. Weiter bei **618**.

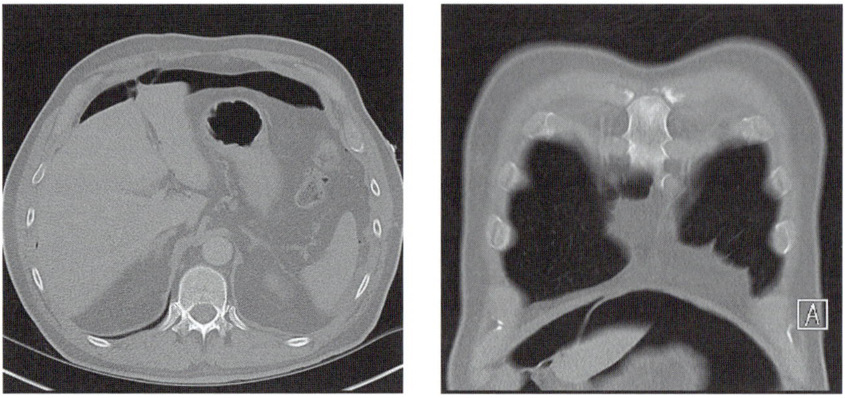

Abbildung 3

227 Die junge Frau möchte wissen, wie es ihrer Freundin geht, weshalb Sie die Kabine wechseln und nach Sandra schauen. Markus, der die junge Frau in die stabile Seitenlage gebracht und ihr etwas Vollelektrolytlösung verabreicht hat, war unterdessen auch so fleißig, Blut bei beiden Frauen abzunehmen.

Die Ergebnisse sind normal. Der einzige pathologisch veränderte Wert ist der Alkoholspiegel beider und natürlich der Blutzucker von Jaqueline.

Diese hat einen Blutalkoholwert von 1,8 Promille, während Sandra sogar 3,2 Promille zu bieten hat. Auch die Vitalparameter der Frau sind völlig normal, und so schläft sie in Ihrer Notaufnahme ihren Rausch aus. Auch der BZ ist im Normbereich. Bei einer Kontrolle der Pupillen und einer orientierenden körperlichen Untersuchung können Sie ebenfalls keine weiteren Pathologien feststellen. Ein Kneifen ins Ohr zeigt, dass Schutzreflexe vorhanden sind. Wollen Sie bei Sandra noch weitere Untersuchungen einleiten?

- Ja. **(610)**
- Nein. **(786)**

228 «Entschuldigen Sie Herr Kollege, aber solange wie der Patient in meinem Schockraum ist, habe ich auch die Verantwortung für ihn. Ich würde Sie bitten, mir die Beatmung des Patienten zu überlassen!», sagen Sie selbstbewusst zum Anästhesisten und sorgen damit für absolute Stille im Raum. Alle Anwesenden halten kurz inne und schauen Sie nach der «Hat-er-das-jetzt-wirklich-gesagt-Manier» entsetzt an. Vielleicht hätten Sie sich vorher ein paar Gedanken zum Thema Schockraummanagement machen sollen! Die Beatmung ist Job des Anästhesisten, denn dieser begleitet den Patienten schlussendlich in den OP. Sie sind nicht der Chef im Ring und sollten sich auch nicht so verhalten. Im Gegenteil: Sie sind hier der unerfahrenste und dienstjüngste Kollege. Für diese Peinlichkeit verlieren Sie 3 Kompetenzpunkte. Zurück zu den Optionen von **650**.

Sie nehmen Ihr Telefon, um die Untersuchung mit dem Radiologen zu besprechen. Nachdem dieser sich gemeldet hat, ist Ihnen klar, dass Sie ihn gerade aus seiner wohlverdienten Nachtruhe herausgerissen haben. **229**

«Ich denke eine andere Untersuchung sollte ausreichen. Wir machen ja prinzipiell gerne CTs, doch in diesem Fall wäre eine Sonographie wahrscheinlich die am wenigsten invasive Maßnahme!»

Wollen Sie weiter mit dem Radiologen argumentieren?

- Ja. **(891)**
- Nein. **(968)**

«Wenn Sie Ihre Schmerzen auf einer Skala von 1 bis 10 einordnen müssten, wobei 1 bedeutet, dass Sie kaum Schmerzen haben und 10 bedeutet, dass Sie unter den schlimmsten vorstellbaren Schmerzen leiden – welche Ziffer trifft zu?» Frau Meyer muss sich die von Ihnen ins Gespräch gebrachte numerische Schmerzskala (NAS) erneut erklären lassen, um sie zu verstehen, gibt Ihnen dann aber einen Wert von 3 an. Gut, dass Sie daran gedacht haben, die Patientin danach zu fragen. Sie können sich 2 Kompetenzpunkte gutschreiben. Reicht Ihnen die Information jetzt? **230**

- Sie wollen mehr wissen. **(325)**
- Die Informationen von Frau Meyer reichen fürs Erste. **(362)**

«Alles gut!», teilen Sie dem anwesenden Team selbstbewusst mit. **231**

«Da ist nur was mit der Beatmungseinstellung nicht in Ordnung!»

«Bist du dir da sicher?», fragt Markus, und auch die anwesenden Kollegen sind nicht so ganz überzeugt. Der Unfallchirurg verlässt den Schaltraum, um den Anästhesisten zu holen, da Sie offenbar überfordert sind. In diesem Moment verlangsamt sich der schnelle Herzrhythmus auf beunruhigende null Schläge pro Minute. Geistesgegenwärtig beginnt Markus sofort mit der Reanimation. Der Anästhesist, der sein Gespräch mittlerweile beendet hat, kommt in den Raum und fragt, was los ist. Als ihm erzählt wird, was passiert ist, hört er kurz die Brust des Patienten ab, nimmt einen grünen PVK und sticht damit mitten zwischen die 2. und 3. Rippe in die rechte Brust des Mannes. Nahezu sofort wird die Beatmungssituation wesentlich besser, und ein Sinusrhythmus ist wieder hergestellt. Mittlerweile hat auch der Unfallchirurg gemerkt, was los ist, und wäscht sich steril, um gleich hier im CT eine Thoraxdrainage zu legen. Sie verlieren 10 Kompetenzpunkte für das Übersehen eines Spannungspneumothorax. Weiter bei **369**.

232 Sie lassen sich nicht beirren und beginnen mit der Erhebung des Reflexstatus. Hier fallen Ihnen gesteigerte Eigenreflexe der oberen und unteren Extremitäten auf. Die restliche neurologische Untersuchung ist unauffällig. Zurück zu den Optionen von **258**.

233 Nadine nimmt einen Blutstropfen und gibt ihn auf den BZ-Streifen. Nach drei Sekunden gibt die Maschine das Ergebnis bekannt.

«Der Blutzucker liegt bei 21 mg/dl», teilt sie Ihnen das Ergebnis mit. Zurück zu den Optionen von **246**.

234 Sie nehmen die Kanüle und stechen in den Hals des Patienten. Augenblicklich fängt es fürchterlich an zu bluten. Aus dem Lehrbuch wissen Sie, dass das normal ist, und stechen unvermittelt weiter – leider nicht in die Trachea. Während Sie noch den Eingang in die Luftröhre suchen, hören Sie ein lautes Alarmgeräusch vom Monitor und Markus rufen: «Er flimmert!» Kurz kontrolliert er, ob ein Puls vorhanden ist, den er nicht findet, und beginnt dann mit den Thoraxkompressionen. Nachdem er diese 30-mal durchgeführt hat, wären eigentlich zwei Beatmungshübe indiziert. Diese können aber offenkundig nicht durchgeführt werden. Panisch ruft Nadine die Kollegen der Anästhesie über den Hausnotruf, doch auch diese können keinen adäquaten Atemweg mehr schaffen. Der Patient verstirbt nach 20 Minuten im hypoxischen Kreislaufstillstand. Der Oberarzt der Anästhesie telefoniert mit seinem Kollegen der Notaufnahme. Dieser entbindet Sie sofort von Ihren Dienstpflichten und sorgt für Ersatz. Eine Woche später erhalten Sie Post von der Staatsanwaltschaft. Die Tatsache, dass der Notarzt Ihnen keine adäquate Übergabe machen konnte, hat dieser gut dokumentiert, denn beim Notfallpatienten ist ein Arzt-Arzt-Gespräch Pflicht! Sie verlieren alle verbleibenden Kompetenzpunkte. Ende des Einsatzes.

235 Sie sollten bei schwangeren Patientinnen mit unklaren Beschwerden immer auch ein gynäkologisches Konsil durchführen. Wenn Sie nicht zufällig viel Erfahrung in der Gynäkologie und Geburtshilfe haben, dann sollten Sie hier Ihr Wissen nicht überschätzen. Sie können gar nicht wissen, ob die

Beschwerden der Patientin nicht vielleicht mit ihrer Schwangerschaft zu tun haben – und wenn nicht, sind Sie eben auf Nummer sicher gegangen. Sie verlieren 2 Kompetenzpunkte. Weiter bei **213**.

Sie gehen zum Monitorgerät und führen mittels der NIBP-Taste eine manuelle Blutdruckmessung durch, in der Hoffnung, dass dieser Ihnen jetzt doch ein Resultat anzeigt – und tatsächlich: Nach einiger Zeit erscheint am Display die Anzeige des Drucks von 55/32 mmHg, nicht ohne von einem lautstarken Alarmgeräusch begleitet zu sein. Zurück zu den Optionen von **805**. **236**

Wenn Sie den Verdacht auf eine allergische Reaktion auf ein Cephalosporin haben, dann können Sie sich 2 Kompetenzpunkte gutschreiben. Wenn nicht, dann verlieren Sie ganze 5 Kompetenzpunkte. Die Anamnese und das klinische Erscheinungsbild von Herrn Manteufel sind nämlich klassisch. So etwas müssen Sie sofort erkennen. Außerdem müssen Sie auch gleich medikamentös darauf reagieren können. Aber wie? **237**

- Bevor Sie medikamentös behandeln, sollten Sie noch eine Frage stellen. **(474)**
- Morphin 5–10 mg fraktioniert **(518)**
- Clemastin 2 mg als Kurzinfusion **(524)**
- Heparin 10 000 IE als Bolus **(280)**
- Ranitidin 500 mg als Kurzinfusion **(628)**
- Ranitidin 50 mg als Kurzinfusion **(605)**
- Diacetylcoumatidin 62,5 mg als Kurzinfusion **(599)**
- etwas anderes **(832)**

Treffen Sie eine Auswahl, und lesen Sie dann bei **441** weiter.

In der Tat! Der Fötus Ihrer Patientin hinkt ein klein wenig hinterher. Eigentlich sollte der Fundus bereits über dem Bauchnabel zu palpieren sein. Sie haben sich einen Kompetenzpunkt verdient! Lesen Sie bei **516** weiter. **238**

«Wie bitte? Ich glaub', ich habe mich gerade verhört!», blufft Markus Sie an. «Was soll das denn werden?» **239**

Sie merken umgehend, dass Ihre Idee im Team auf wenig Gegenliebe stößt. Vor Ihnen liegt eine instabile Patientin, und Sie wollen nach einem frustranen Therapieversuch einfach abbrechen? Nach Abzug von 5 Strafpunkten sollten Sie sich bei **908** erneut genau überlegen, wie Sie weitermachen wollen.

240 Der Grund für Jaquelines Hypoglykämie ist der Alkohol. Die Patientin hat am Abend zuvor das letzte Mal gespritzt und ist dann auf eine längere Partynacht losgezogen. Das Insulinschema ist nicht auf nächtliche Bewegung – welche Zucker verbrennt – ausgerichtet und geht entsprechend von einem reduzierten nokturnalen Metabolismus aus. Nun kommt dazu noch der Konsum größerer Mengen von Alkohol, welcher ein relativ starker Inhibitor der Glukoneogenese ist. Die Kombination aus diesen Faktoren führt zu einer progredienten Hypoglykämie. Unterschreitet der Blutzuckerspiegel einen bestimmten Wert, kommt es zur Ohnmacht. Die Vitalparameter bleiben dabei allerding stabil. Wird hier nicht umgehend therapiert, kommt es zu irreparablen Hirnschäden. Kannten Sie den Hintergrund für die hypoglykämische Episode Ihrer Patientin? Wenn ja, bekommen Sie 4 Kompetenzpunkte, wenn nicht, verlieren Sie allerdings nur 2 Punkte, weil dieses Wissen für die aktuelle Situation keine klinische Relevanz hat. Weiter bei **227**.

241 «Ähh, keine Ahnung. Hat er nicht gesagt. Aber der kann sowieso nicht mehr soviel sagen, der ist eher mit dem Atmen beschäftigt. Das fällt ihm nämlich ziemlich schwer.»

Im Hintergrund hören Sie ein beunruhigend tiefes Piepsen, was Sie ohne größere Mühe dem Pulsoxymeter zuordnen. Zurück zu den Optionen von **935**.

242 Über dem Abdomen finden sich keine pathologischen Geräusche. Zurück zu den Optionen von **207** oder **897**.

243 Notieren Sie eine Verdachtsdiagnose, und lesen Sie weiter bei **237**.

244 Sie bitten Markus, Ihnen zu helfen, Herrn Westphal ein wenig nach vorne zu setzen, so dass Sie seine Lungen auskultieren können. Diese sind beidseits gut belüftet. Sie können ubiquitär ein vesikuläres Atemgeräusch auskultieren. Ein Giemen oder einen inspiratorsichen Stridor können Sie nicht feststellen. Bei der Auskultation des Herzens fällt Ihnen direkt über Erb ein Herzgeräusch auf. Mit Hilfe des Pulses der linken Radialarterie können Sie dieses als Diastolikum klassifizieren. Die Stärke beträgt ungefähr 3/6–4/6. Sie versuchen, das Punktum maximum zu detektieren. Leider können Sie dieses nicht genau finden, so dass Sie sich mit einem Diastolikum über Erb zufrieden geben müssen. Zurück zu den Optionen von **207** oder **897**.

Haben Sie heute bereits mit dem Sohn von Frau Gröhler gesprochen? 245

- Ja. (879)
- Nein. (444)

Sie haben jetzt einige grundsätzliche Informationen. Leider scheint die Anamneseerhebung nicht ganz einach. 246

«Bring die beiden doch bitte erst einmal in eine Kabine!», beauftragen Sie Markus. Der hilft der Freundin Ihrer Patientin und nimmt ihr diese ab.

«Alter, nimm deine Pfoten von Sandra, isch kann das allein, Mann, isch schwö...», versucht die Freundin ihm zu vermitteln, doch leider bricht sie mitten im Satz ab. Mit einem beherzten Schritt nach vorn sind Sie gerade noch in der Lage, die Frau vor einem Sturz zu bewahren. Als Sie versuchen, sie anzusprechen, reagiert sie nicht.

«Scheiße, was ist denn jetzt los?», will Markus wissen.

«Keine Ahnung, die ist einfach ohnmächtig geworden.»

Nadine eilt Ihnen zu Hilfe und gemeinsam bringen Sie die Frau schnell in eine Kabine, um einen ersten Check vorzunehmen, der dann darin besteht,

- einen Zugang zu legen. (472)
- die Pupillen zu untersuchen. (671)
- eine körperliche Untersuchung durchzuführen. (176)
- das Herz und die Lunge abzuhören. (356)
- Blut abzunehmen. (925)
- den Blutzucker zu messen. (233)
- die Patientin nach Spuren einer Vergewaltigung zu untersuchen. (678)
- die Vitalparameter zu erheben. (975)

Wählen Sie für Ihre Erstmaßnahme zwei der Optionen aus. Lesen Sie dann bei 890 weiter.

Alle sinnvollen Alternativen sind in den Optionen von 369 genannt. Kehren Sie dahin zurück, und suchen Sie eine aus. Sie verlieren 2 Kompetenzpunkte. 247

«Es kann losgehen!», informieren Sie das Team. Der Notarzt verabschiedet sich bei Ihnen, denn er hätte sich schon lange wieder frei melden müssen. Sie danken ihm herzlich für seine Hilfe und wünschen ihm eine ruhige Restnacht. 248

«Hey, da stimmt irgendwas mit der Beatmung nicht!», weist Sie Markus auf den Alarmton des Respirators hin. Die Fehlermeldung ist: Atemwegsdruck zu hoch!

Was tun Sie?

- Alarm ausschalten und Alarmgrenzen hochregulieren – das ist im Moment nicht Ihr Problem, Hauptsache, es kommt genug Sauerstoff in Herrn Westphal an. Über differenzierte Beatmungsmuster können Sie sich später noch genug Gedanken machen. **(506)**
- Sie verstellen etwas an der Beatmung (nicht die Alarmgrenzen). **(590)**
- Sie machen etwas anderes. **(383)**

249 «Nadine, zieh mir doch mal bitte einen Disoperufosr mit 1 %-Konzentration auf!», sagen Sie voller Inbrunst zu der Schülerin. «Wir müssen hier eine Narkose machen. Markus sieht Sie irritiert an. «Möchtest du das wirklich mit Propofol machen?», fragt er Sie berechtigterweise. Sie haben sich vermutlich aufgrund der bronchodilatorischen Wirkung des Propofols für dieses Medikament entschieden, jedoch müssen Sie auch dessen stark kreislaufdepressive Wirkung betrachten. Sie verlieren 5 Kompetenzpunkte. Zurück zu den Optionen von **881**.

250 Nun aber schnell, denken Sie, und gehen rasch ins Arztzimmer, um sich vor dem Eintreffen des Patienten neu einzukleiden. Das ist auf jeden Fall hygienischer als total verschwitzt zu arbeiten – und es riecht auch besser. Nach zwei Minuten stecken Sie in frischen Klamotten und machen sich auf den Weg zu Ihrem ersten Polytrauma.

Als Sie das hell beleuchtete Zimmer betreten, fällt Ihnen auf, dass Sie mit Abstand der Motivierteste im Raum sind. An der Anästhesiemaschine am Kopfende der Trage steht der Anästhestist, dessen in alle Richtungen stehenden Haare erahnen lassen, dass er bisher eine eher ruhige Nacht verbracht hat. Außerdem stehen der Radiologe, der Unfallchirurg sowie der Abdominalchirurg zur Arbeit bereit. Alle sehen nicht sonderlich aufgeregt aus – im Gegensatz zu Ihnen – es ist schließlich Ihr erstes Polytrauma, zumindest innerklinisch.

Fehlt noch jemand?

- Ja. **(955)**
- Nein. **(85)**

251 Nachdem Sie auf Ihrem Diensttelefon die Nummer des kardiologischen Dienstarztes gewählt haben und dieser das Telefonat angenommen hat, besprechen Sie die Patientin mit ihm. Ganz erfreut über Ihre interessante Diagnose erwarten Sie, dass der Kollege die Patientin mit Begeisterung aufnimmt. Doch diese hält sich leider in Grenzen. «Haben Sie denn entsprechende EKG-Veränderungen gesehen, oder hat die Patientin Troponine?», sind nur zwei der vom Kollegen gestellten Fragen, die Sie mit «Nein» beantworten müssen. «Wie um alles in der Welt kommen Sie denn auf eine Prinzmetal?», möchte der Kollege wissen. Sie erzählen von der Anamnese der Patientin und hoffen, dass der Kollege ein Einsehen hat – aber vergebens. Mit Fug und Recht weist der Kardiologe die Weiterbehandlung von Frau Schreiner von sich. Nur auf Basis der Anamnese dürfen Sie eine solche Diagnose nicht stellen. Selbst diese wäre für eine Prinzmetal-Angina eher untypisch. Sie verlieren 5 Kompetenzpunkte. Denken Sie also noch einmal genauer nach. Weiter bei **327**.

Was wollen Sie tun? **252**

- vollständige internistische Untersuchung **(944)**
- Bodycheck **(702)**
- zielgerichtete Untersuchung des Thorax **(123)**
- zielgerichtete Untersuchung des Abdomen **(59)**
- eingehende Untersuchung des Pulsstatus **(18)**
- Messung des Blutdruckes an beiden Armen **(358)**
- Bestimmung des Knöchel-Arm-Index **(312)**
- Bestimmung der Körpertemperatur **(488)**
- digital-rektale Untersuchung **(766)**
- eingehende neurologische Untersuchung **(782)**
- eine ganzheitlich-chinesische Untersuchung der Körpermeridiane **(970)**
- etwas anderes **(747)**

Entscheiden Sie sich, welche Untersuchungen Sie durchführen möchten, aber seien Sie rational. Für unnötigen Aufwand werden Sie Kompetenzpunkte verlieren. Wenn Sie alle Untersuchungen durchgeführt haben, lesen Sie bei **734** weiter.

Wie in aller Welt stellen Sie sich das denn vor? Vermutlich nahmen Sie an, **253**
dass hinter den Beschwerden von Herrn Klein auch eine Komponente eines allergischen Asthmas steckt. Das ist prinzipiell möglich, aber im Moment überhaupt nicht relevant. Der Patient kann kaum noch atmen – das verkompliziert so eine Spirometrie schon ganz schön. Sie verlieren 15 Kompetenzpunkte. Zurück zu den Optionen von **805**.

Sie bitten Nadine eine Infusion mit 500 ml Ringerlösung vorzubereiten **254**
und an den bereits gelegten PVK von Frau Meyer anzuschließen. Sie haben damit die richtige Wahl getroffen. Kristalloide Lösungen sind das Mittel

der Wahl bei Volumenmangel. Während Nadine Ihre Anweisungen ausführt, hat sie noch eine Frage an Sie – die Schülerin lernt schließlich gerade für eine Prüfung.

«Wie groß war gleich nochmal der Volumeneffekt von Ringerlösung?», möchte Sie wissen. Notieren Sie die richtige Antwort, und lesen Sie bei **703** weiter.

255 Sie denken, dass der Stabilisierung der Beckenfraktur im Moment die oberste Priorität eingeräumt werden sollte. Wahrscheinlich wollen Sie damit die Blutungen im Becken und speziell des Venenplexus im Retroperitoneum stillen. Allerdings ist die Stabilisierung der Fraktur ja schon durch die Beckenzwinge, welche der Notarzt angelegt hat, erfolgt, und eine definitive Blutstillung funktioniert nur durch eine andere Maßnahme. Nachdem Sie sich 3 Kompetenzpunkte abgezogen haben, kehren Sie zu den Optionen von **369** zurück.

256 Sie haben bereits Erfahrung mit der Methode und holen das Sonographiegerät aus Kabine 1, wo Sie es vorhin gebraucht haben. Sie schmieren den gesamten ventralen Oberschenkeln sowie den dorsalen Unterschenkel mit ordentlich Gel ein und nehmen den Linearschallkopf aus der Halterung. Dann fahren Sie langsam das tiefe Venensystem ab und beginnen dabei am Oberschenkel. Sie stellen die Vena saphena magna mit ihren Abgängen dar und drücken regelhaft ein wenig fester zu, um die Vene zu komprimieren und einen Thrombus auszuschließen. Bereits etwa auf der Hälfte des Oberschenkels können Sie dies nicht mehr tun. Auch die Vena poplitea sowie die Venae tibialis anterior et posterior können Sie nicht komprimieren. Außerdem klagt Frau Meyer über Schmerzen, wenn Sie dieses Manöver durchführen. Zurück zu den Optionen von **87**.

257 Sie beginnen, die Frau zu untersuchen.

«Musst Du jetzt hier unbedingt den Internisten raushängen lassen?», fragt Stefan, der von Ihrer Idee wohl nicht so begeistert ist.

«Das kostet Zeit und bringt der armen Frau gerade überhaupt nichts. Es ist doch klar, was der fehlt.»

Ihm ist das vielleicht klar, aber Sie beharren auf Ihrem Plan. Folgende Befunde werden von Ihnen erhoben:

Allgemeinzustand: stark reduzierter AZ. EZ altersgemäß.

Kopf: Zyanose der Lippen, ansonsten keine Auffälligkeiten. Pupillen und Lichtreflex normal.

Hals: keine vergrößerten Lymphknoten, keine Struma, Carotispulse beidseits gut tastbar.

Thorax: normale Konfiguration, auffällig ist ein starker Einsatz der Atemhilfsmuskulatur. Bei der Auskultation des Thorax fallen beidseits feuchte Rasselgeräusche sowie ein exspiratorisches Giemen auf. Die Herztöne sind bei entsprechenden Lungengeräuschen nicht auskultierbar.

Abdomen: keine Auffälligkeiten.

Extremitäten: Akrozyanose, ansonsten normale Konfiguration und altersentsprechende Mobilität, soweit einschätzbar.

Zurück zu den Optionen von **550**.

Welche Untersuchungen wollen Sie noch durchführen? **258**

- Bestimmung des Protein S-100 **(283)**
- Bestimmung der Leberenzyme **(173)**
- neurologische Untersuchung **(596)**
- Bestimmung von CK und CK-MB **(909)**
- Urinstatus **(184)**
- Blutkulturen **(780)**
- differenzierte Gerinnungsdiagnostik **(433)**

Wenn Sie die gewünschten Untersuchungen durchgeführt haben, kehren Sie zu den Optionen von **977** zurück.

Sie beauftragen Moni 2 mg Clemastin sowie 50 mg Ranitidin als Kurzinfusion zu verabreichen und gehen daher davon aus, dass es sich beim vorliegenden Krankheitsbild um eine allergische Reaktion handelt. **259**

«Wie kommst du denn auf so was?», fragt Stefan, und diese Frage ist natürlich vollkommen gerechtfertigt. Es liegen gar keine Hinweise auf eine entsprechende Erkrankung vor. Überlegen Sie noch einmal genau, was Sie tun sollten, denn wenn Sie weiterhin falsch handeln, könnte es sein, dass Frau Rummelsbacher nicht mehr lange mitmacht. Zurück zu den Optionen von **915**.

«Wir legen noch einen Cava, dann müssen das die Kollegen auf der Intensiv nicht machen!», informieren Sie das Team über Ihre Idee. **260**

«Ist gut, ich bereite alles vor!», sichert Ihnen Moni zu und beginnt auch sofort damit, ein entsprechendes Set auszupacken. Die Punktion der Vena cephalica externa funktioniert problemlos, und Sie können den Zugang EKG-gesteuert platzieren.

«Gut gemacht», lobt Moni und fragt: «Soll ich gleich das mobile Röntgengerät bestellen?»

- «Ja, bitte mach das!» **(476)**
- «Nein, nicht nötig!» **(418)**

Übrigens: Es versteht sich von selbst, dass diese Maßnahmen in der Notaufnahme durchgeführt werden. Schon mehrfach im Text wurde erwähnt, dass das sogenannte «Verkabeln» des Patienten in fast allen Häusern Aufgabe der Notaufnahme ist. Sie sollten darauf achten. In einigen kleinen Häusern wird dies aus Kapazitätsgründen noch nicht so praktiziert, aber moderne zentrale Notaufnahmen haben diese Praxis.

261 «Wir müssen davon ausgehen, dass die junge Frau sich heute Nacht einen Cocktail aus verschiedensten Drogen reingezogen hat. Schnell, wir müssen zumindest die möglichen Opioide sowie die Benzodiazepine unschädlich machen!», stellen Sie bestimmt fest. Nach der Gabe der entsprechenden Medikamente ändert sich am Zustand der Patientin rein gar nichts. Sie verlieren 5 Kompetenzpunkte. Überhaupt sollten Sie Antidote heute nur noch geben, wenn der Patient droht, ateminsuffizient zu werden, da Sie sich ansonsten der Gefahr ausgesetzt sehen, dass ein plötzlich wacher und irritierter Patient Ihnen die Notaufnahme kurz und klein schlägt. – Eine Gefahr, von der Sie bei der jungen Frau nicht ausgehen müssen. Trotzdem ist es für einen Patienten sehr unangenehm, plötzlich zu erwachen, ohne zu wissen, wo man ist und was passiert ist. Außerdem droht beim Einsatz insbesondere von Naloxon noch eine weitere erhebliche Gefahr! Welche? Lesen Sie bei **979** weiter.

262 Sie haben vorhin bei der Übergabe gepennt. Es wäre Ihre Pflicht gewesen, sich ausführlich über den Patienten zu informieren, denn Sie sind für ihn verantwortlich. Jetzt darf der Patient aber nicht leiden, weil Sie einen Fehler gemacht haben. Kümmern Sie sich um die Analgesie! Sie verlieren 2 Kompetenzpunkte. Weiter bei **570**.

263 «Na ja, ich war die letzten Tage ein Bisschen erkältet. Wenn ich mir's recht überlege, kann da schon mal ein Klümpchen Blut dabei gewesen sein», erklärt Ihre Patientin und fragt Sie noch dazu, ob sie mal in ein Taschentuch schnauben soll. Dann könnten Sie sich selbst davon überzeugen, ob das jetzt blutig ist. Hier müssen Sie sich nicht entscheiden, ob Sie das wollen, denn wir gehen davon aus, dass Sie sich Besseres vorstellen können. Zurück zu den Optionen von **349**.

Nachdem Sie nun die Möglichkeit hatten, die Patientin nach Strich und Faden zu therapieren, sollten Sie jetzt die Voraussetzungen für Folgendes geschaffen haben: Sie sollten das OP-Team und den Chirurgen aktiviert haben, um die Appendektomie durchführen zu lassen. Bei Marcumar-Einnahme sollte Frau Gröhler außerdem mit Konakion versorgt worden sein. Da sie außerdem noch einen Harnwegsinfekt hat, läuft die Antibiose – optimaler Weise mit einem Cephalosporin. **264**

Für die Operation muss Blut gekreuzt worden sein. Sie müssen allerdings keine Konserven in den OP bestellen, da es sich bei einer Appendektomie um eine kleinere OP handelt.

Ganz wichtig ist auch, dass Sie herausbekommen haben, dass Ihre Patientin betreut ist und Sie nicht einfach irgendwelche Entscheidungen über das Wohl von Frau Gröhler über den Kopf des Betreuers – des Sohnes – treffen können. Er sollte bereits auf dem Weg in die Klinik sein. Sie sollten außerdem mit der Volumentherapie mit Kristalloiden begonnen haben.

Wenn Sie das komplette oben beschriebene Paket in die Wege geleitet haben, bekommen Sie 5 Bonuspunkte. Für jede Maßnahme die Sie nicht durchgeführt haben, verlieren Sie 2 Kompetenzpunkte. Wenn Sie zu **760** zurückkehren und das Vergessene wiederholen, können Sie sich einen der zwei verlorenen Punkte je Maßnahme zurückholen.

Weiter bei **528**.

Ihr erster Morgen in der Notaufnahme war wunderbar, denn Sie konnten ausschlafen und den Tag nutzen, um die eine oder andere Erledigung zu machen. Aber auch der schönste Tag geht irgendwann dem Ende entgegen, und in Ihrem Fall bedeutet das: Schichtbeginn. Ein wenig mulmig ist Ihnen schon. Als Sie im Bus in Richtung Krankenhaus unterwegs sind, werden Sie von einem RTW mit NEF im Schlepptau überholt, und Ihnen ist klar, dass der Ansprechpartner des Notarztes in nicht einmal einer Stunde Sie sind. **265**

Nachdem Sie die kurze Fahrt hinter sich gebracht haben und die Notaufnahme über den Passanteneingang betreten haben,

- suchen Sie als Allererstes den Diensthabenden der Spätschicht auf, um sich eine Übergabe sowie Telefon und Funker geben zu lassen. **(560)**
- holen Sie sich erst einmal einen Kaffee aus dem Schwesternzimmer. Die Nacht wird schließlich lang. **(282)**
- machen Sie etwas anderes. **(363)**

266 Leider gibt es hier keine sinnvollen Alternativen. Sie verlieren 2 Kompetenzpunkte. Zurück zu den Optionen von **343**.

267 Natürlich reicht Ihnen diese Messung. Sie wissen, dass Herr Manteufel subfebril ist. Eine Temperaturmessung an einem anderen Ort wäre Zeitverschwendung ohne Erkenntnisgewinn – in der Notaufnahme ein No-go! Schreiben Sie sich einen Kompetenzpunkt gut! Zurück zu den Optionen von **252**.

268 «Aber Herr Doktor, natürlich nicht! Das ist doch gefährlich!», antwortet Ihnen die Patientin, und Sie haben den Verdacht, dass sie ein kleines bisschen beleidigt ist, dass Sie so etwas von ihr denken. Die Frage ist trotzdem berechtigt, und dann fügt Frau Meyer noch kleinlaut hinzu: «Na ja, vor ein paar Jahren habe ich aufgehört. Als ich jünger war, habe ich schon mal zum Glimmstängel gegriffen.» Zurück zu den Optionen von **349**.

269 «Sie müssen regelmäßig Ihre Medikamente einnehmen», belehren Sie Frau Meyer. ‚Das Medikament, das Sie wegen der Herzrhythmusstörungen nehmen, verdünnt Ihr Blut. Da Sie es nicht genommen und außerdem noch viel Flüssigkeit verloren haben, ist Ihr Blut sehr dick geworden, und Sie haben die Thrombose bekommen! Passen Sie auf, dass Sie von nun an immer regelmäßig Ihr Marcumar® zu sich nehmen. Wenn das aus irgendwelchen Gründen nicht funktioniert, müssen Sie zu Dr. Feldkam gehen. Der gibt Ihnen dann Bauchspritzen.» Die Patientin hört Ihnen ungeduldig zu. «Ja, kann ich denn dann jetzt nach Hause gehen?», fragt sie. «Es spricht nichts dagegen. Versprechen Sie mir nur, dass Sie ab jetzt gut auf sich achten!» Das verspricht Ihnen Frau Meyer und verabschiedet sich von Ihnen. Die hatte es ja eilig, denken Sie. Die restliche Nacht verläuft ereignislos. Als Sie am nächsten Abend wieder zum Nachtdienst aufkreuzen, herrscht in der Notaufnahme reges Treiben. Sie informieren sich bei Markus, was los ist. Dieser antwortet Ihnen, dass in Kabine 4 eine Reanimation läuft. Neugierig gehen Sie in den entsprechenden Behandlungsraum und sehen zu Ihrem Schrecken Frau Meyer auf dem Bett liegen. Unter ihrem Rücken befindet sich ein Reanimationsbrett und ihre Lippen sowie der restliche Kopf sind besorgniserregend blau. Die Reanimation verläuft erfolglos. In der Aufarbeitung fällt auf, dass die Patientin am Abend vorher bei Ihnen in Behandlung war – wobei, behandelt haben Sie ja nicht! Der Wirkungseintritt von Marcumar® dauert einige Tage bis Wochen. Sie können und dürfen nicht davon ausgehen, dass eine ausreichende Antikoagulation gegeben ist, nur weil man die Dosis des Medikaments wieder steigert. Man muss immer eine überlappende Antikoagulation mit einem anderen Medikament gewährleisten. Sie verlieren alle verbliebenen Kompetenzpunkte. Der Einsatz ist hier für Sie leider zu Ende!

«Den Blinddarm haben die mir rausgenommen. Schauen Sie doch mal in Ihren Akten nach. Ich glaube das war so 1972 oder so», erklärt Ihnen Frau Meyer und zeigt stolz die enorme Laparotomienarbe auf ihrem Bauch. Na, ob das eine normale Appendektomie war? Sie nehmen sich vor, zu Hause nachzuschauen, welchen Zugang man im Jahre 1972 für die Appendektomie genommen hat. Zurück zu den Optionen von **349**. **270**

In der Notaufnahme spielt die Reihenfolge tatsächlich eine Rolle, da man zu allererst potenziell gefährliche Ursachen für die vom Patienten angegebenen Symptome suchen muss. Da hier die apparative Diagnostik vom Kollegen schon angeordnet wurde und jetzt vorliegt, sollte sie auch sobald wie möglich angeschaut werden, um nichts zu übersehen. Danach können Sie eine gründliche körperliche Untersuchung durchführen. Anders wäre die Situation gelagert, wenn Sie die Untersuchungen erst anordnen müssten. Dann würden Sie sich erst einen Überblick mittels körperlicher Untersuchung verschaffen. Sie verlieren 2 Kompetenzpunkte. Weiter bei **15**. **271**

«Haben Sie überhaupt einen Plan davon, was Sie tun? Die Frau braucht doch um alles in der Welt keine Pulmonalvenenablation, und erst recht nicht mitten in der Nacht. Das Vorhofflimmern ist ja, wie Sie sagen, seit Jahren bekannt, und warum es im Moment exacerbiert, ist mir auch völlig klar», mault er Sie an und legt auf. **272**

Sie sind völlig verstört und müssen wohl, nachdem Sie sich 5 Kompetenzpunkte abgezogen haben, noch einmal nachdenken. Zurück zu den Optionen von **993**.

«Nadine, miss doch bitte den Blutdruck, damit wir wissen, ob noch was für den Kreislauf zu tun ist!», weisen Sie die Schülerin an. **273**

«Wo soll ich denn messen? Ich habe in der Schule gelernt, dass man eigentlich immer an beiden Armen messen muss. Gilt das auch jetzt – ich meine, so gleich nach der Reanimation?»

- «Ja, miss den Blutdruck bitte an beiden Armen!» **(201)**
- «Im Moment ist das nicht so wichtig. Der Druck an einem Arm reicht!» **(478)**

274 Voller Erwartung stehen Sie mit dem Team im Raum und treten von einem Fuß auf den anderen. Sie wiederholen alles, was Sie über die innerklinische Versorgung des Polytraumas wissen. Da war doch was mit ABCDE, denken Sie. Und noch während Sie versuchen, zu rekapitulieren, wofür welcher Buchstabe jetzt genau steht, hören Sie vom Ende des Ganges schon das vertraute Piepsen des Respirators. Na, dann los! Weiter bei **281**.

275 Sie sehen ein Paget-von-Schroetter-Syndrom und beginnen sofort mit der Antikoagulation, da der Patient droht, instabil zu werden. Keine fünf Minuten, nachdem Sie die Therapie initiiert haben, fällt der Druck des Patienten erheblich, und Herr Westphal verliert das Bewusstsein. Ihre Bemühungen den Patienten zu reanimieren, bleiben erfolglos und er verstirbt.

Wissen Sie eigentlich, was das Paget-von-Schroetter-Syndrom ist, und welche Symptome es verursacht? Sie sollten dies nachschlagen. Ein Tipp – mit Thoraxschmerzen hat dies nichts zu tun.

Selbstverständlich litt Herr Westphal nicht an einem entsprechenden Syndrom. Sie verlieren 30 Kompetenzpunkte. Merken Sie sich, dass Ihre Diagnosen und die sich daraus ergebenden Konsequenzen über das Leben von Menschen entscheiden und denken Sie richtig gut nach, bevor Sie eine Diagnose stellen. Weiter bei **212**.

276 Sie sollten erklären können, dass der kreislaufstabilisierende Effekt einer kristalloiden Lösung mit der Volumenzufuhr zu erklären ist. Durch periphere Vasodilatation extravasiert das körpereigene Volumen in der Peripherie. Um das Herzzeitvolumen aufrecht zu erhalten, muss dieses ersetzt werden. Dafür können Sie jede beliebige Vollelektrolytlösung einsetzen. Der Einsatz von kolloidalen Lösungen, wie beispielsweise HAES ist ungeklärt, wird aber zunehmend kritisch gesehen und entsprechend weniger eingesetzt. Glukoselösungen verbieten sich, da es sich, nach der sofortigen Verstoffwechslung der Glukose um freies Wasser handelt, welches durch seine niedrige Osomolalität sofort ins Interstitium diffundiert und dort zu Ödemen führt. Wenn Sie Nadines Fragen beantworten konnten, bekommen Sie 2 Kompetenzpunkte gutgeschrieben, wenn nicht, verlieren Sie allerdings keine Punkte, da Sie dem Patienten keinen Schaden zugefügt haben. Zurück zu den Optionen von **881**.

277 Notieren Sie sich, was genau Sie jetzt vorhaben, und lesen Sie bei **278** weiter.

Sind Sie stutzig geworden, dass der Schmerz von Herrn Manteufel so gar nicht auf Nitroglycerin reagiert hat? Haben Sie sich Ihre Untersuchungsbefunde nochmals vergegenwärtigt und sind auf den Schluss gekommen, dass es sich wahrscheinlich doch nicht um ein ACS handelt? Dann haben Sie durch kontinuierliches Hinterfragen Ihrer Aktivitäten gerade dem Patienten das Leben gerettet und dürfen sich 5 Kompetenzpunkte hinzuaddieren! Denken Sie bei **1012** nochmal genau über die möglichen Differentialdiagnosen nach. **278**

«Der Patient ist intubiert und beatmet. Clopidogrel, Prasugrel und auch Ticragrelor existieren nur als orale Medikation.» **279**

Der Kardiologe entschuldigt sich bei Ihnen, denn Sie hatten den Patientenstatus natürlich vorher beschrieben.

«Dann eben ohne doppelte Thrombozytenhemmung! Kommen Sie ins Katheterlabor!»

Hatten Sie richtig geantwortet? Wenn ja, bekommen Sie 3 Kompetenzpunkte gutgeschrieben. Sollten Sie die Antwort nicht gewusst haben, verlieren Sie 5 Punkte. Weiter bei **958**.

Es besteht keine Indikation für eine Antikoagulation. Sie verlieren 4 Kompetenzpunkte. Zurück zu den Optionen von **237**. **280**

Die Szenerie, die sich Ihnen bietet, ist – gelinde gesagt – unschön. Der Notarzt und zwei Rettungsdienstmitarbeiter schieben eine Trage herein, auf der ein ziemlich lädierter Patient liegt. Im Mund steckt ein Tubus, das Gesicht ist blutverschmiert, die Augen total zugeschwollen. Am Hals können Sie durch die Lücken des StiffNeck® viele kleinere Schnittwunden erkennen, die aussehen, als seien sie von herumfliegendem Glas verursacht worden. Der Körper des Patienten ist mit einer Rettungsdecke abgeschirmt. Am Ende der Trage tropft ein kleines Rinnsal Blut auf den Fußboden, welches wahrscheinlich an einer der unteren Extremitäten des Mannes seinen Ursprung nimmt. Außerdem laufen mehrerer Infusionen in den Patienten. Kaum hat die Kolonne den Schockraum betreten, sind die Kollegen, die Ihnen vorhin so schläfrig vorgekommen sind, plötzlich hellwach und aufmerksam. **281**

- Sie gehen zum Patienten, um mit dem Umlagerungsvorgang zu beginnen. **(438)**
- Sie tun erst einmal gar nichts und stehen nur so rum. **(1011)**

282 Sie beschließen, sich vor Ihrer ersten Nachtschicht noch einen kleinen Muntermacher zu gönnen und gehen ins Schwesternzimmer oder, wie man auf Neudeutsch sagt, den Sozialraum.

Da Sie eine lange Nacht vor sich haben, ist diese Entscheidung sicher sinnvoll, und Sie können sich einen Kompetenzpunkt gutschreiben.

Ihr Kaffee ist noch nicht zur Hälfte durchgelaufen, da öffnet sich die Tür ein weiteres Mal und Stefan, der Kollege vom Spätdienst, kommt rein. Der sieht aber ganz schön fertig aus, denken Sie, behalten das aber lieber für sich und fragen sich stattdessen, was Sie sich hier eingebrockt haben.

«Hi! Mensch, du musst meine Ablösung sein. Endlich!», freut sich Stefan.

«Pass auf: Ich hab da noch einen mit ACS in der Runde und auf der Fast Track liegt auch einer mit Brustschmerzen. Sollte kein Problem werden. Noch Fragen?», schießt es aus Stefan heraus, der sich seinen Feierabend ganz offensichtlich sehnlichst herbeisehnt.

- «Alles klar. Ich wünsch dir ‚nen angenehmen Abend!» **(24)**
- «Du, ich bin ganz neu hier unten. Könntest du mir noch schnell zeigen, wo alles ist und mir ein bisschen mehr über die Patienten sagen?» **(13)**
- «Alter, ich bin hier extra eingesprungen. Deinen Patienten kannst du mal schön noch selber fertig machen, bevor du dich aus dem Staub machst.» **(635)**

283 Die Bestimmung dieses Markers bringt Sie momentan nicht weiter. Es ist klar, dass Sie keine Ahnung haben, um was es sich hier eigentlich handelt. Schauen Sie lieber nochmal im Lehrbuch nach. Kleiner Tipp: Vielleicht steht im Dermatologie-Buch oder im Chirurgie-Buch etwas über diesen Marker. Sie verlieren 4 Kompetenzpunkte. Zurück zu den Optionen von **258**.

284 Im Rahmen der TARA und der damit einhergehenden metabolischen Azidose ist das Ergebnis der Blutgasuntersuchung völlig erwartungsgemäß ausgefallen. Der pH ist verringert, gleichfalls das Bikarbonat, was als Ätiologie der Azidose einen metabolischen Grund nahelegt. Zusätzlich zeigt der BE die relativ verringerte Anzahl an basischen Äquivalenten im Blut. Die erhöhte Anionenlücke lässt auf die Zufuhr einer exogenen Substanz als Ursache der Azidose denken, was in diesem Fall sicher durch eine vermehrte Laktatproduktion zu erklären ist. Zurück zu den Optionen von **954**.

285 Sie können die Epiglottis zwar sehen, doch irgendwie lässt sich der Eingang zur Trachea nicht gut darstellen. Sie versuchen es mit ein wenig Muskelkraft, da gibt Ihnen der Notarzt, der immer noch im Raum ist, den Tipp: «Hey Alter, ziehen – nicht hebeln! Du brichst dem ja die Zähne aus!»

Etwas beschämt versuchen Sie Ihr Bestes, um die Stimmritzen sichtbar zu machen, aber es will Ihnen einfach nicht gelingen. Langsam geht Ihnen auch die Luft aus, die Sie ja immer noch angehalten haben.

«Du, langsam sollten wir mal wieder pumpen!», bemerkt Markus.

«Kleinen Moment, hab's gleich!», lautet Ihre Antwort, und Sie ziehen mit aller Kraft am Laryngoskop. Aber da ist nichts!

Langsam sehen Sie ein, dass das wohl so nichts wird. Sie ziehen das Laryngoskop aus dem Hals des Patienten, der Notarzt beginnt sofort wieder mit den Thoraxkompressionen. Während er sich von eins bis 30 hocharbeitet, haben Sie die Möglichkeit, sich zu überlegen, welchen Plan B Sie jetzt einsetzen.

- Sie beatmen den Patienten nach der 30. Thoraxkompression zwischen und versuchen es nach einem dem folgenden Kompressionszyklus erneut mit der Intubation. **(745)**
- Sie versuchen es nach der 30. Thoraxkompression sofort erneut mit der Intubation. **(712)**
- Sie verzichten ganz auf die Atemwegssicherung und stellen stattdessen Nadine ab, um die Beatmung per Maske zu übernehmen. **(313)**
- Sie tun etwas ganz anderes. **(981)**

286

«Wir sollten jetzt am besten schnell mit einer Antibiose behandeln!», erklären Sie den Umstehenden.

«Ist das jetzt wirklich deine Priorität?» fragt Markus.

«Sollten wir da jetzt nicht erstmal etwas anderes tun?»

Recht hat er! Die antibiotische Therapie wird sicher kurz vor dem ersten Schnitt im OP vom Kollegen der Anästhesie verabreicht ist allerdings jetzt nicht Ihr dringlichstes Problem.

Sie verlieren einen Kompetenzpunkt. Zurück zu den Optionen von **369**.

287

Weiter bei **233**.

288

Sie haben ganz richtig erkannt, dass es sich beim Krankheitsbild von Frau Rummelsbacher um eine Mischbild aus dekompensierter Herzinsuffizienz, aber auch einer exazerbierten COPD handelt. Diese sollten Sie unbedingt mitbehandeln, da eine alleinige Therapie der Herzinsuffizienz nicht zum Erfolg führen wird. Nachdem Sie wahrscheinlich bereits mit Bronchospasmolytika vernebelt haben, gehen Sie mit einer Infusion Reproterol nun ganz sicher. Ein erneutes Auskultieren der Lunge zeigt Ihnen, dass das exspiratorische Giemen an Intensität abgenommen hat. Sehr gut! Zurück zu den Optionen von **915**.

289 Sie öffnen den Brief aus der Gefäßchirurgie. Vielleicht finden Sie ja doch eine wichtige Information über die Patientin. Der Brief ist auf ein Datum vor zwei Jahren datiert und berichtet von einer Thrombarteriektomie der A. carotis rechts. Im Brief ist die Medikation beschrieben, welche Sie auf dem Zettel des Rettungssanitäters bereits gelesen haben. Das Marcumar ist hier pausiert und durch ein niedermolekulares Heparin ersetzt worden. Außerdem scheint Frau Gröhler noch nicht in den Genuss der regelmäßigen Atosil-Einnahme gekommen zu sein. Ansonsten können Sie keine Änderung der eingenommen Medikamente feststellen. Folgende Diagnosen sind aufgeführt: Zn. ausgedehntem Mediainfarkt rechts und verbleibender spastischer Parese der linken Körperhälfte (PEG-Versorgung wegen einhergehender Dysphagie), 90%ige Stenose der A. carotis rechts, arterielle Hypertonie, chronisches Vorhofflimmern (mehrmalige Versuche der medikamentösen und elektrischen Kardioversion frustran), chronische Obstipation bei Analgetikaeinnahme wegen chronischem Schmerzsyndrom, iatrogene Hypothyreose bei Zn. subtotaler Thyreoidektomie wegen eines kalten Knotens.

Sie schalten den Computer ab und kehren zu Frau Gröhler zurück. Zurück zu den Optionen von **954.**

290 Und während Sie noch Ihren Kaffee leeren, betritt Pfleger Markus das Arztzimmer und stellt sich vor: «Hi, ich bin Markus – die Schichtleitung für heute Nacht. Wenn du Fragen hast, kannst du dich an mich wenden. In Kabine 1 ist Frau Schreiner zurück.»

Zum Plaudern aufgelegt ist Pfleger Markus wohl nicht. Und seine Information über die Rückkehr der Patientin war anscheinend eher eine versteckte Aufforderung, sich aus dem gemütlichen Sessel zu erheben und mit der Arbeit anzufangen. Sie gehen zum Stationstresen und holen sich die Unterlagen der Patientin. Am Tresen gibt es ein Ablagefach, in dem alle wichtigen Patientenunterlagen aufbewahrt werden. Auch Markus sitzt hier. Er hat die Patientenakte schon in der Hand und reicht sie Ihnen.

- Sie bedanken sich und gehen in Kabine 1 zu Frau Schreiner. **(491)**
- Sie fragen Markus, wie es ihm so geht, und versuchen, mit ihm in Kontakt zu kommen. **(121)**

291
«Markus, wir müssen den Patienten vernebeln lassen, schnell!», stellen Sie etwas hektisch fest. Markus ist da eher skeptisch: «Das hättest du dir mal vor einer Stunde überlegen sollen! Jetzt ist da nichts mehr mit vernebeln!» Und in der Tat: Hätten Sie sich die Notarztübergabe angehört, dann wäre Ihnen nicht entgangen, dass der Kollege noch keinerlei antiallergische Therapie initiiert hat. Zu diesem Zeitpunkt wäre eine konservative Behandlung noch ohne Probleme möglich gewesen. Den jetzigen Zustand von Herrn Klein haben Sie zu verantworten. Sie verlieren 3 Kompetenzpunkte. Zurück zu den Optionen von **77**.

292
Sie suchen aus der List der vielen Telefonnummern die des Kollegen der Gefäßchirurgie und rufen an. «Hallo, Herr Kollege!», sagen Sie selbstbewusst. «Ich habe hier eine Patientin mit einer ausgedehnten tiefen Beinvenenthrombose. Ich glaube, die ist etwas für Sie!»

«Was soll ich denn da machen?», fragt Sie der Kollege. «Der Fall ist eindeutig internistisch!» Natürlich hat der Kollege recht. Sie sollten in der Lage sein, eine tiefe Beinvenenthrombose zu behandeln. Das Venenstripping ist eine Methode zur Beseitigung von Varizen und bezieht sich folglich auf die oberflächlichen Beinvenen. Sie haben bewiesen, dass Sie keinen blassen Dunst haben, wovon hier eigentlich geredet wird. Sie sollten sich nochmal genau mit der Behandlung der tiefen Beinvenenthrombose befassen, denn die ist Ihr täglich Brot in der Notaufnahme. Sie müssen Ihre Patienten korrekt behandeln! Sie verlieren 10 Kompetenzpunkte. Zurück zu den Optionen von **406**.

293
«Wart' mal!» Stefan öffnet das Laborprogramm am Computer, und Sie können sich selbst ein Bild machen. Auffällig Werte sind: Leukozyten 13,1/nl, CRP 1,7 mg/dl, TnT 0,020, Glukose 134 mg/dl.
Helfen diese Werte Ihnen aktuell weiter?

- Ja, ich kann aus diesen Werten Schlüsse ziehen, die für mich klinische Konsequenzen haben. **(691)**
- Nein, im Moment nehme ich die Werte so hin und schaue mir deren Verlauf an. **(305)**

294
Sie sollten Amiodaron und Adrenalin gegeben sowie über die reversiblen Ursachen des HKS nachgedacht haben. Für jedes der drei Dinge, die Sie versäumt haben, verlieren Sie jeweils 3 Kompetenzpunkte.

Noch wissen Sie nicht wirklich, was Ihrem Patienten fehlt. Nach drei weiteren Schocks – Sie denken schon über einen Abbruch der Reanimation nach – hat der Patient plötzlich wieder einen Sinusrhythmus. Was nun?

- 12-Kanal-EKG schreiben. **(901)**
- Therapeutische Hypothermie einleiten. **(681)**
- Blutdruck messen. **(273)**
- Pulsstatus erheben. **(74)**
- Den Notarzt nochmal genau nach den Beschwerden des Patienten fragen. **(664)**
- Rö-Thorax anfertigen. **(380)**
- Blut abnehmen. **(784)**
- Oberarzt anrufen. **(827)**

Wählen Sie eine beliebige Anzahl der oben aufgeführten sinnvollen Möglichkeiten aus, und lesen Sie dann bei **597** weiter.

295 Es existiert kein Rhythmus, bei dem eine Medikamentenapplikation unter Reanimation nicht angesagt ist. Ganz im Gegenteil: Nach den Richtlinien der ERC gibt es Herzaktivitäten, bei denen Sie keine andere Chance haben, weil man sie nicht defibrillieren kann! Eine medikamentöse Therapie ist unbedingt angezeigt. Es geht hier um Leben und Tod für Herrn Westphal! Sie müssen den Algorithmus unbedingt kennen! Sie verlieren 5 Kompetenzpunkte. Zurück zu den Optionen von **132**.

296 Sie schauen auf den Monitor, und das tiefe Piepsen, welches Sie als Warnsignal des Pulsoxymeters interpretiert haben, quantifiziert jetzt Ihre Befürchtung. Die periphere Sauerstoffsättigung liegt jetzt nur noch bei 73 %. Zurück zu den Optionen von **805**.

297 Sie rufen erneut den Kollegen der Kardiologie an, mit dem Sie unter Umständen schon mehrmals wegen Frau Gröhler telefoniert haben. Diesmal allerdings bringen Sie das Fass zum Überlaufen.

«Wer sind Sie eigentlich, dass Sie mich ständig wegen dieser Nichtigkeiten stören. Schauen Sie sich doch das Labor einmal genau an, dann wissen Sie, wie der Hase läuft, wobei ich mir bei Ihnen überhaupt nicht mehr sicher bin, ob Sie etwas wissen! Ich werde morgen mal ein deutliches Wort mit Ihrem Oberarzt reden müssen. Sie scheinen noch überhaupt nicht bereit für die Arbeit in der Notaufnahme. Eines kann ich Ihnen sagen: Was Ihre Patientin jetzt akut nicht braucht, ist eine Koronarangiographie! Guten Tag!», sagt er und legt auf.

Ganz offensichtlich gehört die Idee, Frau Gröhler mitten in der Nacht auf den Kathetertisch zu legen, nicht zu Ihren besten. Sie verlieren 10 Kompetenzpunkte für diese undurchdachte Maßnahmen und können sich bei den Optionen von **760** erneut entscheiden.

Sie setzen sich gegen Markus durch und applizieren dem Patienten 0,5 mg **298**
Adrenalin in die Muskulatur seines Oberschenkels. Schon nach wenigen Minuten steigt der Blutdruck deutlich, und der Patient kann freier durchatmen. Für Ihre Beharrlichkeit bekommen Sie 4 Kompetenzpunkte gutgeschrieben. Die Applikation von 0,5 mg Adrenalin stellt die leitliniengerechte Versorgung von Patienten in der Anaphylaxie Stadium 3 dar. Zurück zu den Optionen von **423**.

Ihre Untersuchungen deuten darauf hin, dass ein entzündlicher Fokus im **299**
Abdomen vorliegt. Wo genau, können Sie allerdings nicht sagen. Eines ist jedoch klar: Der Fokus ist unverzüglich zu entfernen, und das geht nur durch Exploration des Abdomens. Sie kontaktieren den Chirurgen, der allerdings noch mit Herrn Westphal im OP steht, und im Moment keine Untersuchung durchführen kann. Sie erläutern ihm Ihre Befunde, er sieht jedoch keine Indikation zu solch einer großen Operation.

«Sie sollten sich noch einmal mit den Ergebnissen Ihrer Diagnostik befassen und gegebenenfalls weitere Untersuchungen veranlassen», rät er Ihnen.

Nachdem Sie 4 Kompetenzpunkte von Ihrem Konto getilgt haben, befolgen Sie den Rat des Kollegen bei **993**.

‚Herr Gröhler, wie ich Ihnen ja schon erklärt habe, geht es Ihrer Mutter im **300**
Moment nicht so gut. Meine Frage wäre, wie lange sie schon in diesem Zustand ist.

«Sie meinen das Koma?», fragt der Sohn. Sie bejahen ohne die unsachgemäße Nutzung des Wortes Koma weiter zu kommentieren.

«Das geht seit dem Schlaganfall so. Vorher war sie ganz fit. Sie hat immer ihre ganze Hausarbeit selbst gemacht und uns ganz oft zum Sonntagsbraten eingeladen. Seit damals ist alles anders. Sie redet nicht mehr und kann nur noch an guten Tagen überhaupt auf uns reagieren.»

Sie merken, dass Herr Gröhler sichtlich bewegt ist. «Dann hat man auch noch die Demenz festgestellt, und jetzt liegt sie eigentlich nur noch rum – das wollte sie nie – aber man kann sich das wohl vorher nicht aussuchen, ich meine wer will das schon!»

Zurück zu den Optionen von **444**.

301 Sie lassen sich nicht beirren und beharren auf Ihrer initialen Meinung. Das ist nicht besonders weise. Der Kollege der Neurochirurgie wird vermutlich ein paar mehr Polytraumen als Sie behandelt haben, und vielleicht wissen die Oberärzte der verschiedenen Abteilungen ja schon genau, was sie tun wollen, und wollten Sie testen bzw. vorführen. Sie verlieren 4 Kompetenzpunkte. Die offensichtliche Lösung des Dilemmas lesen Sie bei **976**.

302 Sie verlieren 5 Kompetenzpunkte. Weiter bei **597**.

303 Sie wählen erneut die Nummer des Gynäkologen und hoffen sogleich, dass er Ihnen für Ihre Aufdringlichkeit keinen Einlauf verpasst, aber Sie haben schließlich eine gynäkologische Diagnose gestellt und sind der Meinung, besser einmal mehr als einmal zu wenig anrufen. Doch entgegen Ihrer Erwartungen ist der Kollege mittlerweile mit der Sectio fertig und sagt Ihnen zu, so bald wie möglich nach der Patientin zu sehen. Er bittet Sie, schon einmal mit den Basismaßnahmen der Therapie zu beginnen. Tun Sie das bei **926**.

304 Die Gabe von Heparin ist im Moment nicht indiziert, da die Patientin marcumarisiert ist. Sie können aber gerne ein Auge auf die Gerinnung werfen und schauen, ob das Medikament richtig eingestellt ist. Wenn nicht, dann denken Sie erneut über die Gabe nach. Wenn Sie diesen Gedanken im Hinterkopf hatten, verlieren Sie keine Kompetenzpunkte. Wenn nicht, dann müssen Sie sich leider 3 Punkte abziehen. Zurück zu den Optionen von **846**.

305 Genau richtig! Im Moment können Sie mit den einzelnen Werten nicht viel anfangen. Sie wissen zwar, dass der Patient leicht erhöhte Entzündungszeichen hat. Diese können Sie aber nicht weiter einordnen. Sie können entweder von einer Entzündung (wie zum Beispiel einer Bronchitis) herrühren, alternativ aber auch einfach die Folge einer Stressreaktion sein. Patienten in der Notaufnahme haben oft leicht erhöhte Entzündungszeichen, die aber im Verlauf wieder fallen. Außerdem sehen Sie einen minimal erhöhten TnT-Wert. Auch dieser sagt nichts über die Situation des Patienten aus. Da Sie aber schon wissen, dass bei dem Patienten ein auffälliges EKG geschrieben wurde und er an Thoraxschmerzen leidet, sollten Sie die Troponin-Kontrolle um Mitternacht auf keinen Fall vergessen. Sie bekommen einen Kompetenzpunkt gutgeschrieben. Zurück zu den Möglichkeiten von **834**.

«In den letzten Tagen war ich halt ein bisschen erkältet. Da musste ich schon ganz schön schnaufen, aber normalerweise ist alles in Ordnung.» Reicht Ihnen diese Aussage? 306

- Ja. (216)
- Nein, Sie möchten noch etwas Spezielles wissen. (594)

Eine clevere Lösung! Sie fragen den Chirurgen einfach, welche Standardantibiotika bei ihm in der Abteilung bei Peritonitis verwendet werden. Der Vorteil dabei ist, dass Sie gleich mit der Therapie anfangen, die auch postoperativ Anwendung finden wird. Damit bleibt dem Patienten eine Umstellung der antibiotischen Therapie erspart. Was müssen Sie vor der Anwendung unbedingt noch beachten? Notieren Sie sich die Antwort, und lesen Sie bei **439** weiter. 307

Sie haben soeben völlige Ahnungslosigkeit bewiesen! Auf Basis welcher Untersuchungen sollten Sie denn eine Laminektomie rechtfertigen? Sie sollten die Indikation zu invasiven Maßnahmen, gerade zu Operationen, extrem sorgfältig stellen, da Sie eine erhebliche Belastung für den Patienten darstellen. Sie verlieren alle noch verbleibenden Kompetenzpunkte und beenden den Einsatz. 308

Sie können durchaus erst die durchgeführten Untersuchungen checken, damit Ihnen nichts Ernstes entgeht. Die Reihenfolge einer in Ruhe durchgeführten medizinischen Untersuchung ist: Anamnese, körperliche Untersuchung, apparative Diagnostik. In der Notaufnahme sollte man aber so schnell wie möglich die gefährlichen Ursachen von Leitsymptomen ausschließen. Hier liegen die Ergebnisse der apparativen Untersuchungen schon vor. Kontrollieren Sie diese also zuerst. Anders wäre die Situation gelagert, wenn Sie die Untersuchungen erst anordnen müssten. Dann würden Sie sich erst einen Überblick mittels körperlicher Untersuchung verschaffen. Weiter bei **15**. 309

Mit dieser Dosierung werden Sie bei einer Reanimation nicht viel erreichen! Sie sollten nochmal genau in den Reanimationsleitlinien nachschauen, in welcher Dosierung Sie das Adrenalin geben müssen! Es geht hier um Leben und Tod für Herrn Westphal! Sie müssen den Algorithmus unbedingt kennen! Sie verlieren 5 Kompetenzpunkte. 310

Bei einer Reanimation ist das Adrenalin selbstverständlich pur zu geben. In einer Ampulle ist 1 mg enthalten. Dieses geben Sie komplett. Damit das Medikament schneller in den systemischen Kreislauf kommt, können Sie mit 10 ml NaCl nachspülen. Weiter bei **333**.

311 Wenn Sie jetzt auf den Gynäkologen warten, den Blutdruck gesenkt und der Patientin Bettruhe verordnet haben, dann haben Sie alles richtig gemacht! Sollten Sie die anderen Optionen gewählt haben, dann sind Sie bereits mit dem Verlust von ordentlich Kompetenzpunkten gestraft worden. Nachdem der Gynäkologe sich alle Befunde angeschaut hat, gibt er Ihnen mit der Diagnose recht und dankt Ihnen für die gute Erstversorgung. «Zum Glück gibt es euch Jungs in der Notaufnahme!», sagt er noch und nimmt die Patientin auf. Auch Frau Schreiner bedankt sich für Ihre qualifizierte Hilfe. Weiter bei **113**.

312 Der Knöchel-Arm-Index hilft Ihnen in der aktuellen Situation nicht weiter. Er wird genutzt, um eine pAVK zu diagnostizieren und deren Verlauf zu beobachten. In der Situation von Herrn Manteufel ist die Bestimmung nicht angebracht. Sie dauert zu lange, und Sie können nicht mit einem Erkenntnisgewinn für die Akutsituation rechnen, denn dass Herr Manteufel an einer Ischämie der unteren Extremitäten leidet, ist ja doch eher unwahrscheinlich. Für diese in der Akutsituation völlig unsinnige Aktion verlieren Sie 2 Kompetenzpunkte. Zurück zu den Optionen von **252**.

313 «Nadine komm her!», weisen Sie die Schülerin an.

«Kannst du einen Patienten mit der Maske und dem C-Griff beatmen?», fragen Sie weiter.

«Na ja, das haben wir in der Schule geübt. Ich denke das bekomme ich hin!»

Die Schülerin stellt sich also hinter den Kopf des Patienten, umfasst die Atemmaske und das Kinn im sogenannten C-Griff und beginnt Herrn Westphal immer nach der 30. Kompression zweimal zu beatmen. Dabei achten Sie darauf, dass sich der Thorax Ihres Patienten immer bei der Insufflation von Luft hebt – eine andere Erfolgskontrolle haben Sie im Moment nicht, denn die periphere Sauerstoffsättigung ist in der Reanimationssituation nicht gut verwertbar. Der Optimalfall der Atemwegssicherung ist es nicht, aber wenigstens hatten Sie einen Plan B.

«Kollege, schieb doch einen Larynxtubus rein!», empfiehlt Ihnen der Notarzt – und na klar, da fällt es Ihnen wie Schuppen von den Augen: die alternative Atemwegssicherung! Sie verlieren 5 Punkte, weil Sie nicht von alleine darauf gekommen sind. Weiter bei **981**.

«Na als wir bei Mägges waren, war noch alles ganz normal – ich schwör. Dann im Popeo hab ich mit so 'nem Typen rumgemacht, und sie hat abgedanced. Als ich wiederkam – so vielleicht nach 'ner halben Stunde oder zwei oder so – war sie schon ganz komisch. Die hat da inner Ecke gesessen und kaum was gemacht. Ich hab ihr dann 'n Bier über den Kopf geschüttet, da ging's dann besser. Wir wollten dann eigentlich zu ihrem Exfreund fahren, weil sie ja sonst nicht weiß, wo sie pennen kann – aber der Taxifahrer hat uns hier rausgeschmissen – das ist voll scheiße!» Zurück zu den Optionen von **389** bzw. **645**. **314**

Das ist hoffentlich nicht Ihr Ernst! Auch Markus, Nadine und der Notarzt schauen Sie vollkommen perplex an und gehen davon aus, dass Sie hier einen völlig deplatzierten Scherz gemacht haben. Sie können mit einem Patienten im Herzkreislaufstillstand selbstredend nicht ins CT fahren, solange kein suffizienter Kreislauf aufgebaut oder der Patient nicht zumindest versorgt ist. Sie verlieren 15 Kompetenzpunkte. Zurück zu den Optionen von **200**. **315**

Aufgrund der unklaren aPTT-Verlängerung denken Sie an eine unklare Koagulopathie als Ursache der Symptome von Frau Schreiner. Denken Sie doch mal genau nach! Woher könnte die pathologische Gerinnungszeit denn kommen, und würde eine Koagulopathie wirklich die von Ihrer Patientin geäußerten Beschwerden hervorrufen? Wahrscheinlich nicht! Wenn Ihnen jetzt doch noch eingefallen ist, warum die aPTT verlängert ist, lesen Sie weiter bei **854**. **316**

Nachdem Sie gemütlich Ihren Kaffee getrunken haben, gehen Sie in die Notaufnahme und schauen nach dem Patienten. So schlimm kann es ja nicht sein, denken Sie sich – sonst hätte man Sie ja nochmals angerufen. Fast schon ein wenig stolz auf Ihre Ruhe und den unendlichen Coolnessfaktor, mit dem Sie durch die Gänge schlürfen, gehen Sie in den Untersuchungsraum, in dem der Patient liegt. Hier bietet sich Ihnen ein etwas unerfreuliches Szenario: Pfleger Markus steht neben dem Patienten und malträtiert ihm die Brust, während er bis 30 zählt. Schülerin Nadine steht hinter dem Patienten und beatmet ihn mittels Ambubeutel. Ihr Gesicht ist dabei so schneeweiß, wie das des Patienten blau ist. «Dem geht's wohl nicht so gut!», scherzen Sie und versuchen so die Situation zu retten. «Was ist denn hier los?», meldet sich eine Stimme hinter Ihnen zu Wort. Als Sie sich erschrocken umdrehen, sehen Sie Ihren Oberarzt, der vom Pflegepersonal **317** aufgrund Ihrer unglaublichen Inkompetenz und Ignoranz, selbst die gefährlichsten Situationen als solche einzustufen, verständigt wurde. Dieser übernimmt sofort die Leitung der Reanimation des Patienten – jedoch erfolglos. Zu allem Überfluss ist der Patient ein chirurgischer Kollege. Sie werden nach Hause geschickt und vorerst beurlaubt. Drei Tage später erhalten Sie neben einer Vorladung auch Ihre fristlose Kündigung. Ende.

318 Für welches Analgetikum entscheiden Sie sich?

- Metamizol 1,5 g als Kurzinfusion **(807)**
- Piritramid 7,5–15 mg als Kurzinfusion **(798)**
- Metamizol 1,5 g als Bolus i. v. **(781)**
- Acetylsalicylsäure 500 mg p. o. **(21)**
- Acetylsalicylsäure 500 mg i. v. als Bolus **(381)**
- Ibuprofen 800 mg p. o. **(483)**
- Butylscopolamin 20 mg i. v. als Kurzinfusion **(571)**
- Fentanyl 0,2 mg i. v. als Bolus **(852)**
- Morphin 5–10 mg i. v. fraktioniert **(451)**

Treffen Sie eine Auswahl, und lesen Sie dann bei **868** weiter.

319 «Markus, kannst du nochmal ein EKG schreiben?», bitten Sie den Pfleger. Sie wissen, dass das letzte EKG schon ein paar Stunden her ist und hoffen, anhand des Vergleichs beider Untersuchungen auch den letzten Verdacht auf eine kardiale Ursache ausräumen zu können. Dafür, dass Sie daran gedacht haben, bekommen Sie einen Kompetenzpunkt gutgeschrieben. Markus ruft nach Nadine, um ihr zu zeigen, wie man ein EKG bei einer Schwangeren klebt. Sie haben das auch noch nicht so oft gemacht und schauen interessiert zu. Nach kurzer Zeit nehmen Sie sich die Akte von Frau Schreiner, um das alte EKG zu begutachten. Hier sieht man dezente ERBS im Sinne von T-Negativierungen in den Ableitungen II, III, aVF. Während Sie sich Gedanken um deren klinische Relevanz machen, zeigt Ihnen Markus den aktuellen EKG-Ausdruck. Hier können Sie keine Dynamik erkennen. Wie werten Sie die Veränderungen im EKG?

- Die Veränderungen haben keine klinische Relevanz. **(45)**
- Die Veränderungen haben eine klinische Relevanz. **(366)**

320 Zurück zu den Optionen von **349**.

321 Wenn bei einem Patienten ein Rhythmus im EKG vorhanden, jedoch kein Puls zu tasten ist, dann spricht man von einer elektromagnetischen Entkopplung (EME) oder einer pulslosen elektrischen Aktivität (PEA). Dieser Zustand liegt bei Frau Gröhler allerdings nicht vor – noch nicht. Nach dem Hinweis von Markus entscheiden Sie sich, die Patientin nun doch im RTW zu behandeln. Zurück zu den Optionen von **194**.

Diese Form der Atmung wird nach Ihrem Erstbeschreiber Kussmaul-Atmung genannt. Haben Sie's gewusst? Wenn ja, verlieren Sie, wie gesagt nur 2 Kompetenzpunkte, wenn nicht, dann müssen Sie sich leider 3 Punkte von Ihrem Konto abziehen. Zurück zu den Optionen von **42**. **322**

Markus fixiert den linken Arm des Patienten über dessen Kopf, und Sie machen einen Schnitt im 4. ICR in der mittleren Axillarlinie. Diese identifizieren Sie, indem Sie den Schnittpunkt zwischen dieser und einer gen Rücken gerichteten Linie von der Mamille ausgehend bilden. Nachdem Sie den oberen Rand der 5. Rippe palpiert haben, präparieren Sie stumpf mit dem Finger weiter, solange bis die Pleura perforiert ist. Danach schieben Sie die Drainage ein, indem Sie Ihren Finger als Leitungsschiene nutzen. Es entleeren sich spontan ca. 300 ml Blut. Nachdem Sie die Drainage festgenäht haben, schließen Sie diese an ein Wasserschloss an und applizieren einen Sog von 20 mmH2O. Weiter bei **369**. **323**

Frau Gröhler hat einen Harnwegsinfekt, so viel steht fest. **324**

«Bitte häng doch 1,5 g Cefuroxim an!», beauftragen Sie Nadine.

Die Auswahl des Antibiotikums ist nicht universell. In vielen Kliniken wird Cotrimoxazol standardmäßig beim Harnwegsinfekt verabreicht, was zu einer zunehmenden Resistenzentwicklung führt. Glücklicherweise erinnern Sie sich daran, irgendwann gehört zu haben, dass ein Cephalosporin in Ihrer Klinik laut aktueller Resistenzlage das Mittel der Wahl beim Harnwegsinfekt ist. Zurück zu den Optionen von **760**.

«Sind die Schmerzen beim Laufen schlimmer? Wie lange tut das Bein überhaupt schon weh?», fragen Sie die Patientin, die von der Fülle Ihrer Informationsbedürftigkeit ganz erschlagen ist. Sie erklärt Ihnen, dass die Schmerzen kurz nach der Schwellung des Beines begonnen haben und dass sie nicht mit der von ihr zurückgelegten Gehstrecke korrelieren. Weiter bei **362**. **325**

Der direkte Vasodilatator Dihydralazin ist das Antihypertensivum der Wahl bei der Präeklampsie. Sie verabreichen 6,25 mg langsam über den pe- **326** ripheren Zugang und freuen sich darüber, dass Sie den Blutdruck auf 150/80 mmHg gesenkt haben. Zurück zu den Optionen von **926**.

327 Während Sie noch dabei sind, Ihre Diagnose in Frage zu stellen, erklärt Frau Schreiner, dass es ihr im Moment gar nicht gut geht. Der Schwindel ist wieder da, und außerdem ist es ihr ein wenig schlecht. Sie verlassen den Raum, um ein Antiemetikum zu holen. Welches Antiemetikum möchten Sie verabreichen?

- Dimenhydrinat **(395)**
- Metoclopramid **(654)**

328 Sie haben sich dafür entschieden, ein Medikament zu spritzen. Dann wird Ihnen allerdings klar, dass die Idee nicht so gut ist, und Sie verwerfen sie wieder. Zurück zu den Optionen von **194**.

329 Sie gehen zum Materialschrank und suchen sich das notwendige Equipment. Danach tasten Sie nach der A. radialis von Herrn Klein, die Sie irgendwie nicht richtig finden können. «Was machst Du denn da?», möchte Pfleger Markus wissen. «Gibt es jetzt nichts Wichtigeres als eine arterielle BGA?» Und das stimmt natürlich. Eine Analyse des arteriellen Blutgases ist bei Dyspnoe prinzipiell durchzuführen. Allerdings braucht Sie Zeit. Im Moment haben Sie diese nicht, denn Ihr Patient ist nur noch Momente von der Reanimationspflichtigkeit entfernt. Sie verlieren 5 Kompetenzpunkte. Zurück zu den Optionen von **805**.

330 Weiter bei **563**.

331 «Herr Westphal, bitte versuchen Sie, Ihre Schmerzen auf einer Skala von 1 bis 10 zu beschreiben.» Der Patient schaut Sie gequält an. «Das ist ja hier wie bei den Preußen. Na, ungefähr 9 bis 10 würde ich sagen, aber ist das denn jetzt so wichtig. Heute Morgen hat es angefangen, und da habe ich gedacht, mich ersticht jemand, seitdem ist es ganz geringfügig besser geworden, also sagen wir eine Neun. Zufrieden?» Zurück zu den Optionen von **207** oder **897**.

332 Die von Ihnen gewählte Darreichungsform ist für die Therapie der TVT nicht ausreichend, sondern spiegelt lediglich die prophylaktische Darreichungsform des Medikamentes wider. Sie verlieren 3 Kompetenzpunkte. Lesen Sie bei **974**, wie es richtig geht.

Nachdem Sie nun die entsprechenden Medikament appliziert haben, und eine erneute Rhythmusanalyse nach fünf Zyklen Thoraxkompressionen plus Beatmung keine Änderung des Rhythmus gebracht hat, kommt Anne mit dem Lukas®. Nachdem Markus die Kompressionen übernommen hat, befestigen Sie das Gerät am Patienten mit Hilfe des Notarztes und stellen es an. Jetzt können Sie den Patienten kontinuierlich mit Thoraxkompressionen versorgen und sich als Nächstes um die Beatmung kümmern. Da Anne gerade hier ist, bitten Sie darum, dass sie den Respirator vorbereitet. In diesem Moment klingelt das Telefon. **333**

«Nadine, geh mal ran!», beauftragt Markus die Schülerin.

Diese nimmt ab und mit jedem Wort, welches der Anrufer am anderen Ende der Leitung sagt, kann man sehen, dass ihr Gesicht etwas blasser wird.

«Moment, ich geb' Sie schnell weiter», sagt sie zum Anrufer und reicht Ihnen den Hörer mit den Worten: «Irgendwas mit Polytrauma ...»

Weiter bei **191**.

Weiter bei **849**. **334**

Wenn Sie notiert haben, dass Morphin die Atmung hemmt und folglich im schlimmsten Fall zu Apnoe führen kann, dann schreiben Sie sich 2 Kompetenzpunkte gut. Wenn nicht, ziehen Sie sich die zwei Punkte ab. Schwester Anne informiert Sie darüber, dass das gar nicht notwendig sei, denn sie habe schon vor einer halben Stunde eine Kurzinfusion Dipi angehängt. Weil das nicht geholfen hat, hat sie dem Patienten gerade noch einmal Dipi gegeben. «War so als Bedarfsmedikation angegeben», rechtfertigt sie ihr Handeln. Sie wissen, dass es sich bei der Abkürzung «Dipi» um das Opioid Piritramid handelt. Auf Nachfrage erfahren Sie, dass Schwester Anne eine halbe Ampulle, also 7,5 mg in eine Kurzinfusion gegeben hat. Herr Manteufel hat also bereits 15 mg Piritramid bekommen und ist damit immer noch nicht schmerzfrei. **335**

- Sie bitten Schwester Anne, trotzdem das Morphin vorzubereiten. Danach machen Sie sich auf den Weg auf die Fast Track Station. **(447)**
- Sie verzichten auf das Morphin und machen sich ohne Angabe weiterer Schmerzmittel auf den Weg zur Fast Track Station. **(427)**

Sie haben soeben völlige Ahnungslosigkeit bewiesen! Auf Basis welcher Untersuchungen sollten Sie denn eine Hämorrhoidektomie rechtfertigen? Sie sollten die Indikation zu invasiven Maßnahmen, gerade zu Operatio- **336** nen, extrem sorgfältig stellen, da sie eine erhebliche Belastung für den Patienten darstellen. Sie verlieren alle noch verbleibenden Kompetenzpunkte und beenden den Einsatz.

337 «Ich denke, die Situation ist soweit stabil», informieren Sie die Runde. «Warten wir ab und schauen was wir so finden.» An den großen Augen und dem entsetzten Gesicht von Markus können Sie erkennen, dass der wohl nicht ganz Ihrer Meinung ist. Da fällt es Ihnen wie Schuppen von den Augen: die Troponine. Der Patient hat ja Brustschmerzen. Da müssen Sie auf jeden Fall die Troponine mitbestimmen. Schließlich ist ein akuter Myokardinfarkt eine wahrscheinliche Differentialdiagnose.

«Die Schmerzen werden immer schlimmer!», klagt der Patient. «Es ist, wie wenn jemand in meinem Brustkorb herumbohrt!» Langsam werden Sie ein wenig panisch. Was haben Sie denn da übersehen? Doch bevor Sie sich Gedanken machen können, macht der Monitor sich mit lauten Alarmgeräuschen bemerkbar. Offenbar hat der Patient einen kaum noch messbaren Blutdruck – links! Auch die Sauerstoffsättigung ist in die 80iger gefallen.

«Herr Westphal!» Der Patient reagiert überhaupt nicht mehr auf Ihre Ansprache. Auch als Sie ihm einen schmerzhaften Reiz auf das Sternum setzen, kommt keinerlei Reaktion. Das Gesicht des Patienten hat jetzt eine dezente Weißfärbung angenommen, die so überhaupt nicht gesund aussieht. Auch die Arme sind plötzlich kalt. Ein Capillary-Refill-Phänomen können Sie nicht mehr auslösen. Während Sie noch darüber nachdenken, was hier los ist, hören Sie ein weiteres Alarmsignal. Gehetzt schauen Sie zum Monitor und sehen eine astreine Asystolie über den Bildschirm rasen. Sie beginnen sofort mit den Reanimationsmaßnahmen – doch vergebens: Herr Westphal ist tot. Geschockt fragen Sie in die Runde, was Sie übersehen haben, doch im Moment kann Ihnen keiner antworten. Lesen Sie bei **212** weiter.

338 Sie verlassen die Kabine und werden auf Ihrem Weg auf die Fast Track Station von Pfleger Markus abgefangen. «Du, der Notarzt ist gerade vorgefahren. Kannst du dir bitte eine Übergabe geben lassen?» (Wenn Sie bereits im Schwesternstützpunkt der Fast Track Station stehen, lesen Sie bei **806** weiter.)

- «Geht leider gerade nicht. Ich muss auf die Fast Track Station. Lass du dir die Übergabe doch geben.» **(489)**
- «Ja, klar.» **(79)**
- «Siehst du nicht, dass ich gerade beschäftigt bin?» **(398)**

Nachdem Stefan Ihnen nun wirklich alles über die Patienten erzählt hat, verabschiedet er sich, um nun endlich in seinen heißersehnten Feierabend zu starten. Auf dem Weg nach draußen wünscht er Ihnen noch einen ruhigen Dienst. Weiter bei **62**. **339**

Mittlerweile haben Sie sich mit Stefan ausführlich über Herrn Manteufel unterhalten, und er schaut ungeduldig auf die Uhr. Offensichtlich möchte er jetzt wirklich nach Hause – aber Moment: Da war ja noch ein Patient, irgendwas mit ACS oder so. Und während Sie im Kopf die Erstmaßnahmen bei ACS durchgehen, die Sie noch von Ihrem Notarztkurs im Hinterkopf haben, fängt Stefan an zu erzählen. **340**

«Bei der Patientin, die noch in der Runde ist, handelt es sich um Frau Schreiner. Die Patientin ist 28 Jahre alt und hat ebenfalls Brustschmerzen. Du merkst – das kommt hier häufig vor. Sie ist erst vor einer Stunde vom Notarzt mit dem Verdacht auf einen Herzinfarkt zu uns gebracht worden. Im EKG war nichts Auffälliges zu sehen. Alles andere habe ich dokumentiert. Ich würde dann jetzt die Fliege machen, ok?»

- «Ja, alles klar, ich wünsche dir einen schönen Feierabend!» **(468)**
- «Nein, ich möchte bitte noch Genaueres über Frau Schreiner wissen!» **(416)**
- etwas anderes **(643)**

Wenn Sie noch kein Morphin gegeben haben, dann holen Sie das jetzt nach und verlieren gleichzeitig 4 Kompetenzpunkte. Neben seinen analgetischen Eigenschaften ist Morphin ein wunderbares Medikament, um den Patienten abzuschotten und die Dyspnoe zu dämpfen. Beim Einsatz der nicht-invasiven Beatmung mit entsprechender Maske ist es fast immer vonnöten und kann hier den Unterschied zwischen Intubation und Therapieerfolg machen. Sie spritzen der Patientin langsam 5 mg und können praktisch zusehen, wie sich die Atemfrequenz verlangsamt. Es scheint Frau Rummelsbacher nach Gabe des Opioids zusehends besser zu gehen. Weiter bei **190**. **341**

«Ganz ruhig, Mädels!», hören Sie Nadine beschwichtigend auf die Verursacher des Krawalles einreden. **342**

«Na dann ...», motiviert Markus: «... weiter geht's!» Weiter bei **155**.

Sie gehen wieder zu Herrn Westphal, der in der Zwischenzeit von Markus und Nadine für den Abtransport fertig gemacht worden ist. «So, das CT ist bereit, wir können!», sagen Sie zu den beiden. **343**

«Was ist mit einer Aufklärung?», möchte Markus von Ihnen wissen.

- «Du hast recht. Die müssen wir noch schnell machen.» **(496)**
- «Die CT ist eine Notfallindikation. In so einem Fall braucht man keine Aufklärung.» **(646)**
- etwas anderes **(266)**

344 Die Leitlinien der ERC verlangen vor der Defibrillation zuerst die Rhythmusanalyse. Das macht auch Sinn. Sie müssen doch erst wissen, ob Ihr vorheriger Versuch, wieder einen stabilen Kreislauf herzustellen, funktioniert hat. Sie verlieren 4 Kompetenzpunkte. Weiter bei **924**.

345 «Na, das müsste doch bei Ihnen in der Akte stehen», appelliert Frau Meyer an Ihre Gründlichkeit. Dieser Satz ist häufig und wird Ihnen oft begegnen – und Sie vermutlich des Öfteren zur Weißglut bringen. Viele, vor allem ältere Patienten, sind der Meinung, dass es eine Art Netzwerk gibt, welches jedem Arzt die Möglichkeit gibt, alle gesundheitsrelevanten Akten eines Patienten zu sehen. Sie erklären Frau Meyer, dass dies nicht so ist, woraufhin diese sagt: «Ich weiß auch nicht so recht, was genau ich habe. Irgendwas mit dem Herzen, und dann immer mal Wasser in den Beinen. Aber eigentlich geht's mir gut. Ich gehe öfters mal zum Doktor Feldkam, der weiß dann schon, was mir fehlt.»

Fällt Ihnen eine andere Möglichkeit ein, die medizinische Vorgeschichte Ihrer Patientin zu eruieren?

- Ja. **(432)**
- Nein. **(320)**

346 Die Buchstabenkombination DNAR, in einigen Häusern fehlerhaft als DNR betitelt, kommt aus dem Englischen und heißt ausgeschrieben: «Do not attempt resuscitation!», was übersetzt bedeutet, dass keine Wiederbelebungsmaßnahmen eingeleitet werden sollen. Es gehört zu den ethisch sicherlich schwierigsten Situationen, eine entsprechende Entscheidung über ein Patientenschicksal zu fällen, und sollte im Prinzip nur nach Rücksprache mit den Angehörigen stattfinden. Allerdings fällt die endgültige Entscheidung über die Sinnhaftigkeit einer Wiederbelebung oder einer wiederbelebenden Maßnahme in den Verantwortungsbereich des Arztes und nicht in den der Angehörigen. Um Konflikte zu vermeiden und eine differenzierte Entscheidung im Sinne des Patienten treffen zu können, wird aber praktisch immer die Einbeziehung der Angehörigen, erst recht der Betreuer, vonnöten sein. Es ist auch durchaus möglich, sich für eine Operation auszusprechen, die der Sanierung eines akuten Fokus entspricht, die Durchführung von hochinvasiven Maßnahmen zur Behandlung möglicher Komplikationen (wie zum Beispiel dem septischen Schock) jedoch zu unterlassen. Weiter bei **135**.

Noradrenalin wirkt agonistisch am Alpha- sowie am Beta-1-Rezeptor und **347**
führt so zur peripheren Vasokonstriktion. Sie versuchen auf diese Weise, die histaminvermittelte Vasodilatation zu konterkarieren. Wenn Sie das gewusst haben, können Sie sich 2 Kompetenzpunkte gutschreiben. Zurück zu den Optionen von **423**.

Sie erklären ihm, warum Sie mitten in der Nacht anrufen und der Kollege **348**
fragt Sie – mutmaßlich nicht ohne Sie ein wenig testen zu wollen: «Na, was für eine CT brauchen Sie denn jetzt?» Schreiben Sie Ihre Antwort auf, und lesen Sie bei **353** weiter.

«Jetzt aber los!» Sie nehmen sich die Unterlagen der Patientin und gehen in **349**
Kabine 2. «Guten Tag, Frau Meyer!», begrüßen Sie sie. Vor Ihnen sitzt eine ältere Frau. Soweit Sie das auf den ersten Blick einschätzen können, befindet sich die Patientin in gutem AZ und leicht adipösem EZ. «Guten Abend, Herr Doktor. Es ist mir furchtbar unangenehm, dass ich Sie um diese Uhrzeit noch störe. Eigentlich wollte ich nur eine Spritze gegen die Schwellung am Bein, aber der junge Doktor von vorhin hat mich dann gleich eingewiesen. Er hat irgendwas von Lungenembolie gesagt. So etwas habe ich doch hoffentlich nicht?! Meine Freundin, die Gertrude, ist daran gestorben, da habe ich jetzt schon ein bissel Angst!»

Sie beruhigen Frau Meyer und teilen ihr mit, dass es so schlimm nicht ist. Da Sie, außer der vorliegenden Einweisung, keinerlei Dokumente über die Patientin haben, müssen Sie sich nun alle notwendigen Informationen selbst beschaffen. Sie wissen lediglich, dass sich die Patientin mit dem Leitsymptom «geschwollenes Bein» vorgestellt hat. Führen Sie als Erstes eine Anamnese durch. Fragen Sie nur wirklich sinnvolle Dinge, weil Sie für nicht angebrachte Fragen Kompetenzpunkte verlieren.

- «Wie lange besteht die Schwellung schon?» **(738)**
- «Haben Sie Schmerzen?» **(729)**
- «Leiden Sie unter Vorerkrankungen? Wenn ja, unter welchen?» **(345)**
- «Sind in Ihrer Familie Herzinfarkte häufig?» **(163)**
- «Rauchen Sie?» **(268)**
- «Haben Sie Blut gehustet?» **(263)**

- «Haben Sie Probleme beim Atmen?» **(306)**
- «Hatten Sie früher schon einmal eine Thrombose?» **(869)**
- «Haben Sie in den letzten Tagen länger liegen müssen?» **(755)**
- «Wann sind Sie das letzte Mal operiert worden?» **(270)**
- «Haben Sie Ihren Blinddarm noch?» **(116)**
- «Hatten Sie schon einmal einen Schlaganfall?» **(434)**
- «Was hat Sie veranlasst, gerade heute den Arzt zu rufen?» **(911)**
- «Welche Medikamente nehmen Sie?» **(432)**
- «Haben Sie in der letzten Zeit unter Durchfall gelitten?» **(355)**
- «Waren Sie in der letzten Zeit im Ausland?» **(459)**
- «Haben Sie noch Gefühl im Bein, oder spüren Sie ein Kribbeln?» **(16)**
- etwas anderes **(794)**

Wenn Sie Ihre Anamnese zufriedenstellend durchgeführt haben, lesen Sie bei **87** weiter.

350 «Bitte bereite doch eine Kurzinfusion mit 1 g Magnesiumsulfat vor», sagen Sie zu Nadine und liegen damit goldrichtig. Magnesium erhöht die Krampfschwelle und wird daher eingesetzt, um zu verhindern, dass sich eine Eklampsie entwickelt. Sie bekommen 2 Kompetenzpunkte gutgeschrieben. Zurück zu den Optionen von **926**.

351 «Wir sollten jetzt bereits mit der Betablockertherapie anfangen.»

Markus ist skeptisch. «Hast du nicht was von Hypertonus gesagt? Dann müsste sie doch eigentlich einen Betablocker bekommen!»

Hat Markus recht? Bekommt Frau Gröhler tatsächlich schon einen Betablocker?

- Ja. **(717)**
- Nein. **(412)**

352 Da liegen Sie völlig richtig. Sofort nachdem Sie defibrilliert haben, sind Sie nach den neuen Leitlinien von 2010 dazu angehalten, mit den Thoraxkompressionen weiterzumachen. Das mehrmalige Defibrillieren und die sofortige Rhythmuskontrolle sind nicht mehr leitlinienkonform. Dies liegt daran, dass es notwendig ist, die Hands-off-Zeit, also den Zeitraum ohne manuelle Thoraxkompressionen, so gering wie möglich zu halten, um das Blutvolumen kontinuierlich zirkulieren zu lassen. Auch bei einer erfolgreichen Konversion des pathologischen Kammer- zu einem Sinusrhythmus hat die weitere manuelle Thoraxkompression für zwei Minuten keine negativen Auswirkungen. Weiter bei **695**.

Sollten Sie sich notiert haben, dass Sie jetzt ganz schnell eine CT des Thorax mit arterieller Kontrastierung brauchen, dann bekommen Sie 2 Kompetenzpunkte gutgeschrieben. Wenn nicht, dann verlieren Sie 5 Punkte. Weiter bei **343**. **353**

«Wie bitte? Ich habe stärkste Schmerzen und Sie wollen mir erzählen, ich sei bekloppt?», beschwert sich Herr Manteufel und hat damit selbstverständlich recht. Im Prinzip gehören psychische Beschwerden zur Differenzialdiagnose des Brustschmerzes. In einer solchen Situation ist es aber äußerst taktlos, den Patienten danach zu fragen. Sie verlieren 2 Kompetenzpunkte. Zurück zu den Möglichkeiten von **570**. **354**

«Na, das habe ich Ihnen doch gerade gesagt: Erst der Brechdurchfall, dann auch noch die Erkältung! Und jetzt das mit dem Bein. Jetzt geben Sie mir doch eine Spritze dagegen!» Zurück zu den Optionen von **349**. **355**

Sie nehmen sich die Auskultation von Herz und Lunge vor. Die Patientin zeigt ubiquitär vesikuläre Atemgeräusche beidseits. Bei der Auskultation des Herzens können Sie klare und normofrequente Herzgeräusche auskultieren. Vitientypische Geräusche sind nicht zu auskultieren. Zurück zu den Optionen von **246** **356**

Die in den Leitlinien der ERC empfohlene Frequenz bei der Herzdruckmassage lautet nicht 120/min. Um ein halbwegs adäquates Herzzeitvolumen aufrecht zu erhalten, muss Markus etwas langsamer drücken. Sie verlieren 2 Kompetenzpunkte. Zurück zu den Optionen von **859**. **357**

Gute Idee. Eine Blutdruckdifferenz zwischen beiden Armen kann auf eine Aortendissektion hinweisen. Für eine valide Entscheidung zwecks des weiteren Vorgehens bei einem Verdacht auf Aortendissektion ist sie aber keinesfalls ausreichend. Bei Herrn Manteufel ist der Blutdruck an beiden Armen ungefähr gleich. Zurück zu den Optionen von **252**. **358**

«Sag mal Markus, haben wir nicht so einen Lukas®?», fragen Sie. Haben Sie daran gedacht, sich eine Reanimationshilfe zu holen? Alternativ zum Lukas®, einem Ring mit mittig platziertem Stempel, welcher die Thoraxkompressionen mit immer gleicher Intensität und Tiefe ausführt, existiert zum Beispiel noch das sogenannte LiveBand®, welches wie eine Art Korsett um den Thorax des Patienten geschnallt wird und entsprechend Kompres- **359** sionen ausübt. Sollte Ihnen das in den Sinn gekommen sein, dann können Sie sich 4 Kompetenzpunkte gutschreiben, denn es erleichtert Ihnen die Arbeit ungemein. Sie verlieren jedoch keine Kompetenzpunkte, wenn Sie nicht daran gedacht haben.

«Klar haben wir das. Ich rufe mal die Anne an und bitte Sie, uns den Lukas® vorzubereiten.»

Weiter bei **132**.

360 Im Moment bleibt tatsächlich nicht viel für Sie zu tun. Sie können allerdings viel über die Abläufe im Schockraum lernen, wenn Sie den beteiligten Disziplinen über die Schulter schauen. Grundsätzlich funktioniert die Arbeit im Schockraum wie in der Boxengasse der Formel 1: Jeder geht einer genau für seine Disziplin definierten Aufgabe nach. Die Ergebnisse werden dann zusammengefasst, und es wird interdisziplinär ein Therapiekonzept erarbeitet, welches sich an den Prioritäten der gefundenen Verletzungen orientiert. Hierbei gilt: Treat first what kills first! Zurück zu den Optionen von **650**.

361 Für diese Untersuchung gibt es aktuell keine Indikation. Wenn Sie den Verdacht auf eine intraabdominelle Pathologie haben, dann müssen Sie diese als Erstes mittels klinischer Untersuchung und Laborbefunden erhärten. Zurück zu den Optionen von **37**.

362 Die Informationen, die Frau Meyer Ihnen über ihre Schmerzen gegeben hat, reichen und Sie führen die Befragung der Patientin fort. Zurück zu den Optionen von **349**.

363 Hier sind leider alle sinnvollen Optionen genannt. Zurück zu **265**.

364 Sie ordnen Ciprofloxacin an und liegen damit richtig. Dieses Medikament gilt als Goldstandard bei der Behandlung von abdominelle Infektionen. Was müssen Sie vor der Anwendung unbedingt noch beachten? Notieren Sie sich die Antwort, und lesen Sie bei **439** weiter.

365 Im Moment ist eine Katecholamin-Therapie noch nicht angezeigt. Die Patientin leidet weder unter einer allergischen Reaktion, noch befindet sie sich im kardiogenen Schock. Der Blutdruck der Patientin ist eher hyperton, so dass Sie mit Ihrer Therapie gerade das Gegenteil von Ihrem eigentlichen Ziel erreichen würden. Da Sie es mit einer beginnenden Herzinsuffizienz zu tun haben, sollte es Ihr Ziel sein, die Herzarbeit der Patientin zu verringern. Das Katecholamin Noradrenalin bewirkt allerdings genau das Gegenteil. Sie verlieren 4 Kompetenzpunkte und sind froh, dass Markus Sie gerade noch von Ihrer fragwürdigen Idee abhalten kann. Zurück zu den Optionen von **915**.

Und damit meinen Sie genau welche Relevanz? Welche Konsequenzen wollen Sie denn aus den Veränderungen ziehen? Die Patientin hat weder auffällige Troponine noch ein Risikoprofil für ein ACS. Der wahrscheinlichste Grund für die Auffälligkeiten im EKG ist der von caudal gegen das Zwerchfell drückende Uterus. Sie verlieren einen Kompetenzpunkt. Weiter bei **749**. **366**

Weiter bei **806**. **367**

Haben Sie die Herzenzyme auf Ihrem Notizzettel stehen? Wenn nicht, ist das nicht unbedingt schlimm, weil es bei Frau Gröhler keinerlei Anzeichen für ein myokardiales Problem gibt und Sie nicht bei jedem Patienten die Herzenzyme abnehmen müssen. Falls Sie entsprechende Werte abgenommen haben, so ist das hochsensitive TnT mit 0,09 ng/ml erhöht. Ist Ihnen dieser Wert ausreichend für die Indikation zur Koronarangiographie, oder wollen Sie noch andere Laborwerte sehen? **368**

- Der Wert ist ausreichend. **(297)**
- Der Wert ist nicht ausreichend und Sie möchten sich noch andere Laborwerte anschauen. **(624)**

Nachdem Sie den Patienten vor einem drohenden Herz-Kreislaufstillstand bewahrt haben, indem Sie den Druck in seinem Thorax reduziert haben, ist jetzt der Zeitpunkt, sich die Bilder der CT-Traumaspirale genauer anzusehen. Das Ergebnis ist ernüchternd! Wo liegt die Behandlungspriorität? **369**

- Laparotomie zum Stillen der intraabdominellen Blutung **(876)**
- Einbringung einer Ventrikelsonde und ggf. Kraniotomie zur Reduzierung des intrakraniellen Druckes **(450)**
- Versorgung der Mittelgesichtsfraktur **(964)**
- Applikation einer Breitbandantibiose **(286)**
- Stabilisierung der Densfraktur **(811)**
- Plattenosteosynthese des instabilen Thorax zur äußeren Schienung **(61)**
- Stabilisierung der Beckenfraktur **(255)**
- Plattenosteosynthese der Unterschenkelknochen **(204)**
- etwas anderes **(247)**

370 «Na, dann fangen wir mal an zu drücken!», teilen Sie den Umstehenden Ihren Plan mit.

«Nicht so schnell!», widerspricht Markus Ihnen. «So weit sind wir noch nicht. Die Patientin hat ja noch einen Puls!»

Sie verlieren 4 Kompetenzpunkte, weil Sie sich für eine falsche Akutmaßnahme entschieden haben. Zurück zu den Optionen von **321**.

371 Es gibt im Moment tatsächlich nichts medizinisch Vernünftiges für Sie zu tun, was nicht in einer der anderen Optionen aufgeführt ist. Allerdings verpassen Sie durch Ihr Zögern die Möglichkeit, eine absolut notwendige und lebensrettende Maßnahme zu ergreifen, weshalb Sie 10 Kompetenzpunkte verlieren. Sie können jetzt bei **890** erneut wählen – tun Sie dies allerdings mit Bedacht!

372 Sie glauben, Frau Schreiner leidet unter einer psychosomatischen Störung, welche sich in Thoraxschmerzen äußert. Sie wissen, dass diese Erkrankung speziell junge Frauen betreffen kann, die sich in psychischen Belastungssituationen befinden. Frau Schreiner hat Ihnen ja schon vorhin erzählt, dass der Vater des Kindes sie sitzen gelassen hat und sich im Moment auch noch kein Ersatzpapa gefunden hat. Das kann einen schon mal ganz schön aus der Bahn werfen. Zum Glück verfügen Sie im Haus über eine gute psychosomatische Betreuung. Doch was machen Sie nun?

- Sie nehmen die Patientin auf die Fast Track Station auf. **(78)**
- Sie klären die Patientin über die Harmlosigkeit der Beschwerden auf und entlassen sie, nicht ohne ihr zu raten, sich ambulant in psychotherapeutische Betreuung zu begeben. **(595)**

373 «Ok, dann zieh mir jetzt bitte das Adrenalin auf!», beauftragen Sie Nadine.

«Alles klar. In welcher Lösung möchtest du es denn haben?»

- «1:10!» **(310)**
- «1:100!» **(912)**
- «1:1000!» **(967)**
- «Pur natürlich!» **(101)**

374 Die Anlage eines arteriellen Zugangs sowie die Abnahme der BGA gehören bei einem intensivpflichtigen Patienten zu den unbedingten Aufgaben der Notaufnahme. Sie führen diese Maßnahme ohne Probleme durch. Das Resultat der BGA können Sie bei **42** nachlesen.

Die Patientin hat bereits einen Zugang. Über den läuft eine Ringerlösung. Welche Medikamente wollen Sie geben? 375

- Keine, Sie haben es sich anders überlegt. **(328)**
- Metoprolol 5 mg langsam i. v. **(709)**
- Ajmalin 50 mg langsam i. v. **(215)**
- Etomidate 20 mg schnell i. v. + Fentanyl 0,1–0,2 mg schnell i. v. **(385)**
- Adrenalin 1:100 verdünnt fraktioniert i. v. **(513)**
- etwas anderes **(558)**

Wenn Sie keine der o. g. Optionen mehr in Betracht ziehen, dann kehren Sie zu den Optionen von **194** zurück.

Da Sie davon ausgehen können, dass Frau Rummelsbacher unter einer COPD-Exazerbation leidet, verabreichen Sie 250 mg SDH, um die Schwellung in ihren Lungen zu verringern. Wie schätzen Sie die Anschlagsdauer des Medikamentes ein? Notieren Sie sich die Antwort, und lesen Sie bei **708** weiter! 376

Sie entschuldigen sich kurz beim Patienten und wählen die Nummer des Neurologen. 377

«Guten Morgen!», begrüßen Sie ihn. «Ich habe hier einen Patienten, der eine beginnende Schwäche der rechten Körperhälfte sowie Parästhesie des linken Armes hat. Eigentlich funktioniert nur noch das rechte Bein richtig gut. Ich glaube, Sie sollten sich den mal anschauen!»

Der Kollege, der sich wohl gerade wieder hingelegt hat, fragt Sie verschlafen, woher Sie eigentlich anrufen. Sie erklären ihm, dass Sie der Diensthabende der Notaufnahme sind, und er verspricht, sobald wie möglich nach dem Patienten zu sehen. Sie mögen doch bitte schon einmal eine CCT anmelden, bittet er Sie noch und legt auf.

«Die Schmerzen werden immer schlimmer!», klagt der Patient. «Es ist, wie wenn jemand in meinem Brustkorb herumbohrt!» Langsam werden Sie ein wenig panisch. Was haben Sie denn da übersehen? Doch bevor Sie sich Gedanken machen können, macht der Monitor sich mit lauten Alarmgeräuschen bemerkbar. Offenbar hat der Patient einen kaum noch messbaren Blutdruck – links! Auch die Sauerstoffsättigung ist in die 80iger gefallen.

«Herr Westphal!» Der Patient reagiert überhaupt nicht mehr auf Ihre Ansprache. Auch als Sie ihm einen schmerzhaften Reiz auf das Sternum setzen, kommt keinerlei Reaktion. Das Gesicht des Patienten hat jetzt eine dezente Weißfärbung angenommen, die so überhaupt nicht gesund aussieht. Auch die Arme sind plötzlich kalt. Ein Capillary-Refill-Phänomen können Sie nicht mehr auslösen. Während Sie noch darüber nachdenken, was hier los ist, hören Sie ein weiteres Alarmsignal. Gehetzt schauen Sie zum Monitor und sehen eine astreine Asystolie über den Bildschirm rasen. Sie beginnen sofort mit den Reanimationsmaßnahmen – doch vergebens: Herr Westphal ist tot. Geschockt fragen Sie in die Runde, was Sie übersehen haben, doch im Moment kann Ihnen keiner antworten. Den Neurologen bestellen Sie wieder ab. Eine zerebrale Ischämie lag wohl nicht vor. Lesen Sie bei **212** weiter.

378 «Nadine, zieh mir doch mal bitte 100 mg Ketamin auf 10 ml auf!», sagen Sie voller Inbrunst zu der Schülerin. «Wir müssen hier eine Narkose machen.» Die Schülerin tut, wie ihr geheißen, während Markus die Intubation richtet. Beenden Sie erst Ihre Initialtherapie bei **881**! Ob die Intubation glückt, erfahren Sie danach.

379 «Nein, sollten wir das tun?»

- «Ja.» **(741)**
- «Nein.» **(64)**

380 «Wir sollten schnell ein Rö-Thorax im Bett machen lassen!»

«O.k., ich kümmere mich darum!», pflichtet Markus Ihnen bei und ruft sofort in der radiologischen Abteilung an, um eine MTA für ein Röntgen des Thorax am Bett her zu bitten. Aufgrund der Dringlichkeit der Situation lässt diese auch nicht lange auf sich warten und ist innerhalb von kürzester Zeit zur Stelle, um die Untersuchung durchzuführen. Hier sehen Sie ein etwas verbreitertes Mediastinum. Zeichen für einen Pneumothorax oder eine Pneumonie liegen nicht vor. Das Herz ist normal konfiguriert. Zurück zu den Optionen von **294**.

381 Weiter bei **21**.

382 Die inspiratorische Sauerstoffkonzentration, die mit Hilfe einer Sauerstoffmaske, an die ein Reservoirbeutel angeschlossen ist, erreicht werden kann, liegt weit über der Konzentration von 40 %. Sie können sich merken, dass Sie mit Hilfe einer solchen Apparatur eine Konzentration von ungefähr 60 bis 65 % Sauerstoff in der applizierten Luft erreichen können. Nur die Beatmung mittels Demand-Ventil bietet eine noch höhere Konzentration an. Hier kann eine FiO2 von fast 1,0 erreicht werden. Sie verlieren 2 Kompetenzpunkte. Weiter bei **921**.

«Da haben wir wohl was Wichtiges vergessen!», fällt es Ihnen wie Schuppen **383**
von den Augen.

«Ziehst du mir bitte eine große Ampulle Fentanyl und eine Ampulle Dormicum® auf?!» Natürlich haben Sie vergessen, Herrn Westphal zu sedieren. Nachdem nun sein Spontankreislauf zurückgekehrt ist und das Hirn wieder ausreichend mit Sauerstoff versorgt wird, gibt es für den Patienten keinen Grund mehr, weiter im Koma zu bleiben. Und selbstredend ist man ein wenig verwirrt, wenn man aufwacht und plötzlich etwas im Hals stecken hat, was einen mit Luft vollpumpt. Bedenken Sie, dass die Patienten im mandatorischen Atemmodus keinerlei Möglichkeiten haben, selbstständig zu atmen.

Sie sollten also eine Postreanimationssedierung in die Wege leiten. Hierfür hat sich die Gabe von 0,5 mg Fentanyl als Analgetikum sowie 15 mg Midazolam als Hypnotikum bewährt. Der früher oft gebrauchte Fentanyl/Midazolam-Perfusor ist allerdings aufgrund der kontextsensitiven Halbwertszeit beider Medikamente obsolet. Weiter bei **688**.

Weiter bei **849**. **384**

«Wir müssen eine Analgosedierung machen!», informieren Sie die Ret- **385**
tungssanitäter.

«Gut, was willst du aufgezogen haben?», fragt einer dieser nach.

Sie sagen es ihm, und er zieht eine Ampulle einer milchig weißen Flüssigkeit sowie eine große Ampulle einer klaren Flüssigkeit in zwei unterschiedliche Spritzen auf und reicht sie Ihnen.

Sie gehen zum Zugang der Patientin und spritzen erst 2 ml der klaren Flüssigkeit und dann 10 ml der weißen Flüssigkeit in den Zugang.

Nach kurzer Zeit wird die Patientin völlig teilnahmslos und verliert sämtlichen verbliebenen Muskeltonus. Zurück zu den Optionen von **194**.

Weiter bei **183**. **386**

Eine SIMV-Beatmung ist nicht die Beatmungsmethode der Wahl in der **387**
Reanimationssituation. Sie entspricht einer differenzierten Beatmungsform, bei der der Patient am unteren Druckniveau spontan dazuatmen kann. Findet dieser Trigger in einem bestimmten Erwartungszeitraum

statt, dann unterstützt der Respirator den Atemhub mittels einer voreingestellten Druckunterstützung. Allerdings ist die SIMV eher ein historischer Beatmungsmodus, welcher heute vom BIPAP®-Modus abgelöst ist. In der Akutsituation hat er allerdings, wie erwähnt, keinen Stellenwert und deshalb verlieren Sie 5 Kompetenzpunkte. Zurück zu den Optionen von **999**.

388 «Markus, der Patient braucht 250 mg SDH, schnell!», stellen Sie etwas hektisch fest. Markus ist da eher skeptisch: «Das hättest du dir mal vor einer Stunde überlegen sollen!» Und in der Tat: Hätten Sie sich die Notarztübergabe angehört, dann wäre Ihnen nicht entgangen, dass der Kollege noch keinerlei antiallergische Therapie initiiert hat. Zu diesem Zeitpunkt wäre eine konservative Behandlung noch ohne Probleme möglich gewesen. Den jetzigen Zustand von Herrn Klein haben Sie zu verantworten. Trotzdem ist die Gabe von SDH natürlich noch immer indiziert. Im Moment hat allerdings etwas anderes Vorrang. Sie verlieren 2 Kompetenzpunkte. Zurück zu den Optionen von **77**.

389 Die eine von beiden, welche noch fähig ist zu sprechen, schaut Sie mit großen Augen an.

«Ehy, Alter, motz uns net so an! Hab‘ mal Respekt, Mann, ey ganz ehrlich. Meiner Freundin geht's voll schlecht, Mann.»

Sie versuchen trotz der leicht gewöhnungsbedürftigen Sprache professionell zu bleiben und versuchen zu eruieren, was die beiden zu Ihnen in die Notaufnahme geführt hat. Suchen Sie sich die Fragen aus, die Sie beantwortet haben wollen. Bedenken Sie allerdings, dass junge, aufgeregte und mutmaßlich alkoholisierte Menschen keine lange Aufmerksamkeitsspanne haben. Behelfen Sie sich aus diesem Grund mit zwei der unten genannten Fragen. Lesen Sie dann bei **246** weiter!

- «Hat Ihre Freundin Drogen genommen?» **(634)**
- «Hat Ihre Freundin irgendwelcher Krankheiten?» **(604)**
- «Hat Ihre Freundin Alkohol getrunken?» **(723)**
- «Wie lange geht es ihr denn schon schlecht?» **(563)**
- «Wie hat das angefangen?» **(330)**
- «Welche Beschwerden hat sie denn genau?» **(314)**
- «Was ist denn eigentlich passiert?» **(692)**

390 Sie sollten sich immer fragen, welche Konsequenz eine solche Aufforderung hat. Warum muss der Sohn von Frau Gröhler mitten in der Nacht verängstigt durch die Stadt fahren? Was kann er mit seiner Anwesenheit bewirken? Da es außerdem nicht so aussieht, als ob Ihre Patientin in den nächsten Stunden akut verstirbt, ist auch dieser Grund nicht ins Feld zu führen. Lassen Sie den Sohn Ihrer Patientin zu Hause! Sie verlieren 2 Kompetenzpunkte. Zurück zu den Optionen von **614**.

«Keine Ahnung, ich habe den Patienten nicht selbst gesehen. Übergeben wurde mir nichts. Das Ganze klingt aber eigentlich eher wie ein muskuloskelettaler Thoraxschmerz.» Zurück zu den Möglichkeiten von **834**. **391**

«Ja, ich leide unter eine Arthritis. Die setzt mir manchmal ganz schön zu.» **392**

- Sie möchten diesbezüglich noch eine weitere Frage stellen. **(182)**
- Ihnen reichen die Informationen, die Sie haben. **(570)**

Sie holen sich das Sonographiegerät in die Patientenkabine und befeuchten das Abdomen von Frau Gröhler mit Kontaktgel. Danach gehen Sie systematisch die verschiedenen Quadranten mit dem Schallkopf ab. Sie können die Leber und die Gallenblase regelrecht darstellen. Hier können Sie keine Pathologie nachweisen. Das Pankreas ist wegen Luftüberlagerungen bei liegender PEG nicht einsehbar. Auch die Milz und die Strukturen des linken Unterbauchs stellen sich als unauffällig dar. Im rechten Unterbauch können Sie eine korkadenartige Struktur mit einem Durchmesser von ca. 1,3 cm sehen. Um diese Struktur, die Sie an ein Schneckenhaus erinnert, befindet sich ein wenig freie Flüssigkeit. Zurück zu den Optionen von **993**. **393**

Weiter bei **226**. **394**

Sie ordnen eine Ampulle Dimenhydrinat als Kurzinfusion an und versprechen Frau Schreiner, dass es ihr bald besser gehen wird. Schon nach etwa einer Minute bemerkt die Patientin eine wesentliche Besserung, und Sie gehen im Kopf die möglichen Gründe für ihre Symptome durch. Einmal lagen Sie ja bereits daneben. Was könnte die junge Mutter nur haben? «Doc, hier stimmt was gar nicht!», ruft Markus Ihnen plötzlich zu. Sie haben in Gedanken kurz den Blick vom Patientenbett abgewandt. Als Sie nun wieder hinsehen, merken Sie, dass Frau Schreiner gar nicht gut aussieht. Sie hat die Augen nach oben verzogen und scheint auf Ansprache überhaupt nicht mehr zu reagieren. Noch bevor Sie sich einen Reim auf das machen können, was da gerade passiert, krampft die Patientin plötzlich in tonisch-klonischem Muster. «Was ist denn jetzt los?», fragt Schülerin Nadine panisch. **395**

Und auch Ihnen ist gar nicht wohl bei der Sache. Denn Krampfen heißt Hypoxie und Hypoxie ist für Mutter und speziell auch Kind gar nicht gut! Jetzt müssen Sie schnell handeln. «Ist Midazolam o. k.?», fragt Sie Markus.

- «Ja, schnell zieh mir 5 mg auf!» **(858)**
- «Nein! Nicht in der Schwangerschaft!» **(914)**

396 Herr Klein ist einverstanden, und Sie gehen in die Nachbarkabine, um sich endlich um Frau Schreiner zu kümmern. Die ist schon ganz ungeduldig und fragt sich, wo Sie bleiben. Als Sie ihr die Situation erklären, können Sie die Patientin allerdings beruhigen. Sie behandeln Ihre Patientin und bringen die Nachtschicht relativ entspannt hinter sich. Am übernächsten Tag sehen Sie Herrn Klein bei der Visite auf der Intensivstation tracheotomiert und beatmet liegen. Sie erkundigen sich bei Ihrem Kollegen nach dem Patienten. Der erklärt Ihnen, dass Herr Klein nach 18 Stunden eine verspätete sekundäre allergische Reaktion hatte. Seine Frau hat den Notarzt gerufen, welchem keine Intubation mehr möglich war. Als Ultima Ratio musste der Patient koniotomiert werden. Ob ein hypoxischer Hirnschaden bei hypoxischem Kammerflimmern vorliegt, ist noch unklar. Sie verlieren 25 Kompetenzpunkte. Lesen Sie beim Debriefing **(209)** weiter.

397 Na, wenn Sie schon so gefragt werden ...! Natürlich haben Sie hier bei der Bestimmung der wichtigen Vitalzeichen etwas vergessen – und zwar die Atemfrequenz. Bei der Atemfrequenz handelt es sich um einen Parameter, den Sie auf jeden Fall immer bestimmen sollten, wenn Sie einen Notfallpatienten beurteilen, denn sie sagt unheimlich viel über dessen Erkrankungsschwere aus. Sie messen diese am besten, indem Sie die Thoraxhebungen Ihres Patienten innerhalt von 15 Sekunden zählen. Diesen Wert multiplizieren Sie mit 4 – letztlich genauso wie bei der Herzfrequenz. Weiter bei **2**.

398 Bluffen Sie Markus an und gehen Ihrer Wege auf die Fast Track Station. Für diese unfreundliche Bemerkung verlieren Sie 2 Kompetenzpunkte. Weiter bei **63**.

399 «Klar, warum nicht? Da hätte ich auch selbst darauf kommen können!», geben Sie zu und applizieren dem Patienten 0,5 mg Atropin.

Der sowieso schon vom maximalen sympathischen Input geplagte Körper kann diesen zusätzlichen Stressor nicht mehr tolerieren und antwortet mit einer Kammertacchykardie. Trotz aller Bemühungen gelingt es Ihnen nicht, den von Ihnen angerichteten Fehler wieder in Ordnung zu bringen, und die Patientin verstirbt. Sie verlieren 10 Kompetenzpunkte und sollten sich die in **558** gestellte Frage noch einmal gut durch den Kopf gehen lassen!

Da haben Sie ja gerade nochmal die Kurve gekriegt. Für Ihr anfängliches Kopfausschalten müssen Sie sich zwar 2 Kompetenzpunkte abziehen, Sie bekommen jedoch einen zurück, weil Sie sich vom Kollegen etwas sagen lassen und nicht stur Ihr Ding durchziehen. Also insgesamt einen Kompetenzpunkt Abzug. Zurück zu den Optionen von **915**. **400**

«Über's Telefon ist das immer ganz schlecht mit Diagnosen. Aber wenn es dem Patienten trotz Ihrer Schmerztherapie so schlecht geht, dann sollten Sie ihn einweisen. Bei einer harmlosen Ursache wären die Schmerzen vermutlich weg. Jedenfalls kann man etwas Ernstes nicht ausschließen. Ich schau ihn mir dann an», sagen Sie Ihrem Kollegen zu. **401**

Der ist hocherfreut, und Sie merken, dass er im Prinzip darauf gehofft hat, dass Sie ihm den Patienten abnehmen. Nun wissen Sie also, dass Frau Meyer heute definitiv nicht Ihre letzte Patientin ist. Weiter bei **349**.

Sie versuchen nun, den Tubus in Richtung der von Ihnen als Epiglottis interpretierten Struktur zu schieben. Es ist Ihnen allerdings nicht möglich, die Intubation durchzuführen, da der ganze Pharynx geschwollen ist. Doch es kommt noch schlimmer! Ihr Intubationsversuch hat dazu geführt, dass die Atemwege von Herrn Klein jetzt ganz zugeschwollen sind. Wenn Sie ihn nicht relaxiert haben, hat Ihr Versuch sogar einen Laryngospasmus verursacht. Stark schwitzend schauen Sie auf den Monitor, der mittlerweile eine Sättigung in den Sechzigern anzeigt. Sie sind mit Ihrem Latein am Ende. Markus ist so geistesgegenwärtig, Ihnen eine große Punktionskanüle für die Koniotomie in die Hand zu drücken. **402**

- Sie haben schon einmal eine Koniotomie durchgeführt. **(790)**
- Sie haben noch nie eine Koniotomie durchgeführt. **(234)**

Weiter bei **828**. **403**

Stefan schaut Sie zwar ein wenig kritisch an, aber Sie sind der Boss. Sie packen alles zusammen und machen sich auf den Weg zur Intensivstation. Der Kollege der Tagschicht ist gerade in einer Besprechung mit einem der Oberärzte, als Sie mit dem Patienten und Ihrem ganzen Gefolge zur Tür hereinkommen. Während die Kollegen unter der Leitung von Stefan mit dem Umlagern beginnen, führen Sie eine Übergabe durch. **404**

«Und was hat die Frau nun?», fragt der Oberarzt.

«Das weiß ich noch nicht. Wir haben Sie erst einmal stabilisiert!», antworten Sie und ahnen schon, dass Ihre Idee vielleicht doch nicht so gut war.

«Wozu seid ihr Typen in der Notaufnahme denn eigentlich gut? Den Tubus da reinschieben, kann ja wohl jeder Anästhesist!» Der Oberarzt bekommt einen roten Kopf. Anscheinend sind Sie hier an einen Choleriker geraten. Das ändert allerdings nichts daran, dass er vollkommen im Recht ist – zumindest fachlich. Die Notaufnahme ist, wie Ihnen schon mehrfach erklärt wurde, eine Einrichtung in der neben der Stabilisierung der Patienten auch eine Diagnostik und Risikoabschätzung stattzufinden hat. Wenn Sie einen intubierten Patienten ohne weitere Maßnahmen und ohne den Grund für seine Problematik zu kennen, auf die Intensivstation legen, dann machen Sie sich als Station völlig überflüssig und haben den Namen Notaufnahme nicht verdient. Sie verlieren 7 Kompetenzpunkte. Weiter bei **66**.

405 Wenn Sie schon eine Untersuchung veranlassen, die im Moment gar nicht notwendig ist, dann sollten Sie diese wenigsten zu deuten wissen! Das Ergebnis ist bei einer kürzlich abgelaufenen TARA völlig erwartungsgemäß, denn es liegt eine metabolische Azidose vor. Der pH ist verringert, gleichfalls das Bikarbonat, was als Ätiologie der Azidose einen metabolischen Grund nahelegt. Zusätzlich zeigt der BE die relativ verringerte Anzahl an basischen Äquivalenten im Blut. Die erhöhte Anionenlücke lässt auf die Zufuhr einer exogenen Substanz als Ursache der Azidose denken, was in diesem Fall sicher durch eine vermehrte Laktatproduktion zu erklären ist. Sie verlieren 2 Kompetenzpunkte. Zurück zu den Optionen von **954**.

406 Welche Therapie leiten Sie nun ein?

- Gar keine. Die Patientin soll einfach ihr Marcumar® weiter nehmen. **(269)**
- Vorstellung beim Gefäßchirurgen zum Venenstripping **(292)**
- Vorstellung beim interventionellen Radiologen mit der Frage nach einer Cavaschirmchenimplantation **(756)**
- Aufnahme auf die Intensivstation zur Überwachung wegen des hohen Risikos der Patientin, eine Lungenembolie zu entwickeln. **(948)**
- Volumentherapie bei Va. beginnendes prärenales Nierenversagen **(65)**
- Überlappende Antikoagulation mittels Enoxaparin, bis ein INR zwischen 2 und 3 erreicht ist. **(198)**
- Überlappende Antikoagulation mittels Heparin, bis ein INR zwischen 2 und 3 erreicht ist. **(578)**

- antibiotische Therapie mittels Betalactamase Inhibitor und Markrolid **(44)**

Wählen Sie eine oder mehrere Optionen und lesen Sie dann bei **106** weiter.

Sie liegen ganz richtig. Zum einen haben Sie gut erkannt, dass eine Azidose vorliegt. Auch die respiratorische Genese dieser konnten Sie offenkundig gut herausarbeiten. Zurück zu den Optionen **550**; wenn Sie den Patienten schon untersucht haben, zu **95**. **407**

«O. k., da haben Sie recht!», pflichten Sie dem Radiologen bei. «Ich werde sofort mit der Therapie beginnen und komme dann ins CT. Wir sind in zehn Minuten da!» **408**

Sie bitten Markus, einen Perfusor mit Heparin, den Sie mit 1050 IE/hr laufen lassen, sowie die bei Ihnen vorrätige Lysemedikation zu richten und dem Patienten zu verabreichen.

«Du bist der Boss!», sagt dieser und befolgt Ihre Anweisungen.

Nachdem die Medikamente gegeben worden sind, machen Sie sich auf den Weg ins CT. Beim Umlagern auf den Untersuchungstisch wird der Patient plötzlich enorm tacchykard. Auf dem Monitor sehen Sie einen Sinusrhythmus mit 150 Schlägen pro Minute, also dem absoluten Maximum, was der Sinusknoten in diesem Alter schafft. Beim Versuch, den Puls zu fühlen, merken Sie, dass es sich hier um eine elektromechanische Entkopplung handelt. Sie beginnen sofort mit den Reanimationsmaßnahmen – leider vergeblich, denn Herr Westphal verstirbt. Als Sie seiner Frau die traurige Nachricht mitteilen, bitten Sie um die Erlaubnis für eine Autopsie, denn Sie möchten wissen, warum der Patient versterben musste. Die Ehefrau erteilt Ihnen diese.

Drei Tage später werden Sie vom Pathologen angerufen und gefragt, ob Sie der Sektion beiwohnen möchten. Ihr Oberarzt gibt Ihnen die Erlaubnis dafür und so machen Sie sich auf in den Sektionssaal.

Der Anblick Ihres ehemaligen Patienten lässt Ihnen einen Schauer über den Rücken fahren. Bei der Eröffnung des Brustkorbs sehen Sie, dass der vollkommen voller Blut ist, welches mutmaßlich dem riesigen Loch in der Aorta entstammt. Bei genauerer Untersuchung stellen Sie fest, dass die Aorta, da wo sie aufgerissen ist, in mehrere Schichten zerfallen ist – ganz wie bei, na klar: einer Aortendissektion! Weiter bei **212**.

«Leider geht das noch nicht so schnell!», versuchen Sie Frau Meyer die Wahrheit schonend beizubringen. Diese ist nicht sonderlich begeistert: **409**

«Wer soll sich denn dann um den Bert kümmern? Der weiß doch gar nicht, wo seine Socken sind, und geschweige denn die Unterhosen! Kann ich denn nicht zu meinem Doktor gehen. Der kann das bestimmt auch.» Sie bleiben allerdings hart! Was ist die rationale Grundlage für Ihre Entscheidung, Frau Meyer nicht aus der Notaufnahme zu entlassen?

- Die Behandlung der tiefen Beinvenenthrombose kann nicht im ambulanten Bereich erfolgen. **(648)**
- Die Behandlung der Pneumonie kann nicht im ambulanten Bereich erfolgen. **(641)**

410 Nachdem der Bauchchirurg sich um einen Saal gekümmert hat, wird der Patient in Begleitung der Anästhesie in den OP gebracht, wo er eine Laparotomie sowie eine Kraniotomie bekommt. Danach wird er auf die Intensivstation verlegt, wo er an einer ventilatorassoziierten Pneumonie erkrankt. Die Intensivmediziner können diese mit hoch dosierten Breitbandantibiotika behandeln, und fünf Tage nach der Operation wird eine Tracheotomie zur Vorbereitung auf das Weaning durchgeführt. Das Hirn schwillt ab und zwölf Tage nach dem Unfall wird Herr Schwarz, wie der Patient heißt, in den OP verbracht, um den Knochendeckel, welchen man in seiner abdominalen Fettschwarte konserviert hat, wieder zu implantieren. Wählen Sie eine Zahl zwischen 1 und 10 aus.

- Wenn die ausgewählte Zahl 1, 2 oder 3 ist, lesen Sie bei **126** weiter.
- Wenn die ausgewählte Zahl 4, 5 oder 6 ist, lesen Sie bei **1020** weiter.
- Wenn die ausgewählte Zahl 7, 8 oder 9 ist, lesen Sie bei **934** weiter.
- Wenn die ausgewählte Zahl 10 ist, lesen Sie bei **662** weiter.

411 «Mhh», überlegen Sie laut. «Wie war das, also gegen einen kritisch erhöhten Hirndruck kann man entweder eine osmotisches Diuretikum wie Mannitol geben, oder man appliziert eine hyperosmolare Infusionslösung. Dies rekrutiert doch Wasser aus den Zellen, oder? Genau und das reduziert das Hirnödem. Allerdings ist es eine sehr radikale Methode und sollte deshalb nur als Ultima Ratio angewendet werden.»

Beeindruckt nickt der Oberarzt mit dem Kopf. «Und woran erkennt man nun einen Patienten mit kritisch erhöhtem Hirndruck klinisch?»

Sie antworten, dass ein Patient, dessen Hirndruck hoch ist, durch eine Symptomtrias aus Anisokorie, die sich zur beidseitig erweiterten und fixierten Pupille entwickelt, Hypertonie und Bradykardie auffällt. Als der Neurochirurg den pathophysiologischen Hintergrund des sogenannten Cushing-Reflexes erfragt, müssen Sie allerdings passen. Er erklärt Ihnen, dass der Grund die Lähmung des Nervus opticus und der mit selbigem ziehenden Accomodationsfasern ist. Außerdem notiert der Körper, dass die Gehirndurchblutung kritisch gesenkt ist, und möchte dem mit einer Erhöhung des Perfusionsdrucks entgegenwirken. Dies geschieht durch die Ausschüttung von endogenen Katecholaminen sowie durch sympathische Nervenfasern an den Arterien selbst. Die Bradykardie wird durch eine Lähmung der sympathischen, das Herz versorgenden Fasern verursacht.

Haben Sie alles gewusst? Dann dürfen Sie sich für jede Tatsache (Klinik, Therapie, Pathophysiologie) 2 Kompetenzpunkte gutschreiben. Sie verlieren außerdem 2 Punkte, wenn Sie eine der Dinge nicht gewusst haben. Ausgenommen ist hier die Pathophysiologie, da diese für die Behandlung eines Verunfallten praktisch, allerdings nicht unerlässlich ist. Weiter bei **956**.

«Ich bin mir sicher, dass Sie trotz der arteriellen Hypertonie keinen Betablocker bekommt. Sie ist mit einem ACE-Hemmer eingestellt.» **412**

Gut aufgepasst! Sie bekommen 2 Kompetenzpunkte dazu.

«Was willst du denn jetzt geben?», fragt Markus.

«Wir fangen mit 2,5 mg Bisoprolol an!», erklären Sie und zeigen damit, dass Sie Ahnung haben. Bisoprolol wird bei Vorhofflimmern zur Frequenzregulierung eingesetzt. Selbstverständlich können auch andere Wirkstoffe verwendet werden, Bisoprolol gehört allerdings zu den am häufigsten eingesetzten Präparaten. Zurück zu den Optionen von **846**.

Sie gehen – mal wieder – in den Aufenthaltsraum, um sich einen kleinen Muntermacher zu genehmigen. Hoffentlich wird’s diesmal was, denken Sie, nachdem ja schon der eine oder andere Versuch der Koffeinzufuhr in der heutigen Nacht gescheitert ist. Sie gehen zum Automaten und wählen einen Cappuccino, der, so mutmaßen Sie, bei geringerer Temperatur leichter zu trinken ist. Gerade als die ersten Tropfen der geschäumten Milch in den Becher tropfen, kommt Markus zur Tür herein. **413**

«Wo bleibst du denn, der RTW ist gerade vorgefahren!»

Missmutig schlürfen Sie in den Schockraum. Sie verlieren 3 Kompetenzpunkte. Sie müssen sich vor einem Polytraum vergewissern, dass der Schockraum vollständig besetzt ist und dass alle menschlichen und technischen Ressourcen für die Versorgung eines Polytraumas zur Verfügung stehen. Dieser Zeitpunkt war mutmaßlich der schlechteste, um Ihre Koffeinsucht zu befriedigen. Weiter bei **274**.

414 So pauschal sollten Sie das nicht entscheiden. Sie haben zwar damit recht, dass die Patientin schon relativ lange wartet und jetzt versorgt werden sollte. Auf der anderen Seite wissen Sie nicht, was sich hinter einem dicken Bein verbirgt. Sie sollten potenziell gefährliche und akute interventionspflichtige Ursachen ausschließen. Dies können Sie mit einer simplen Frage auch tun. Weiter bei **888**.

415 Sie glauben, Frau Schreiner leidet unter einer peripartalen Kardiomyopathie. Wissen Sie eigentlich, was die Symptome für eine derartige Erkrankung sind und wann sie auftritt? Sieht nicht so aus! Frau Schreiner hat nicht im Geringsten die Symptome einer peripartalen Kardiomyopathie. Die Frauen, die unter dieser seltenen Form der Kardiomyopathie leiden, stellen sich mit schwerer Luftnot und AZ-Verschlechterung vor. Außerdem tritt die Krankheit meist kurz vor der Geburt auf, zumindest aber im letzten Trimenon oder nach der Entbindung. Auch in der Echokardiographie hätten Sie wegweisende Befunde sehen müssen. Sie verlieren 7 Kompetenzpunkte. Denken Sie nochmal nach. Weiter bei **327**.

416 «Ach, komm schon, ich muss jetzt wirklich los. Schau dir halt das Labor an und dann entlass‘ sie oder leg sie auf die Fast Track Station, wenn du dir nicht sicher bist.»

Sie geben sich mit der Information zu Frieden.

«O. k., dann gibt's zu dieser Patientin also nichts Wichtiges mehr?», fragen Sie nochmal, um sich vollends versichert zu haben, dass Sie an alles gedacht haben. Weiter bei **53**.

417 Sie nehmen das Telefonat an und hören eine weibliche, bisher unbekannte Stimme, die sich als Schwester Anne vorstellt. Sie ist die diensthabende Pflegekraft der Fast Track Station und möchte Ihnen mitteilen, dass Herr Manteufel wieder über stärkere Schmerzen klagt. Auf Ihre Nachfrage erfahren Sie, dass der Patient seine Schmerzen als 8 auf der numerischen Schmerzskala einordnet.

- Sie ordnen ein Analgetikum an und bitten Schwester Anne, sich wieder zu melden, wenn der Patient in einer halben Stunde immer noch Schmerzen hat. **(318)**
- Sie entschuldigen sich bei Frau Schreiner und machen sich auf den Weg zu Herrn Manteufel. **(338)**
- etwas anderes **(142)**

Richtig! Für diese unkonventionelle, jedoch völlig korrekte Entscheidung dürfen Sie sich 2 Kompetenzpunkte dazu addieren. Sie haben die Kontrolle der ZVK-Lage durch die EKG-Steuerung realisiert. Dass Sie einen Pneumothorax gestochen haben, ist bei dem gewählten Zugang auch eher unwahrscheinlich. Eine Möglichkeit, die für das Anfertigen eines Röntgen-Thorax sprechen könnte, wäre noch die Klärung der Ätiologie von Frau Rummelsbachers Problemen. Hier tritt diese Untersuchung jedoch mehr und mehr in den Hintergrund, da die Lungensonographie die wichtigsten Ursachen der Dyspnoe wesentlich sensitiver zu differenzieren weiß. In einigen Kliniken gehört das Röntgen-Thorax aber zum Standard. **418**

Zurück zu den Optionen von **95**.

Während Sie in Kabine 1 gehen, rekapitulieren Sie die Krankengeschichte von Frau Schreiner. Die 28-jährige Patientin stellte sich wegen Brustschmerzen vor. Stefan hat Ihnen die junge Frau als Verdacht auf ACS übergeben, aber irgendwie passt das nicht zu dem, was Sie über das ACS wissen – jedenfalls nicht zur typischen Altersverteilung. Viel mehr wissen Sie über die Patientin nicht, allerdings haben Sie sich auch noch nicht die Zeit genommen, sie richtig anzuschauen. Mit dem Vorsatz, das Rätsel zu lösen und das vermeintliche Koronarsyndrom als das zu entlarven, was es tatsächlich ist, betreten Sie den Untersuchungsraum. Frau Schreiner liegt auf der Liege und schläft. **419**

- Sie wecken die Patientin auf. **(795)**
- Sie lassen Frau Schreiner schlafen und schauen nach der anderen Patientin. **(647)**
- Sie machen Licht und studieren die Ergebnisse der bisherigen Untersuchungen. Sie hoffen dass Frau Schreiner von selbst munter wird. **(676)**

«Da haben wir im Moment nichts dabei. Es gibt wohl eine Patientenverfügung, aber die lag nicht vor. Angehörige waren auch nicht erreichbar. So richtig klar ist die Situation nicht. Die Kollegen im Pflegeheim haben auch nicht viel gehabt. Die Patientin ist wohl erst seit kurzem dort, und die Pflegekraft kannte sie nicht. Bekannt ist wohl aber eine spastische Parese nach ausgedehntem Mediainfarkt. Außerdem eine fortgeschrittene Demenz. Sie haben uns die Medikamentenliste mitgegeben.» Sie lassen sich die Liste zeigen: **420**

- ASS 100 mg 1-0-0
- Ramipril 5 mg 1-0-0
- Euthyrox 75 µg 1-0-0
- Marcumar n.INR

– Atosil 25 mg 1-0-1
– Valoron gtt 20-20-20
– Laxoberal 5 mg 1-0-0

«Na ja, ist halt der Klassiker für alte Menschen», sagen Sie. «Schlauer sind wir damit aber auch nicht, denn was wirklich gut wäre, ist die Patientenverfügung.»

Da diese nicht vorliegt, müssen Sie erst einmal alles tun, oder?

- Ja. **(874)**
- Nein, nicht unbedingt. **(10)**

421 Nachdem Sie diesen wichtigen Schritt unternommen haben, müssen Sie Ihre Patientin nun trotzdem noch verlegen. Wohin aber?

- auf die internistische Normalstation **(640)**
- auf die internistische Intensivstation **(785)**

422 «Super, also dann bis morgen!» **(825)**

423 Nun müssen Sie handeln, um Ihren Patienten zu retten. Welche therapeutischen Maßnahmen leiten Sie ein?

- Propofolnarkose und Intubation **(615)**
- Ketaminnarkose und Intubation **(626)**
- Hauptsache Intubation, das verwendete Hypnotikum spielt dabei keine Rolle. **(622)**
- nicht-Invasive CPAP/ASB-Beatmung **(526)**
- nochmalige Gabe eines Glukokortikoids bis zu einer Maximaldosis von 1 g **(651)**
- Katecholamintherapie **(742)**
- forcierte Volumentherapie **(52)**
- forcierte Diurese **(139)**
- Inhalation von Salbutamol und Ipratropiumbromid **(607)**
- Inhalation von Adrenalin **(583)**

Nachdem Sie alle notwendigen therapeutischen Schritte unternommen haben, lesen Sie bei **771** weiter.

424 Sie erklären die Problematik der Herzrhythmusstörungen und versuchen dem Sohn dann begreiflich zu machen, dass Sie der Meinung sind, den Grund für diese zu kennen.

«Würden Sie denn wollen, dass wir bei Ihrer Mutter alles machen?», fragen Sie vorsichtig.

«Wie meinen Sie das: alles machen?»

«Was ich mit Ihnen besprechen möchte, ist, ob Sie auch eine Operation befürworten würden.»

«Na, wenn das notwendig ist!»

Sie merken, dass Sie hier schlecht weiterkommen. Der Sohn von Frau Gröhler ist offenbar völlig mit der Situation überfordert und versteht den Wink mit dem Zaunpfahl nicht!

«Wollen Sie, dass wir Ihre Mutter operieren?»

Der Mann bejaht, und es bleibt Ihnen im Moment nur die Möglichkeit, das zu akzeptieren. Zurück zu den Optionen von **444**.

Da liegen Sie leider völlig falsch. Die Symptomatik der Frau passt, auch **425**
wenn Sie ehrlich sind, nicht so wirklich – zumindest eine respiratorische Komponente können Sie bei der extrem dyspnoeischen alten Dame schon vermuten. Bei einer metabolischen Azidose wären der Ventilationsparameter (pCO2) sowie auch der Oxygenierungsparameter (pO2) normal. Die Azidose könnten Sie neben dem pH lediglich am reduzierten Basenequivalent, dem HCO3, erkennen. Sie verlieren leider 3 Kompetenzpunkte. Kehren Sie zurück zu den Optionen von **42**, und denken Sie erneut darüber nach, was hier nicht stimmt.

Eine arterielle BGA ist eine sinnvolle Diagnostik bei unklaren Krankheits- **426**
bildern und gehört beim Leitsymptom der Dyspnoe sogar essenziell zur Diagnostik. Die Untersuchung gibt Aufschluss über Ventilation (pCO2), Oxygenierung (pO2), Diffusion (pO2/FiO2), Elektrolytstatus, Glukosestatus, Säure-Basen-Haushalt und Laktat. Die verschiedenen verfügbaren Geräte differieren leicht in ihrem Informationsoutput, die oben genannten Parameter sollte aber jedes moderne BGA Gerät messen können. Sie führen bei Herrn Manteufel eine arterielle BGA durch. Die Befunde lesen Sie bei **498**.

Sie sollten unbedingt noch mehr Schmerzmittel für den Patienten vorbe- **427**
reiten. Die Tatsache, dass Herr Manteufel schon 15 mg Piritramid bekommen hat, darf Sie hier, auch in Bezug auf eine mögliche Atemdepression, nicht stören. Eine Ihrer wichtigsten Aufgaben als Arzt ist es, Leiden zu lindern. Tun Sie das auch! Sie verlieren 2 Kompetenzpunkte und bitten Schwester Anne nun doch, das Morphin zu richten. Weiter bei **812**.

Sie telefonieren erneut mit dem Kollegen der Radiologie, der sich nach kur- **428**
zer Diskussion breitschlagen lässt, eine CT des Thorax zu fahren. Sie be-

sprechen dies mit Frau Meyer und klären sie über die Untersuchung auf. Der Radiologe möchte von Ihnen noch wissen, ob die Nieren- und Schilddrüsenfunktion bei Ihrer Patientin beeinträchtigt sind. Sie können derzeit keine Aussagen über die Schilddrüse von Frau Meyer machen, melden die entsprechenden Werte aber im Labor nach. Bezüglich der Niere können Sie nach erneuter Crea-Kontrolle nach 500 ml Ringerlösung grünes Licht geben. Welche Frage müssen Sie Frau Meyer unbedingt stellen, bevor Sie mit ihr ins CT fahren? Weiter bei **960**.

429 Sie beginnen, die Patientin ausführlich zu untersuchen. Hierbei merken Sie, dass das bei einer Schwangeren gar nicht so einfach ist – denn: Was ist denn hier eigentlich ein Normalbefund? Das Gesicht der Patientin scheint ein wenig aufgedunsen, aber schließlich haben Sie sie ja auch gerade aus dem Schlaf geholt. Die Halsweichteile sind, soweit Sie das beurteilen können, ohne pathologischen Befund. Sie können keine vergrößerten Lymphknoten tasten. Auch die Schilddrüse ist weder vergrößert noch knotig umgebaut. Auch der Thoraxbefund ist entsprechend normal. Die Lungengrenzen sind ein wenig nach oben verschoben, was Sie allerdings auf den wachsenden Uterus schieben. Beidseits können Sie ein vesikuläres Atemgeräusch auskultieren. Außerdem sind die Herztöne rein und ohne vitientypische Geräusche. Bei der Palpation des Abdomen können Sie den Fundusstand ungefähr 2 QF unter dem Nabel palpieren.

- Dieser Fundusstand ist für die 20. SSW normal. **(931)**
- Dieser Fundusstand ist für die 20. SSW nicht normal. **(238)**

430 «Nein, im Moment nicht. Ich habe die Pille genommen, na ja, nicht immer ganz regelmäßig. Aber seitdem ich schwanger bin, nehme ich gar nichts mehr.» Zurück zu den Optionen von **485**.

431 Herr Klein befindet sich in Stadium III der Anaphylaxie. Unterschieden werden vier Stadien, welche sich in Ihrer Klinik und der sich daraus ergebenden therapeutischen Konsequenz unterscheiden. Diese dürfen Sie nun bei **423** einleiten.

432 «Warten Sie! Irgendwo muss hier eine Liste sein», erklärt Ihnen die Patientin und kramt in ihrer Tasche herum. Und tatsächlich! Folgende verschreibungspflichtige Präparate werden von Frau Meyer eingenommen:

- Ramipril 2,5 mg 1-0-0
- Bisoprolol 2,5 mg 1-0-0
- Isosorbiddinitrat 10 mg 1-1-1

- HCT 12,5 mg 0-1-0
- Phenprocoumon n. INR

Buntes Programm, denken Sie sich und haben sofort einige Diagnosen im Kopf, die für die Medikation verantwortlich sein könnten. Eine Frage drängt sich aber sofort auf. Welche? Notieren Sie sich, was Sie die Patientin fragen wollen, und lesen Sie bei **156** weiter.

Die Blutwerte Ihrer Patientin haben Sie ganz schön erschrocken, denn Sie **433**
haben die extrem verlängerte aPTT nicht übersehen! Jetzt wollen Sie sofort herausfinden, woher diese Gerinnungsstörung kommt, und bitten Markus, alle Gerinnungsfaktoren, die Ihnen im Moment so einfallen, zu bestimmen: «Markus, hier brauchen wir das ganz große Programm: Fibrin, Fibrinogen, Faktorenbestimmung, Rotem, ...» Während Sie sich bemühen, auch keinen Laborparameter zu vergessen, merken Sie, dass Markus überhaupt nicht mitschreibt. Amüsiert schaut er Sie an und muss sich anscheinend anstrengen, sich das Lachen zu verkneifen. «Was ist denn los?», fragen Sie, verärgert über soviel Ignoranz. Sie fühlen sich überhaupt nicht ernst genommen. «Warum denkst du, hat Frau Schreiner wohl eine so pathologische aPTT?» Denken Sie nochmal genau darüber nach und notieren Sie sich die Antwort. Lesen Sie dann bei **522** weiter.

«Nein, natürlich nicht. Das sehen Sie doch.» Diese Frage ist nicht relevant, **434**
um mögliche gefährliche Diagnosen des Leitsymptoms von Frau Meyer auszuschließen. Konzentrieren Sie sich und bleiben Sie beim Wesentlichen. Sie verlieren 2 Kompetenzpunkte. Zurück zu den Optionen von **349**.

«Was machen Sie denn da?», will der Neurochirurg von Ihnen wissen, als **435**
Sie sich ohne Umschweife daran machen, den Polytraumatisierten zu reanimieren.

«Der Patient ist schon krank genug! Da müssen Sie ihm nicht noch den Rest geben!»

Während der Kollege der Neurochirurgie Sie daran hindert, dem Patienten erheblichen Schaden zuzufügen, holt der Radiologe den Anästhesisten, welcher sich weiter um den Patienten kümmert.

Als ihm erzählt wird, was passiert ist, hört er kurz die Brust des Patienten ab, nimmt einen grünen PVK und sticht damit mitten zwischen die 2. und 3. Rippe in die rechte Brust des Mannes. Nahezu sofort wird die Beatmungssituation wesentlich besser, und ein Sinusrhythmus ist wieder hergestellt. Mittlerweile hat auch der Unfallchirurg gemerkt, was los ist, und wäscht sich steril, um gleich hier im CT eine Thoraxdrainage zu legen. Sie verlieren 10 Kompetenzpunkte für das Übersehen eines Spannungspneumothorax. Weiter bei **369**.

436 Sie versuchen, den Tubus in Richtung der von Ihnen als Epiglottis interpretierten Struktur zu schieben, und schaffen es tatsächlich, bis zu den Stimmritzen vorzudringen. Alles andere geht blind. Es gelingt Ihnen, den Tubus bis zur 22-cm-Markierung vorzuschieben. Markus steckt Ihnen das Stethoskop in die Ohren und lässt Sie erst das Epigastrium, danach beide Lungenflügel auskultieren. Aufgrund des hohen Geräuschpegels hören Sie so gut wie gar nichts, bilden sich allerdings ein, beidseits vesikuläre Atemgeräusche auszukultieren. Was ist unbedingt Ihr nächster Schritt? Für die Antwort lesen Sie bei **689** weiter.

437 Sie verlassen die Fast Track Station und kümmern sich um Ihre anderen Patienten, froh das erste Problem der Nacht souverän gelöst zu haben. Herrn Manteufel geht es wieder einigermaßen gut, und die PCA kann morgen früh durchgeführt werden. In Gedanken freuen Sie Sich schon auf das dicke Lob von Ihrem Oberarzt. Leider wird Ihre Freude gegen 4.00 Uhr nachts jäh zunichte gemacht, als sich Schwester Anne meldet, weil es dem Patienten nun zunehmend schlechter geht. Als Sie auf der Fast Track Station ankommen, sehen Sie am Monitor nur noch unkoordinierte Zacken und interpretieren diese als ventrikuläre Tachykardie. Trotz sofort eingeleiteten Reanimationsmaßnahmen gelingt es Ihnen nicht, Herrn Manteufel einem stabilen Kreislauf zuzuführen. Aufgrund Ihrer miserablen klinischen Einschätzung der Lage verstirbt der Patient. Bei der Nachbesprechung lesen Sie, warum. Lesen Sie bei **861** weiter.

438 Sie stürmen auf den Patienten zu und wollen so richtig zupacken. Noch während Sie sich wundern, warum hier niemand sonst aktiv wird, fährt Sie der schon etwas ältere Notarzt unwirsch an: «Niemand fasst den Patienten an, bevor die Übergabe durchgeführt ist!»

An der Reaktion der anderen merken Sie, dass dieses Prozedere wohl üblich ist. Der erste Arbeitsschritt im Schockraum ist die Übergabe des Patienten vom Notarzt an das Team. Im Zuge der Professionalisierung des Schockraummanagement habe sich, ähnlich wie in der Luftfahrt, Abläufe entwickelt, die immer auf die gleiche Weise durchgeführt werden. Hierzu gehört es, die Übergabe des Patienten im Schockraum abzuhalten, bevor die diagnostischen und therapeutischen Schritte eingeleitet werden. Dies soll sicherstellen, dass während der hochkomplexen Arbeit keine Informationen verlorengehen. Für blinden Aktionismus verlieren Sie 2 Kompetenzpunkte. Weiter bei **721**.

Wenn Sie sich notiert haben, dass Sie den Patienten fragen müssen, ob er eine Allergie gegen Antibiotika hat, dann können Sie sich 2 Kompetenzpunkte gutschreiben. Wenn nicht, dann verlieren Sie ganze 7 Kompetenzpunkte, da diese Frage essenziell beim Verordnen einer antibiotischen Therapie ist. Weiter bei **996**. **439**

Im Moment sind alle sinnvollen Maßnahmen aufgeführt. Sollte Ihnen allerdings noch ein wichtiger Behandlungsschritt einfallen, der hier nicht aufgeführt ist, dann können Sie sich 4 Kompetenzpunkte dazuaddieren. Allerdings nur, wenn es sich um etwas wirklich Indiziertes handelt. Zurück zu den Optionen von **926**. **440**

Sie haben nun die Basismedikamente bei der Behandlung der Anaphylaxie angesetzt und können sich ruhigen Gewissens auf den Weg zur Fast Track Station machen. Eine ausführliche Erläuterung zur Behandlung der Anaphylaxie erfolgt in der Nachbesprechung des Falls, der, wie Sie sich sicher denken können, noch nicht beendet ist. Ein Hinweis sei an dieser Stelle aber erlaubt: In der Regel wird der Notarzt das eine oder andere Medikament schon verabreicht haben. Unser Notarzt hat das aus didaktischen Gründen Ihnen gegenüber nicht getan. Weiter bei **3**. **441**

Sie sollten jetzt eine Intubation mit Ketamin in die Wege geleitet haben. Außerdem sollten Sie 500 mg SDH, Clemastin und Ranitidin sowie intravenös Adrenalin oder einen Noradrenalinperfusor verabreicht haben. Zusätzlich sollte Ihr Patient eine aggressive Volumentherapie bekommen. Weiter bei **68**. **442**

«Keine Sorge, ich bin wieder zurück und werde mich jetzt gründlich um Sie kümmern. Wie geht es Ihnen jetzt? Sind die Schmerzen noch da?», fragen Sie die Patientin. Diese antwortet Ihnen, dass sie sich ein wenig schummrig fühle, sie aber momentan keinerlei Schmerzen empfinde. Sie nehmen sich die Patientenakte und sehen folgende Werte: **443**

Vitalparameter: RR 160/90 mmHg; Puls 98/min; SpO2 99 % bei RL; AF 14/min

Pathol. Laborparameter: Leu 12,3/nl; Hb 12,2 g/dl; aPTT > 180 sec Labor, ansonsten unauffällig. Weiter bei **977**.

444 Nachdem Sie nun die Nummer des Sohnes gewählt haben, lassen Sie es klingeln. Markus hatte mit seiner Anmerkung sicher recht – es ist mitten in der Nacht, und Sie hoffen, dass sich überhaupt jemand meldet. Als Sie die Hoffnung schon aufgegeben haben – so etwa nach dem fünfzehnten Klingeln – meldet sich eine verschlafene Stimme: «Gröhler.»
Sie stellen sich vor und erklären, wer Sie sind. Dann ...

- fragen Sie, wie lange seine Mutter schon in diesem Zustand ist. **(300)**
- erklären Sie dem Mann, was bei seiner Mutter vorliegt, und was Sie dagegen bereits getan haben. **(424)**
- fordern Sie den Mann auf, sofort herzukommen. **(1007)**
- sagen Sie etwas anderes. **(1015)**

Wenn Sie mit Herrn Gröhler alles Notwendige besprochen haben, gehen Sie zu den Optionen von **760** zurück.

445 Sie sind damit einverstanden, denn wie es aussieht, hat Markus eine Menge Erfahrung und weiß, dass Herr Klein jetzt erst einmal Volumen braucht. Weiter bei **91**.

446 Bei der Untersuchung des kardiovaskulären Systems fällt Ihnen außer dem unregelmäßigen Herzschlag im Sinne eines Vorhofflimmerns nichts Pathologisches auf. Kehren Sie zu den Optionen von **954** zurück.

447 «Macht nichts, zieh‘ bitte trotzdem das Morphin auf!», bitten Sie die Schwester und machen sich auf den Weg. Sie wissen, dass Sie keinen Patienten länger als nötig leiden lassen dürfen. Die Tatsache, dass Herr Manteufel schon 15 mg Piritramid bekommen hat, darf Sie hier nicht stören. Sie erinnern sich an einen Spruch, den Sie beim Notarztkurs gehört haben: Wer schmerzen hat, der atmet. Weiter bei **812**.

448 «Wir müssen nochmal schocken! Die Patientin hat immer noch ein Vorhofflimmern!» Markus scheint da anderer Meinung: «Die ist doch stabil. Wahrscheinlich hat sie das Vorhofflimmern schon seit Jahren. Lass es gut sein!»
Sie verlieren 3 Kompetenzpunkte und dürfen bei **954** weiterlesen.

449 Wenn man Kaliumbrause zu schnell trinkt, dann kann dies zu Übelkeit und Erbrechen führen. Wenn Sie das gewusst haben, dann können Sie sich 2 Kompetenzpunkte gutschreiben. Wenn nicht verlieren Sie 2 Punkte. Zurück zu den Optionen von **87**.

«Ich weiß ja nicht, wie ihr das seht, aber ich denke, wir sollten den Mann sofort in den OP bringen», sagen Sie selbstbewusst. **450**

Die Antwort vom Bauchchirurgen folgt auf dem Fuß: «Gesprochen wie ein wahrer Chirurg.»

Irritiert schauen Sie den Mann an, da Sie ja gar nicht von einer Laparotomie geredet haben.

«Moment!», mischt sich der Neurochirurg ein: «Ich denke, wir sollten als Erstes mal den Druck im Schädel des Mannes reduzieren, sonst klemmt der ein.»

«Da hast du schon recht!», antwortet der Kollege für das Grobe. «Allerdings sollte das Hirn auch noch perfundiert werden, und dafür muss diese massive retroperitoneale Blutung stehen!»

Sie sind Zeuge eines klassischen Interessenkonfliktes bei einem Polytrauma mit retroperitonealer bzw. intraabdomineller Blutung und Schädel-Hirn-Trauma.

Sie versuchen zu vermitteln:

- «Ich denke, eine Craniotomie sollte auf jeden Fall als Erstes gemacht werden.» **(735)**
- «Ich denke, der Bauch hat Priorität.» **(959)**
- «Ich habe da eine bessere Idee.» **(976)**

Morphin 5 bis 10 mg als fraktionierte Gabe ist eine gute Wahl. Das Opioid mit der analgetischen Potenz von 1 wirkt wenig atemdepressiv und sehr gut analgetisch. Außerdem hat es eine sedierende Wirkung. Beim ACS wird es aufgrund seiner nachlastsenkenden Wirkung als Analgetikum der ersten Wahl genutzt. Auch dieses Medikament sollte nicht nur angeordnet, sondern von Ihnen selbst verabreicht werden. Zurück zu den Optionen von **318**. **451**

Dass es nicht ganz so klug ist, den Nuklearmediziner wegen einer Untersuchung zu wecken, die im Rahmen der diagnostischen Eskalation im Moment sicher noch nicht angezeigt ist, kann eine der Lehren sein, die Sie aus dieser Nacht mitnehmen. Der Kollege, den Sie gerade aus dem Schlaf gerissen haben, murmelt etwas von: «... erstmal Vortest», und: «... überhaupt 'ne Ahnung von dem, was du tust?» Das war wohl nichts! Sie verlieren 3 Kompetenzpunkte und außerdem den Respekt Ihres Dienstkollegen. Hoffentlich brauchen Sie heute Nacht nicht noch einmal einen Gefallen seinerseits. Zurück zu den Optionen von **87**. **452**

453 Sie nehmen sich Frau Schreiners Laborwerte vor und haben gerade einen Blick auf die minimal erhöhten Leukozyten werfen können, als Ihr Telefon erneut klingelt.

- Sie drücken das Telefonat erneut weg. **(978)**
- Sie nehmen den Anruf an. **(183)**

454 «Mit meinem Herz ist alles in Ordnung. Aber ich habe letzte Woche etwas über Herzinfarkte im Fernsehen gesehen, und als ich heute aufgewacht bin, hatte ich Angst, so etwas zu haben.» Zurück zu den Optionen von **485**.

455 Sie sind in dieser Methode kein absoluter Anfänger mehr und können bei Herrn Westphal eine gute Pumpfunktion sowie eine normale Größe der Ventrikel feststellen. Der Volumenstatus ist gut, und ein Perikarderguss liegt nicht vor. Da Sie in der Methode geübt sind, legen Sie routinemäßig nochmal den Farbdoppler auf die Klappen. Hier fällt Ihnen ein gewaltiger Jet an der Aorta auf. Zurück zu den Optionen von **207** oder **897**.

456 «Wir müsen den Fokus der Infektion finden! Frau Gröhlers Fieber kommt sicher nicht von ungefähr!», stellen Sie fest.

Nennen Sie weitere notwendige Untersuchungen, um dem Sitz der auslösenden Erreger auf die Schliche zu kommen. Lesen Sie bei **899** weiter.

457 «Häng mal bitte 300 mg Amiodaron an und lass das über 20 Minuten reinlaufen. Danach bekommt die Patientin einen Perfusor», sagen Sie zu Nadine und treffen damit eine falsche Entscheidung! Sie haben doch bereits eine elektrische Kardioversion durchgeführt. Außerdem sollten Sie bereits einen Betablocker appliziert haben, womit die zusätzliche Gabe von Amiodaron relativ kontraindiziert ist. Sie müssen nicht noch einmal medikamentös kardiovertieren. Sie verlieren 5 Kompetenzpunkte und dürfen zu den Optionen von **846** zurückkehren.

458 Noradrenalin wirkt agonistisch am Alpha- sowie am Beta-1-Rezeptor und führt so zur peripheren Vasokonstriktion. Sie versuchen auf diese Weise, die histaminvermittelte Vasodilatation zu konterkarieren. Wenn Sie das gewusst haben, können Sie sich 2 Kompetenzpunkte gutschreiben. Zurück zu den Optionen von **881**.

459 «Ach, iwo, ich war schon so lange nicht mehr im Urlaub. Ich würde gerne mal wieder fahren, aber der Bert ist auch nicht mehr der Jüngste und hat

nicht mehr so Lust. Aber hier ist es ja auch schön!» Wenn Sie Frau Meyer nach dem Urlaub gefragt haben, um herauszubekommen, ob Sie eine längere Bus-, Bahn-, oder Flugreise hinter sich hat, dann können Sie sich einen Kompetenzpunkt dazurechnen. Falls nicht, ist die Frage nicht angebracht, und Sie müssen sich einen Punkt abziehen. Zurück zu den Optionen von **349**.

«Bei wem?» Sie erklären Frau Schreiner, dass Sie den Frauenarzt meinen. Sie schaut Sie beschämt an und sagt: «Na ja, ich müsste schon mal wieder hin, gerade weil ich schwanger bin und so.» Zurück zu den Optionen von **485**. **460**

Sie gehen zum Materialschrank und suchen sich das notwendige Equipment. Danach tasten sie nach der A. radialis von Herrn Klein, die Sie irgendwie nicht richtig finden können. «Was machst du denn da?», möchte Pfleger Markus wissen. «Gibt es jetzt nichts Wichtigeres als eine arterielle BGA?» Und das stimmt natürlich. Eine Analyse des arteriellen Blutgases ist bei Dyspnoe prinzipiell durchzuführen. Allerdings braucht sie Zeit. Jetzt müssen Sie jedoch erst einmal an andere Aufgaben denken. Sie verlieren 3 Kompetenzpunkte. Zurück zu den Optionen von **91**. **461**

«Markus, der Doktor möchte wissen, wie hoch die Sauerstoffsättigung ist!», hören Sie Schülerin Nadine im Hintergrund nachfragen. «Er soll jetzt einfach kommen!», antwortet dieser gereizt. Außerdem hören Sie ein beunruhigend tiefes Piepsen, was Sie ohne größere Mühe dem Pulsoxymeter zuordnen. Zurück zu den Optionen von **935**. **462**

So richtig können Sie sich die Verfassung Ihres Patienten nicht erklären. Ganz offensichtlich hat er starke Schmerzen. So richtig lokalisieren konnten Sie diese nicht. Der Patient wurde Ihnen zwar als Patient mit Thoraxschmerzen übergeben, Sie konnten das in der körperlichen Untersuchung aber nicht zu 100 % nachvollziehen. Auch im EKG sehen Sie keine Hinweise auf eine akute Myokardischämie. Dies wird durch die negativen Serumtroponine noch untermauert. Auch eine Aortendissektion oder eine Lungenembolie halten Sie für eher unwahrscheinlich, und eine Pankreatitis haben Sie ausgeschlossen! Aber was hat der Patient? – Sie wissen es nicht und entschließen sich, Ihre Diagnostik zu erweitern. Was tun Sie? Weiter bei **569**. **463**

Da der Patient unter einer Tachykardie gelitten hat, haben Sie ihm 5 mg Metoprolol verabreicht und Ihre weiteren Schritte geplant. Sie kommen **464** aber nicht sehr weit, da der Monitor des Patienten plötzlich einen gefährlich niedrigen Blutdruck anzeigt. Sie verabreichen sofort 500 ml einer Ringerlösung, was den Druck nicht wesentlich anhebt. Da der Patient auch langsam eintrübt, werden Sie unruhig und rufen sich den Kollegen der Intensivstation um Hilfe. Eine Minute später ist dieser auch vor Ort. Nur mit einer Katecholamin-Therapie gelingt es dem Kollegen, wieder einen halbwegs akzeptablen Perfusionsdruck aufzubauen. Da der Patient trotzdem immer weiter eintrübt, bleibt dem Kollegen nichts anderes übrig, als Herrn Manteufel zu intubieren und ihn auf die Intensivstation zu übernehmen. «Wieso hast du dem bei einer Bedarfstachykardie denn einen Betablocker gegeben?», fragt Sie Ihr Kollege entrüstet, und das nicht zu Unrecht. Nachdem Sie die Patientengeschichte und die Befunde in einem Arzt-Arzt-Gespräch übergeben haben und Sie der Kollege mit entsetzten Augen anschaut, beginnen auch Sie langsam an der Diagnose des ACS zu zweifeln. Sie verlieren 15 Kompetenzpunkte und gehen zur Nachbesprechung zu **861**.

465 Die Applikation mindestens eines Thorombozytenaggregationshemmers gehört zur unbedingten ärztlichen Erstmaßnahme, wenn der begründete Verdacht auf ein ACS im Raum steht. Die Dosierung beträgt 250–500 mg i. v. Was wollen Sie eigentlich mit der Gabe von ASS erreichen? Notieren Sie sich die Antwort, und lesen Sie bei **129** weiter.

466 Eine Kardioversion ohne entsprechende Analgosedierung ist nicht sehr human. Sie applizieren einen nicht unerheblichen Strom am Körper des Patienten und sollten diesen von Ihrer Maßnahme abschirmen! Sie verlieren 5 Kompetenzpunkte und holen diese Maßnahme bei **649** nach.

467 «Bitte gib der Patientin einen Bolus von 5000 Einheiten hochmolekulares Heparin und setze dann einen Perfusor mit einer Laufrate von 850 Einheiten pro Stunde an!», beauftragen Sie Markus.

Der widerspricht Ihnen: «Frau Gröhler nimmt doch Marcumar! Ist die Gerinnung wirklich so schlecht, dass Sie jetzt Heparin braucht?»

Haben Sie auf Ihrem Laborzettel die Bestimmung der Gerinnung stehen? Wenn nicht, verlieren Sie 4 Kompetenzpunkte.

«Guter Punkt! Warte ich schau mal ins Labor!»

Sie sehen, dass der INR bei 2,4 liegt und entscheiden sich damit gegen eine Antikoagulation. Sie verlieren 4 Kompetenzpunkte, falls Sie tatsächlich Heparin geben wollten.

Haben Sie vor, noch etwas anderes an der Gerinnung zu ändern?

- Ja. **(831)**
- Nein. **(35)**

Weiter bei **339**. **468**

Sie ändern Ihre Meinung offensichtlich ziemlich schnell. Ein paar gut vorgetragene Argumente reichen, um diese ins Wanken zu bringen. Das ist kein besonders günstiger Charakterzug für einen Notfallmediziner. Sie sollten differenziert überlegen, bevor Sie eine Stellungnahme abgeben, die über Leben und Tod des Patienten entscheiden kann. Die beiden Kollegen werden mutmaßlich ein paar mehr Polytraumen behandelt haben als Sie, und vielleicht wissen die Oberärzte der verschiedenen Abteilungen ja schon genau, was sie tun wollen, und wollten Sie testen bzw. vorführen. Sie verlieren 4 Kompetenzpunkte. Die offensichtliche Lösung des Dilemmas lesen Sie bei **976**. **469**

Die ERC-Leitlinien sehen in dieser Phase der Reanimation kein Fortsetzen der Thoraxkompressionen vor, sondern verlangen eine andere Maßnahme nach der Analyse des Rhythmus. Denken Sie erneut darüber nach, und wählen Sie bei den Optionen von **873**. Sie verlieren 3 Kompetenzpunkte. **470**

Wenn Sie einen Perfusor mit Katecholaminen einsetzen, ist es unerlässlich, diesen über einen separaten Schenkel eines zentralen Venenkatheters zu applizieren. Da Sie im Moment noch keinen ZVK zur Verfügung haben, sollten Sie einen der beiden peripheren Zugänge ausschließlich für Ihre Katecholamintherapie nutzen. Außerdem sollten Sie zeitnah eine invasive Blutdruckmessung installieren. Haben Sie das gewusst? Dann schreiben Sie sich pro richtige Antwort 2 Kompetenzpunkte gut. Für jede falsche Antwort verlieren Sie 2 Kompetenzpunkte. Welche Wirkung vom Noradrenalin machen Sie sich hier eigentlich zunutze? Weiter bei **458**. **471**

«So, Nadine, das ist jetzt deine Feuertaufe! Der Markus muss sich drüben um die andere Patientin kümmern, das heißt, wir müssen das jetzt zusammen durchziehen!», motivieren Sie die Schülerin und laufen so zur Bestform auf. **472**

«Als Erstes legen wir jetzt mal einen Zugang!» Eifrig versucht Nadine, Ihnen zu Hilfe zu kommen, und Sie können auch ohne Probleme einen grünen Zugang in eine der Venen von der jungen Frau platzieren.

«Soll ich aus der Nadel noch den BZ machen?», werden Sie von der Schülerin, die ihre Sache offensichtlich besonders gut machen möchte, gefragt.

- «Ja klar, danke!» **(287)**
- «Nein, wir haben im Moment wirklich Besseres zu tun!» **(9)**

473 Da Nadine noch nie eine Intubation assistiert hat und Markus die Herzdruckmassage durchführt, haben Sie im Moment leider niemanden, der Sie bei der Intubation unterstützen kann.

«Vielleicht kann ich helfen!», bietet sich der Notarzt an. Markus bedankt sich und lässt sich von diesem ablösen, um Ihnen die Intubation zu richten. Mittlerweile sind allerdings schon wieder zwei Minuten vergangen, und bevor Sie Herrn Westphal intubieren können, ist eine erneute Rhythmusanalyse angesagt. Diese zeigt keine Veränderung der Herzaktivität an, und der Notarztkollege führt die Thoraxkompressionen weiter.

«Nadine, zieh schon mal das Supra auf!», weist Markus die Schülerin an, während er Absaugvorrichtung, Laryngoskop, Tubus, Führungsstab usw. auf einem kleinen Beistelltisch richtet. Wie wollen Sie die Narkose einleiten?

- mit Etomidate und Succinylcholin **(538)**
- mit Esketamin und Midazolam **(72)**
- mit Fentanyl und Propofol **(815)**
- Sie können hier auf eine Narkose verzichten. **(141)**

474 «Herr Klein, haben Sie neben der Allergie auf Penicilline noch weitere Allergien?», fragen Sie aufmerksam und können sich 3 Kompetenzpunkte gutschreiben. Etwas patzig antwortet Ihnen der Patient, dass er ja offensichtlich auch auf Cephalosporine allergisch sei, sonst aber von keinen weiteren Allergien wisse. Zurück zu den Optionen von **237**.

475 Da sind Sie nicht mehr up-to-date. Ihr Vorgehen wurde in den Leitlinien der ERC zur Reanimation von 2010 revidiert, war aber bis zu diesem Zeitpunkt durchaus üblich und leitlinienkonform. Das mehrmalige Defibrillieren und die sofortige Rhythmuskontrolle sind nicht mehr leitlinienkonform. Dies liegt daran, dass es notwendig ist, die Hands-off-Zeit, also den Zeitraum ohne manuelle Thoraxkompressionen, so gering wie möglich zu halten, um das Blutvolumen kontinuierlich zirkulieren zu lassen. Auch bei einer erfolgreichen Konversion des pathologischen Kammer- zu einem

Sinusrhythmus hat die weitere manuelle Thoraxkompression für weitere zwei Minuten keine negativen Auswirkungen. Sie verlieren 5 Kompetenzpunkte. Das Vorgehen bei Herzkreislaufstillstand sollten Sie im Schlaf beherrschen. Weiter bei **695**.

Sie können sich durchaus für das Anfertigen eines Röntgen-Thorax entscheiden. Was war aber Ihre Motivation? Wenn Sie das mobile Gerät bestellt haben, weil Sie der Meinung waren, Sie müssten die Lage des ZVK prüfen und kontrollieren, dass Sie der Patientin keinen Platten (Pneumothorax) gestochen haben, denn dürfen Sie sich jetzt 2 Kompetenzpunkte abziehen. Zur Lagekontrolle ist die EKG-Steuerung völlig ausreichend, und einen Pneumothorax sticht man bei dem von Ihnen gewählten Zugang auch eher selten. **476**

Wenn Ihre Motivation die Durchführung eines Röntgen zur besseren Diagnostik der Ätiologie von Frau Rummelsbachers Dyspnoe war, dann ist Ihr Prozedere zwar etwas altbacken, jedoch tolerabel. Zur Diagnostik der Dyspnoe wird heute oft die Sonographie genutzt. Das sofortige Anfertigen einer Thoraxaufnahme ist schon ein wenig «Old School». Da es aber häufig praktiziert wird, verlieren Sie keine Kompetenzpunkte. Zurück zu den Optionen von **95**.

Eine Echokardiographie sollten Sie nun unbedingt durchführen. Sie kann einen erheblichen Erkenntnisgewinn für Sie darstellen. Notieren Sie sich, welche Parameter der Echokardiographie für Sie in der Notfallsituation von Belang sind, und auf welche potenziellen Erkrankungen diese hinweisen. Dann lesen Sie weiter bei **789**. **477**

«O. k.!», antwortet Nadine und macht sich an das Messen. **478**

Nachdem sie ihre Aufgabe beendet hat, informiert die Schülerin Sie: «Also ich hab jetzt mal links gemessen. Da ist der Druck bei 140/90 mmHg.»

Sie geben sich mit dieser Aussage vorerst zufrieden und können zu den Optionen von **294** zurückkehren.

«Hallo Stefan! Schön, dich zu sehen. Wir haben wohl heute zusammen Dienst? Na, das kann ja heiter werden. Wer ist denn der junge Mann neben dir?» **479**

Stefan stellt Sie vor, und Sie erfahren, dass Schwester Moni die Stationsleitung der Notaufnahme ist. Sie arbeitet schon gefühlte vierzig Jahre hier und hat miterlebt, wie sich die Notaufnahme von einem Hinterzimmer zu einer großen und wichtigen Abteilung gemausert hat: Bestimmt eine interessante Geschichte – jetzt allerdings etwas fehl am Platze.

«Nun mal zur Sache!», sagt Moni.

«Das hier ist Frau Rummelsbacher. Sie ist von ihrem Mann hierher gefahren worden. Der sitzt draußen und wartet. Warum sie hier ist, seht ihr ja. Ich konnte noch nicht viel mehr herausfinden, weil sie gerade erst kam. Ich habe ihr Sauerstoff gegeben, und sie an die Sättigung angeschlossen», erklärt Moni und zeigt auf den Monitor.

Sie folgen dem Finger der Schwester und sehen eine tiefrote, blinkende 83.

«Und das hat sie unter wie viel Sauerstoff?», fragt Stefan.

«Im Moment laufen 12 Liter über Maske – mit Reservoir!»

Welche FiO2 steht Frau Rummelsbacher damit zur Verfügung?

- 0,21 **(921)**
- 0,40 **(382)**
- 0,65 **(175)**
- über 0,90 **(685)**

480 «Markus, hilf mir die Patientin festzuhalten! Du die Arme, ich die Beine!»

Sie umklammern die Patientin von hinten, wie geplant, und Markus zieht ihr die Beine weg. Gemeinsam können Sie Sandra wieder auf die Liege verfrachten.

«Hol uns die Fixierungsbänder!», rufen Sie Nadine zu, während Sie alle drei von Sandra in den wüstesten Tönen beschimpft werden und sie alle erdenklichen Verwünschungen und Flüche ausstößt. Jaqueline steht verschüchtert daneben.

«Schnell, gib mir eine 5 mg Spritze Dormicum!», rufen Sie Nadine zu.

Sie bekommen die Spritze und verabreichen das Medikament in den Oberschenkel von Sandra, weil die sich ihren Zugang bei ihrem Fluchtversuch entfernt hat – entsprechend sieht übrigens die Behandlungskabine aus.

Nachdem sich die junge Frau beruhigt hat, verlegen Sie sie auf die Station. Jaqueline erklärt sich bereit, mit ihr im Krankenhaus zu bleiben, obwohl sie eigentlich auch nach Hause gehen könnte. Sie möchte den Aufenthalt nutzen, um sich ihren Diabetes neu einstellen zu lassen. Die von Ihnen gewählte Variante ist leider nicht besonders umsichtig gewesen. Wenden Sie nie Gewalt gegen Ihre Patienten an! Auch nicht, um ihnen Gutes zu tun, und gerade nicht gegen Minderjährige. Das ist Aufgabe der Polizei! Sie verlieren 10 Kompetenzpunkte (wenn Sie sich fragen, wieso so viele, dann stellen Sie sich vor, Sandra wäre Ihre Tochter) und lesen bei 655, wie es richtig geht.

Sie rufen den Radiologen an, um mit ihm eine CT des Thorax in arterieller Phase zum schnellstmöglichen Termin zu vereinbaren. An der Reaktion des Kollegen können Sie seine grenzenlose Begeisterung für die Idee raushören. Sie argumentieren, dass leicht erhöhte D-Dimere vorliegen und dass Herr Manteufel deshalb dringend ins CT muss. «Wollen wir das Abdomen dann nicht auch gleich noch mit fahren? Dann müssen Sie mich nicht nochmal aufwecken?» 481

- «Ja, gute Idee!» (569)
- «Nein, wir müssen den Patienten keiner unnötigen Strahlenbelastung aussetzen!» (7)

Dass es nicht ganz so klug ist, den Radiologen wegen einer Untersuchung zu wecken, die im Rahmen der diagnostischen Eskalation im Moment sicher noch nicht angezeigt ist, kann eine der Lehren sein, die Sie aus dieser Nacht mitnehmen. Der Kollege, den Sie gerade aus dem Schlaf gerissen haben, murmelt etwas von: «... erstmal Sono und Vortest», und: «... überhaupt 'ne Ahnung von dem, was du tust?» Das war wohl nichts! Sie verlieren 3 Kompetenzpunkte und außerdem den Respekt Ihres Dienstkollegen. Hoffentlich brauchen Sie heute Nacht nicht noch einmal einen Gefallen seinerseits. Zurück zu den Optionen von 87. 482

Ibuprofen ist ein Analgetikum, welches in die Gruppe der NSAR einzuordnen ist. Besonders bei muskuloskeletalen Schmerzen schafft es schnell Linderung. Aufgrund seiner peroralen Darreichungsform ist es allerdings im Akutfall nur bedingt einsetzbar. Bei Herrn Manteufel ist der Ursprung des Schmerzes jedoch vollkommen unklar, so dass Ibuprofen hier nicht das Mittel der Wahl ist. Zurück zu den Optionen von 318. 483

«Das weiß ich nicht, Herr Doktor, Sie sind der Arzt.» Im Hintergrund hören Sie ein beunruhigend tiefes Piepsen, das Sie ohne größere Mühe dem Pulsoymeter zuordnen können. Zurück zu den Optionen von 935. 484

Nachdem Sie in der Kabine angekommen sind, machen Sie sich ein erstes Bild. Sie sehen eine junge Frau, ungefähr in der Mitte ihrer Zwanziger, die offensichtlich leidend im Bett der Kabine liegt. Die kleine Rundung am Abdomen fällt Ihnen sofort auf. Sie stellen sich als der Kollege vom Nachtdienst vor und wollen wissen: 485

- «Wie geht es Ihnen jetzt?» **(22)**
- «Mein Kollege hat mir schon einiges von Ihnen erzählt, ich möchte aber nochmals von Ihnen wissen, was Sie zu uns geführt hat.» **(762)**
- «Wo ist denn der Vater Ihres Kindes?» **(892)**
- «Haben Sie Ihren Mutterpass dabei?» **(882)**
- «Ist Ihre Schwangerschaft bis jetzt normal verlaufen?» **(14)**
- «Leiden Sie unter irgendwelchen chronischen Krankheiten?» **(937)**
- «Nehmen Sie regelmäßig Medikamente ein?» **(430)**
- «Haben Sie Herzprobleme?» **(454)**
- «Wann waren Sie das letzte Mal beim Gynäkologen?» **(460)**
- In der jetzigen Situation möchten Sie von den oben angegebenen Fragen erst einmal keine stellen, da etwas anderes Priorität hat. **(50)**

  Treffen Sie eine Auswahl, dann weiter bei **(991)**.

486 Mittlerweile geht es Frau Schreiner wieder besser, und der diensthabende Gynäkologe ist in der Notaufnahme angekommen. Nach kurzer Anamnese und Untersuchung stellt er fest, dass es sich hier mitnichten um ein Da-Costa-Syndrom handelt. «Sind Ihnen denn die Ödeme der Unterschenkel nicht aufgefallen?» Und tatsächlich, die sind Ihnen aufgefallen, Sie haben nur keine Konsequenzen daraus gezogen. Dr. Meyer, der Kollege, übernimmt die Patientin sofort auf seine Station. Vorher verabreicht er ihr noch 1 g Magnesium sowie 6,25 mg Dihydralazin bei einem Blutdruck von mittlerweile 170/95 mmHg. Und dann ist es Ihnen auch klar: Beinödeme, arterielle Hypertonie, Proteinurie – Sie haben eine Präeklampsie übersehen. Weiter bei **113**.

487 «Wo habt ihr hier die Medikamente?», fragen Sie die RTA, die Ihnen daraufhin den Notfallkoffer zeigt. «Markus, kannst du mir bitte mal das Beloc® aufziehen. Wir müssen seine Herzfrequenz senken, um den Sauerstoffverbrauch zu reduzieren, sonst bekommt er noch zusätzlich einen Herzinfarkt!»

«Wenn du meinst!», antwortet Markus kritisch.

Sie lassen sich von Ihrem Plan nicht abbringen, denn Sie wissen, wie wichtig die Reduktion der Herzfrequenz in einer solchen Situation ist. Langsam spritzen Sie dem Patienten 5 mg Metoprolol und können tatsächlich beobachten, wie die Frequenzanzeige immer kleinere Werte anzeigt. Dass Sie allerdings auf null sinkt und das EKG zu einer flachen Linie wird, haben Sie jetzt so nicht geplant.

Geistesgegenwärtig beginnt Markus sofort mit der Reanimation. Der Anästhesist, der sein Gespräch mittlerweile beendet hat, kommt in den Raum und fragt, was los ist. Als ihm erzählt wird, was passiert ist, hört er kurz die Brust des Patienten ab, nimmt einen grünen PVK und sticht damit mitten zwischen die 2. und 3. Rippe in die rechte Brust des Mannes. Nahezu sofort wird die Beatmungssituation wesentlich besser und ein Sinusrhythmus ist wieder hergestellt. Mittlerweile hat auch der Unfallchirurg gemerkt, was los ist, und wäscht sich steril, um gleich hier im CT eine Thoraxdrainage zu legen. Sie verlieren 10 Kompetenzpunkte für das Übersehen eines Spannungspneumothorax. Prinzipiell ist das «Herunterspritzen» einer Sinustacchykardie keine gute Idee. Eine Sinustacchykardie ist fast immer eine Bedarfstacchykardie, und das heißt, dass Sie herausfinden müssen, wo diese herkommt. Wenn Sie einfach ein Antiarrhythmikum einsetzen, nehmen Sie dem Körper den natürlichen Kompensationsmechanismus und leiten so die medikamentöse Dekompensation ein. Weiter bei **369**.

Sie müssen die Körpertemperatur nicht selber bestimmen. Sie gehört zu den Vitalwerten, die von den Pflegekräften routinemäßig gemessen werden. Sie fragen Schwester Anne danach, wann bei Herrn Manteufel das letzte Mal die Temperatur bestimmt wurde. «Das habe ich vorhin gemacht, als ich die Vitalparameter gemessen habe. Die Temperatur lag bei 37,9°C. Ich habe allerdings nur im Ohr gemessen. Reicht Ihnen das?» **488**

- «Ja, das reicht fürs Erste.» **(267)**
- «Nein, ich möchte, dass du die Temperatur rektal bestimmst!» **(837)**
- «Nein, ich möchte, dass du die Temperatur axillar bestimmst!» **(619)**

Sagen Sie zu Markus und gehen Ihrer Wege auf die Fast Track Station. Weiter bei **63**. **489**

Sie haben die Schmerzen von Herrn Manteufel behandeln und sich ein ungefähres Bild über den Patienten machen können. Die Laboruntersuchungen liegen auch vor und zeigen die in **Abbildung 4** dargestellten Befunde. Zur Erinnerung können Sie dort auch die Befunde des Vortages sehen. Diese sind in der linken Spalte aufgeführt. Der TnT-Wert wurde vom Labor telefonisch übermittelt. Er liegt jetzt bei 0.054. Was tun Sie? **490**

- Sie wiederholen die Laboruntersuchungen. **(936)**
- etwas anderes **(6)**

Hämatologie				
Leukozyten	* 22.8			* 16.8
Erythrozyten	5.16			* 3.85
Hämoglobin	17.2			* 12.6
Hämatokrit	49.4			* 37.2
MCV	95.7			96.6
MCH	33.3			32.7
MCHC	34.8			33.9
Ery-Verteilungsbreite	12.7			12.9
Thrombozyten	237			232
Gerinnung				
Quick-Wert	>100			
INR				
aPTT	27			
D-Dimere	* 0.7			
Klinische Chemie				
Natrium	136 1)			140 1)
Kalium	4.2 1)			4.5 1)
Calcium				
Harnstoff	32 1)			* 141 1)
Creatinin	0.93 1)			* 1.26 1)
estimated GFR	>60.0			59.0
Bilirubin, gesamt				
Bilirubin, direkt				
Alk. Phosphatase				
g-GT				
GOT (AST)				
GPT (ALT)				
Cholinesterase				
Amylase				
Lipase				
LDH				156 1)
Glucose i. Heparinat P.	* 149 1)			
CRP	≤0.5 1)			* 17.7 1)
Kardiale Diagnostik				
Creatinkinase				
c-TnT, hochsensitiv i.S		<0.014		
c-TnT, hochsensitiv i.P	<0.014		<0.014	
Nt-proBNP	150			
Schilddrüsendiagnostik				
TSH				1.28
T3, frei				* 2.33
T4, frei				1.2
Urindiagnostik				
pH-Wert i. U				
Leukozyten i. U				
Nitrit i. U				
Protein i. U				
Glucose i. U				
Ketone i. U				
Hämoglobin i. U				
spez. Gewicht i. U				
Urin-Mikroskopie				
Leukozyten i.U				

Abbildung 4

Weiter bei **485**. **491**

Sie wollen die Vitalparameter erheben, dann fällt Ihnen allerdings auf, dass die Kollegen der Pflege diese Aufgabe bereits für die Triage ausführen mussten. Auf dem Aufnahmebogen sind folgende Werte verzeichnet: RR 120/70; SpO2 97 % b. RL; Puls 77/min; Temp. 37,2°C; AF 14/min. **492**

Eine kleine Anmerkung zur Bestimmung der Atemfrequenz: Diese ist ein extrem wertvoller Parameter zur Ersteinschätzung eines Patienten. Tachypnoe oder Bradypnoe sollten bei Ihnen immer zu erhöhter Aufmerksamkeit führen. Oft (speziell bei der Einnahme von Betablockern) ist die Atemfrequenz das einzige pathologische Vitalzeichen und somit von unschätzbarer Bedeutung. Gewöhnen Sie es sich an, immer die Atemfrequenz zu messen oder messen zu lassen! Zurück zu den Optionen von **87**.

Markus zieht das Adrenalin, wie von Ihnen gewünscht, auf und Sie applizieren Herrn Klein initial 1 ml. Dies führt noch nicht zu der gewünschten Reaktion, und Sie applizieren einen weiteren Milliliter. Nachdem Sie dem Patienten insgesamt 4 ml gespritzt haben, messen Sie den Blutdruck erneut. Dieser liegt mitttlerweile bei 105/70 mmHg. Sie haben sich hier für eine mögliche Variante der Katecholamin-Therapie entschieden. Doch welchen Effekt des Adrenalins machen Sie sich hier eigentlich zunutze? Notieren Sie die richtige Antwort, und lesen Sie bei **720** weiter. **493**

«Ich glaube, wir müssen den Chirurgen anrufen», sagen Sie zu Schwester Anne, die Sie ungläubig anschaut. «Kannst du mir mal dessen Nummer geben?» Schon an der Reaktion der Krankenschwester merken Sie, dass Ihre Idee wohl nicht die beste ist. «Was willst du dem denn sagen?» **494**

Und damit liegt Anne ganz richtig. Wie soll der Chirurg Ihnen denn jetzt bei der Lösung Ihres Problems helfen? Zurück zu den Optionen von **37**.

Nachdem Sie auf Ihrem Diensttelefon die Nummer des kardiologischen Dienstarztes gewählt haben und dieser das Telefonat angenommen hat, besprechen Sie die Patientin mit ihm. Ganz erfreut über Ihre interessante Diagnose erwarten Sie, dass der Kollege die Patientin mit Begeisterung aufnimmt. Doch diese hält sich leider in Grenzen. «Haben Sie in der Echokardiographie ein Apical Balooning gesehen?», ist nur eine der vielen Fragen, die Sie nicht beantworten können. «Wie um alles in der Welt kommen Sie denn auf eine Tako-Tsubo-CMP?», möchte der Kollege wissen. Sie **495** erzählen von der Anamnese der Patientin und hoffen, dass der Kollege ein Einsehen hat – aber vergebens. Mit Fug und Recht weist der Kardiologe die Weiterbehandlung von Frau Schreiner von sich. Nur auf Basis der Anamnese dürfen Sie eine solche Diagnose nicht stellen. Das Broken-Heart-Syndrom ist zwar Gegenstand aller gängigen Krankenhausserien, in seiner Prävalenz aber lange nicht so häufig. Außerdem ist es mit typischen Befunden im EKG sowie in der Echokardiographie assoziiert. Sie verlieren 5 Kompetenzpunkte. Denken Sie also noch einmal genauer nach. Weiter bei **327**.

496 Sie gehen erneut aus dem Zimmer und holen sich von der Anmeldung ein Einwilligungsformular. Auf dieses schreiben Sie die möglichen Gefahren der CT, also Allergien, Röntgenexposition, Schilddrüsen- und Nierenfunktionsschäden nieder, kopieren das Formular (neues Patientenschutzgesetz) und gehen zu Herrn Westphal, um ihm die Prozedur zu erklären. Der ist leicht apathisch, da das Morphin, welches er von Ihnen bekommen hat, langsam zu wirken anfängt, und interessiert sich so gar nicht für das, was Sie ihm erzählen. Als Sie ihn bitten, zu unterschreiben, ist er kaum in der Lage, den Stift zu halten. Sie müssen hier natürlich keine Aufklärung durchführen. Es handelt sich um eine absolute Notfallsituation, in dem der Nutzen nahezu alle Risiken übersteigt. Sie verlieren für die verlorene Zeit 3 Kompetenzpunkte. Weiter bei **821**.

497 Im letzten Fall hatten Sie es mit einem Polytrauma zu tun. Insgesamt sind Polytraumen bei uns in Deutschland seltener geworden. Trotzdem ist das Trauma immer noch die häufigste Todesursache von Deutschen unter 40 Jahren. Aufgrund von immensen präventiven Maßnahmen wie der Aufklärung der Bevölkerung bezüglich des Sicherheitsgurtes und der Weiterentwicklung von Sicherheitstechnik im Fahrzeug sind tödliche Verkehrsunfälle mittlerweile selten geworden. Trotzdem kann es natürlich sein, dass Sie mitten in der Nacht in ein solches Szenario stolpern und entsprechend handeln müssen. Hierbei war Ihre erste Aufgabe natürlich die Alarmierung des Schockraum-Teams. Das allein ist schon die halbe Miete, da im dem Schockraum-Team viele Fachärzte mit enormer Erfahrung bezüglich der Versorgung von Traumapatienten zugehörig sind. Im Prinzip ist Ihre Aufgabe im Schockraum die Koordination der Maßnahmen. Wie Sie im zurückliegenden Fall bemerkt haben, sind die Abläufe streng geregelt. Jeder der Anwesenden weiß, was er wann zu tun hat – sogar das Wo ist geklärt. In manchen Schockräumen gibt es auf dem Fußboden sogar eingezeichnete Felder, damit jeder genau da steht, wo er stehen soll. Die Versorgung eines Patienten im Schockraum ähnelt dem Reifenwechsel in der Formel 1. Viele extrem komplexe und verantwortungsvolle Abläufe sind so zusammengefasst, dass am Ende ein gutes Resultat steht und jeder schon vorher genau weiß, was er zu tun hat. Die Versorgung fängt immer mit der Übergabe des Notarztes an das Team an. Danach folgt das Umlagern des Patienten auf den Traumatisch und dann werden Medikamente, Monitoring und Beatmung gewechselt. Währenddessen wird eine FAST(Focussed Assessment with Sonography for Trauma)-Untersuchung vom Radiologen durchgeführt. Der Bauchchirurg untersucht das Abdomen, und der Unfallchirurg führt einen erneuten Bodycheck durch und begutachtet das Verletzungsmuster. Meist wird ein Röntgen des Thorax angefertigt. Danach wird der Patient, wenn er stabil genug ist, ins CT, welches dem Schockraum meist angrenzt oder in ihn integriert ist, gebracht. Dort wird eine gesamte Untersuchung des Opfers, eine sogenannte Traumaspirale, durchgeführt. Danach werden die Behandlungsprioritäten interdisziplinär besprochen. Ob Ihr Patient durchkommt – das heißt den Unfall überlebt, ist in diesem Fall rein vom Zufall abhängig – wie im richtigen Leben. Ein Polytrauma ist eine schlimme Sache und kann von einem zum anderen Moment ganze Familien zerstören. Darum sollte man einfache Präventionsregeln einhalten. An erster Stelle steht hier das Anschnallen im Auto. Außerdem kann ein wenig Rücksichtnahme und reduzierte Aggression im Straßenverkehr Leben retten. Weiter bei **28**.

Folgende Befunde können Sie in der arteriellen BGA von Herrn Manteufel **498**
erheben:

- pH 7,37
- pO2 98 mmHg
- pCO2 32 mmHg
- Kalium 4,1 mmol/l
- Natrium 140 mmol/l
- Kalzium 1,2 mmol/l
- Chlorid 104 mmol/l
- Glucose 100 mg/dl
- Laktat 1,7 mmol/l
- AG 15 mmol/l
- HCO3 21,7 mmol/l
- Zurück zu den Optionen von **37**.

499 Da der Patient weder unter Dyspnoe noch unter peripheren Ödemen leidet und Sie in der Echokardiographie keine hochgradige Einschränkung der Pumpfunktion gesehen haben, ist ein Diuretikum nicht indiziert. Sie verlieren 2 Kompetenzpunkte. Zurück zu den Optionen von **70**.

500 «Mist, der Tubus liegt in der Speiseröhre!», rufen Sie Markus zu. Der entblockt den Cuff, und Sie ziehen den Tubus wieder aus dem Hals des Patienten. Leider hat die von Ihnen durchgeführte Reizung der Stimmbänder dazu geführt, dass der Rachen von Herrn Klein nun komplett zugeschwollen ist. Als alternativer Atemweg bleibt Ihnen nun leider nur noch die Koniotomie. Markus hat den Hals des Patienten bereits notdürftig desinfiziert und drückt Ihnen nun die Koniotomiekanüle in die Hand.

- Sie haben schon einmal eine Koniotomie durchgeführt. **(790)**
- Sie haben noch nie eine Koniotomie durchgeführt. **(234)**

501 «Haben wir eigentlich schon ein Labor?», fragen Sie Markus. Der verneint.

Nadine bietet an: «Kein Problem, das nehme ich schnell aus dem Zugang ab. Was brauchen wir denn?» Schreiben Sie auf, welche Laborwerte Sie brauchen, und lesen Sie bei **55** weiter.

502 «Wir müssen sofort den Druck im Thorax entlasten!» Sie hören auf den Thorax des Patienten. Danach nehmen Sie einen PVK und stechen damit mitten zwischen die 2. und 3. Rippe in die rechte Brust des Mannes. Ein Zischen zeigt Ihnen an, dass sich augenblicklich Luft aus dem Thorax entleert und nahezu sofort wird die Beatmungssituation des Patienten besser und die Herzfrequenz sinkt.

«Das war ein Spannungspneu!», sagen Sie mehr zu sich selbst als zu den Umstehenden. Mittlerweile hat auch der Anästhesist sein Gespräch beendet und stößt zu Ihnen.

«Gut erkannt, Herr Kollege! Wollen Sie auch die Thoraxdrainage legen?»

Natürlich lehnen Sie dieses Angebot nicht ab und freuen sich, dass Sie die Möglichkeit bekommen, Ihre Thorakotomiefertigkeiten auszubauen. Sie machen sich steril und führen eine Drainage in Bülauposition ein. Wo befindet sich diese?

- 2. ICR in der Medioclavikularlinie **(849)**
- 2. ICR in der mittleren Axillarlinie **(384)**
- 3.–4. ICR in der mittleren Axillarlinie **(323)**
- 3.–4. ICR in der Medioclavikularlinie **(334)**

Bei einem Urapidilperfusor werden 100 mg auf 50 ml aufgezogen. Folglich befinden sich in einem ml 2 mg Urapidil. Die Initialdosis beträgt 5 ml/hr, also 10 mg/hr. Diese wird dann bis zu einer Maximaldosis von 60 ml/hr, also 120 mg/hr, hochtitriert. Der hierfür verwendete klinische Parameter ist selbstredend der Blutdruck. Wussten Sie das? Sie bekommen für die korrekte Konzentration der Perfusorspritze 4 Kompetenzpunkte, für die korrekte Laufrate 3 und für den Blutdruck als Parameter zum Ermitteln der korrekten Laufrate 2 Punkte. Es ist günstig, jedoch nicht unbedingt nötig, die Perfusorkonzentrationen auswendig zu kennen. In den meisten guten Kitteltaschenbüchern gibt es ganz am Ende eine Auflistung der üblichen Perfusorkonzentrationen. Dort können Sie nachschauen. Wenn Sie das getan haben, um diese Aufgabe zu lösen, bekommen Sie die Kompetenzpunkte trotzdem. Markus hat die Spritze nach Ihren Maßgaben aufgezogen und an den PVK den Patienten angeschlossen. Die Blutdruckmanschette ist am linken Arm angebracht und misst in regelmäßigen Abständen von drei Minuten den Blutdruck von Herrn Westphal. Außerdem behandeln Sie die Schmerzen des Patienten mit titriertem Morphin. Weiter bei **902**. **503**

«Welche Art von Schmerzen haben Sie denn in der Brust Frau Schreiner?», wollen Sie wissen. Als Sie die Patientin verdutzt anschaut, erklären Sie ihr die verschiedenen Schmerzarten. Am Ende entscheidet sich Frau Schreiner für einen drückenden Schmerz, der aber auch manchmal sticht und in den Rücken zieht. Eines können Sie aber eruieren: Es handelt sich offenbar um Thoraxschmerzen und nicht um Schmerzen der Mammae. Zurück zu den Optionen von **485**. **504**

Sie nehmen das Telefon aus Ihrer Tasche und sehen auf dem Display eine unbekannte Nummer. «Hallo, hier Dienstarzt Notaufnahme», melden Sie sich förmlich – Sie wissen ja nicht, wen Sie da am anderen Ende der Leitung haben. **505**

«Ja, hallo, hier spricht Dr. Schulzendorf. Ich bin der diensthabende KV-Arzt. Ich habe hier einen Patienten, bei dem ich nicht so richtig weiterkomme! Es handelt sich um einen 78-jährigen Mann, zu dem ich heute Abend schon das dritte Mal gefahren bin. Er klagt über Schmerzen der thorakalen Wirbelsäule. Ich habe ihm das erste Mal Ibuprofen und ein wenig Novalgin® gegeben. Daraufhin ist es nicht besser geworden, und ich bin wieder hingefahren. Dann habe ich ihm ein Ampulle Piroxicam gespritzt. Auch das hat nicht viel geholfen. Er sagt, die Schmerzen seien nur geringfügig besser. Vielleicht hat er ja einen Bandscheibenvorfall. Fällt Ihnen dazu etwas ein?»

- «Versuchen Sie es doch einmal mit Valoron®.» **(872)**
- «Das ist Ihr Job. Ich habe hier genug zu tun.» **(629)**
- «Klingt wie etwas Muskuloskelettales. Versuchen Sie's doch noch mit Musaril®, und er soll morgen unbedingt zum Hausarzt gehen. **(210)**
- etwas anderes **(401)**

506 «Das ist jetzt wirklich nicht unser Problem!», versuchen Sie Markus zu erklären. Solange wir den Patienten oxygeniert bekommen, ist alles gut.»

Sie drücken auf den Knopf, der mit einer durchgestrichenen Glocke versehen ist und mit dem sich der Alarm ausschalten lässt, und regeln routiniert die Alarmgrenzen auf ein Niveau, welches vom Patienten nicht erreicht werden kann. Markus schaut nicht so begeistert – und der Patient übrigens auch nicht! Der reißt nämlich plötzlich die Augen auf und schaut Sie schockiert an. Da Sie ihn natürlich nicht fixiert oder relaxiert haben und er selbst überhaupt nicht weiß, wie ihm geschieht, können Sie ihn gerade noch davon abhalten, sich den Tubus aus dem Mund zu ziehen. Während Sie die Hände des Patienten festhalten, läuft Markus in den Schockraum zurück, um die zur Sedierung notwendigen Medikamente zu holen. Sie verlieren 5 Kompetenzpunkte. Weiter bei **383**.

507 In der Untersuchung können Sie keinen Hinweis auf eine Aortendissektion finden. Sie verlieren 5 Kompetenzpunkte und haben jetzt die Möglichkeit, die Verdachtsdiagnose, die Sie anhand Ihrer klinischen Einschätzung erstellt haben, nochmal zu überdenken. Zurück zu den Optionen von **1012**.

508 Bei der Zubereitung der Amiodaronlösung müssen Sie aufpassen, dass das Medikament in einer Vollelektrolytlösung nicht stabil ist und dementsprechend nur in Glukoselösungen aufgezogen werden darf. Da Sie aber bei der Reanimation keinen entsprechenden Volumenträger für das Medikament brauchen, müssen Sie dies hier nicht unbedingt beachten. Zurück zu den Optionen von **132**.

509 Es ist immer sinnvoll, die wichtigen Fakten irgendwo zu notieren. Niemand kann im größten Chaos alles korrekt im Kopf haben. Anders als im Notarztdienst müssen Sie in der Notaufnahme manchmal viele Patienten gleichzeitig behandeln. Verwechslungen können dann fatal sein. Sie verlieren 2 Kompetenzpunkte. Weiter bei **719**.

«Na, Sie schon wieder!», mault Sie der Radiologe an, als Sie seine Nummer wählen und Sie merken, dass Sie ihn erneut aus dem Schlaf gerissen haben. Was haben Sie denn dieses Mal für mich? Weiter bei **348**. **510**

«Alles gut. Man kann ja am EKG sehen, dass die Patientin einen Herzschlag hat. Jetzt bringen wir sie erstmal rein.» **511**

«Ähh, was?», fragt Markus. «Man kann den Puls im EKG sehen? Das ist mir aber echt neu! Willst du dir das nicht nochmal genau überlegen?»

Im EKG kann man nämlich nur die elektrische Aktivität des Herzens ablesen. Es ist durchaus möglich, dass sich bei einem Patienten ein Rhythmus im EKG ableiten lässt, allerdings kein Puls zu tasten ist. Sie verlieren 5 Kompetenzpunkte, können sich drei davon aber wieder zurückholen, wenn Sie wissen, wie der benannte Zustand heißt. Weiter bei **321**.

Markus schaut Sie kritisch an: «Bist du dir sicher, der ist doch noch nicht tot!». Er kann Sie aber damit nicht überzeugen. Sie bestehen auf die Spritze mit dem Adrenalin und applizieren dem Patienten die volle Dosis. Als Sie danach den Blutdruck messen, liegt dieser bei 290/125 mmHg. Da lag Markus wohl richtig! Welches Medikament können Sie nun geben, um den von Ihnen angerichteten Schaden zu reduzieren? Notieren Sie die richtige Antwort, und lesen Sie bei **1016** weiter. **512**

«Sie schmiert uns ab! Wir müssen jetzt Katecholamine geben!», informieren Sie die Rund, von der Sie ausnahmslos irritiert angeschaut werden. **513**

«Du, ich glaube, wenn die Dame etwas nicht braucht, dann ist das noch mehr sympathischer Drive!», sagt Markus und beweist damit, dass er offenkundig mehr Ahnung von dem hat, was er tut, als Sie!

Sie verlieren 4 Kompetenzpunkte. Zurück zu den Optionen von **375**.

Welche antibiotische Therapie leiten Sie in die Wege? **514**

- Aminopenicillin **(56)**
- Gyrasehemmer **(364)**
- Sie fragen den Chirurgen, welche antibiotische Therapie er haben möchte? **(307)**
- Cephalosporin der 3. Generation und Metronidazol **(910)**

Die beiden Patientinnen marschieren zur Tür raus, ohne sich in irgendeiner Weise erkenntlich zu zeigen. **515**

«Na, die waren ja nicht richtig krank – nur besoffen», kommentieren Sie die Situation und dokumentieren den Abgang der Frauen in der Krankenakte.

Nach einigen Tagen haben Sie Post von einem Anwalt auf dem Schreibtisch, der Sie beschuldigt, eine Minderjährige in betrunkenem Zustand aus der Notaufnahme entlassen zu haben. Sie verlieren 4 Kompetenzpunkte. Zurück zu **706**.

516 In der restlichen körperlichen Untersuchung können Sie auch keine wegweisenden Pathologien feststellen. Nur bei der Inspektion der unteren Extremitäten bemerken Sie beidseits dezente Unterschenkelödeme. Auf Nachfrage gibt die Patientin an, dass sie diese seit ungefähr einer Woche auch bemerkt habe. Da sie ihr keinerlei Probleme gemacht haben, hat Frau Schreiner sich auch keine Sorgen gemacht.

Zurück zu den Optionen von **977**.

517 Jetzt seien Sie halt mal nicht so! Sie müssen Jaqueline ja nicht die Befunde der Blutuntersuchung verraten, mit denen sie wahrscheinlich sowieso nichts anfangen kann. Zum Arzt-Sein gehört auch ein wenig Menschlichkeit. Sie verlieren einen Kompetenzpunkt. Weiter bei **706**.

518 Der Patient gibt keine Schmerzen an. Ein Opioid ist hier nicht indiziert. Sie verlieren 2 Kompetenzpunkte. Zurück zu den Optionen von **237**.

519 «Ich brauche ein 12-Kanal-EKG sowie die Vitalparameter!», sagen Sie laut in den Raum. Sofort werden die Anwesenden tätig – es sind ja genug Leute da. Moni klebt die Elektroden für das EKG, während eine Schülerin, deren Namen Sie nicht kennen, die Vitalparameter nacheinander misst. Sie selbst wenden sich der Atemfrequenz zu. Diese liegt bei 31/min. Die Sauerstoffsättigung hält sich leidlich. Sie ist mittlerweile bei 81 %. Der Puls der Frau liegt bei 135/min. Die Temperatur beträgt 37,2°C.

Nachdem Sie mit dem Messen der Atemfrequenz fertig sind, wenden Sie sich dem Blutdruck zu. Dieser liegt bei 175/80 mmHg. Das EKG zeigt eine Sinustacchykardie und einen Sokolow-Index von 4,2 mV. Außerdem einen überdrehten Linkstyp. Weitere Pathologika können Sie dem Streifen fürs Erste nicht entnehmen. Zurück zu den Optionen von **550**.

Insofern Ihnen die Zeit bleibt, können Sie eine internistische Untersuchung durchführen. Wirklich zweckmäßig ist dies für das Setting einer Notaufnahme bei einem so klaren Leitsymptom allerdings nicht. **87** bietet Ihnen alle wichtigen und symptomorientierten Untersuchungen, die Sie brauchen. Sie verlieren 3 Kompetenzpunkte. Weiter bei **87**. **520**

«Markus bitte häng doch mal 0,5 mg Digimerk® an!», fordern Sie den Pfleger auf. Der widerspricht nicht, und so wird das Medikament als Kurzinfusion appliziert. **521**

Sie können zum Erhalt eines stabilen Rhythmus durchaus Digitoxin geben. Bei rezidivierenden TARAs kann eine regelmäßige Gabe sogar sinnvoll sein. Sie können – müssen aber nicht, da Sie die Patientin bereits in einen normofrequenten Rhythmus zurückgebracht haben. Worauf Sie allerdings achten sollten, ist, dass Sie nicht mehrere Antiarrhythmika gleichzeitig einsetzen – insofern nicht vital indiziert. Jedes Antiarrhythmikum hat nämlich auch äußerst relevante proarrythmogene Potenzen und ist somit mit Vorsicht zu genießen. Ausnahme ist hier die klinisch stabile TARA, die nicht ausreichend auf einen Betablocker anspricht. Hier wird oft Digitoxin als Second-Line verabreicht. Das vorliegende Vorhofflimmern wurde von Ihnen allerdings bereits in einen normofrequenten Rhythmus konvertiert, so dass dies hier nicht indiziert ist. Sollten Sie Digitoxin als alleiniges Antiarrhythmikum verabreicht haben, so ist dies in Ordnung, falls nicht, verlieren Sie 3 Kompetenzpunkte. Zurück zu den Optionen von **846**.

Wenn Sie sich notiert haben, dass die aPTT so stark erhöht ist, weil der Notarzt Ihrer jungen Patientin 5000 IE Heparin gespritzt hat, verlieren Sie keine Kompetenzpunkte für Ihre Idee, einen komplette Gerinnungsdiagnostik durchzuführen. Wenn Ihnen das nicht eingefallen ist, dann verlieren Sie 2 Kompetenzpunkte und können sich auf einen Einlauf vonseiten Ihres Oberarztes freuen, weil Sie buchstäblich sein halbes Monatsbudget für eine vollkommen sinnfreie Untersuchung ausgegeben haben. Zurück zu den Optionen von **258**. **522**

Sie rufen den Kollegen der Radiologie an, der sich verschlafen meldet und Sie fragt, was vorliegt. Weiter bei **348**. **523**

Sie sollten in jedem Fall eine Blockade der H1-Rezeptoren durchführen, um dem freigesetzten Botenstoff Histamin die Möglichkeit der Interaktion zu nehmen. Dies wird hier durch einen kompetitiven Antagonismus erreicht. **524**

Als Nebenwirkung von Clemastin wird eine leichte Sedierung angegeben. Bei Herrn Klein können Sie den positiven Effekt der Sedierung nutzen. Der Patient, der verständlicherweise unter großem Stress leidet, wird so ein wenig abgeschottet. Eine Dosierung von 2 mg ist bei einem normalgewichtigen Patienten die korrekte Dosis. Zurück zu den Optionen von **237**.

525 Im Moment gibt es keine Indikation für eine CT des Thorax mit Darstellung der arteriellen Phase. Welche Erkrankung würden Sie mit dieser Untersuchung ausschließen? Notieren Sie sich die Antwort, und lesen Sie weiter bei **128**.

526 Eine nicht-invasive Beatmung (NIV) ist eine extrem gute Beatmungsform, mit der man vorübergehende respiratorische Insuffizienzen außerordentlich gut therapieren kann. Aber Vorsicht! Sie müssen die Indikationen kennen! Die NIV baut einen positiven endexpiratorischen Druck auf. Nachdem der Patient mit einem voreigestellten Flow-Minimum den Trigger der Beatmungsmaschine aktiviert hat, bekommt er eine bestimmte Druckunterstützung zur eigenen Atemarbeit generiert. In der aktuellen Situation ist dies nicht indiziert, da der Grund für die erschwerte Atemarbeit von Herrn Klein mutmaßlich gerade ein anderer ist. Zurück zu den Optionen von **423**.

527 Um nichts Wichtiges zu verpassen, haben Sie vorgesorgt und sich ein kleines Notizbuch mitgebracht. In diesem öffnen Sie nun die erste Seite und beginnen zu schreiben. Für Ihre Umsicht können Sie sich einen Kompetenzpunkt gutschreiben. Weiter bei **719**.

528 Mittlerweile ist der Sohn von Frau Gröhler eingetroffen und sitzt im Wartebereich der Notaufnahme.

«Na, dann mal los!», sagt Marcus und bringt Sie zum Angehörigen. Sie reichen diesem die Hand und stellen sich vor.

«Wie geht es ihr?», fragt Herr Gröhler.

«Sie ist soweit stabil. Gerade wird sie für die OP vorbereitet.»

Sie erklären dem Sohn erneut die Maßnahme und lassen ihn auf dem Einwilligungsformular unterschreiben. Nach entsprechender Rückfrage schreiben Sie deutlich die Buchstaben DNAR auf die Akte der Patientin. Was bedeutet das? Weiter bei **346**.

529 Unter den von Ihnen angeleierten Maßnahmen kommt es zur raschen Besserung der Situation. Die periphere Sauerstoffsättigung steigt auf 97 %, die

Tachykardie sowie der Hypertonus bilden sich zurück. Die Patientin toleriert die NIV-Maske gut und wirkt auch deutlich ruhiger. Nach einer weiteren Viertelstunde sind die Laborergebnisse fertig. Die Werte liefern Ihnen keine neuen Erkenntnisse! Das pBNP ist erwartungsgemäß auf das Dreifache des Normalwertes erhöht. Infektzeichen liegen keine vor. Eine leichte Leukozytose zeigt an, dass die Patientin erheblichem Stress ausgesetzt war.

«Moni, würdest du bitte nochmal eine arterielle BGA machen?», fragen Sie die Schwester. Die Ergebnisse dieser sehen Sie bei **952**.

Der Notarzt beginnt seine Übergabe: Herr Klein, ein 41-jähriger Chirurg aus einem nahen Krankenhaus, leide seit einigen Tagen unter Schnupfen und Schmerzen der Stirnhöhlen. Nach Rücksprache mit einem Kollegen der HNO hat er sich entschieden, ein Antibiotikum einzunehmen. Da eine Penicillin-Allergie bekannt ist, hat sich Herr Klein für ein Cephalosporin der dritten Generation entschieden und die erste Dosis vor ungefähr einer halben Stunde eingenommen. Daraufhin haben sich am ganzen Körper rote Pusteln gebildet. Als Herr Klein dann Kopfschmerzen und Atemnot bekommen hat, hat er den Notarzt gerufen. Am Einsatzort waren die Vitalzeichen in Ordnung. Der Blutdruck lag bei 145/90 mmHg bei einem Puls von 100/min, die periphere Sättigung betrug 95 %. Auf dem Weg in die Klinik hat er dann zunehmend Luftnot bekommen, weshalb die Kollegen eine Verneblung mit Salbutamol und Ipratropiumbromid begonnen haben. Außerdem hat der Patient einen grünen Zugang in der linken Ellenbeuge, über den 500 ml Ringer laufen. **530**

Nachdem der Notarzt seine Übergabe beendet hat, wünscht er Ihnen eine schöne Nacht und zieht von dannen. Neidisch schauen Sie ihm hinterher, in dem Wissen, dass der Kollege immer nur einen Patienten verarzten muss. Sie stehen jetzt schon mit dem dritten da und haben das Gefühl, dass Ihnen jetzt langsam die Situation entgleitet.

- Sie sind der Meinung, dass Herr Klein erst einmal kompetent versorgt wurde und bitten Markus, den Patienten in Kabine 2 an den Monitor anzuschließen, während Sie sich weiter um Herrn Manteufel kümmern. **(170)**
- Sie bitten Markus, den Patienten noch einige Medikament zu verabreichen und ihn dann in Kabine 2 an den Monitor anzuschließen. Danach machen Sie sich in Richtung Fast Track Station von dannen, nicht ohne Markus darum zu bitten, Sie sofort zu informieren, wenn sich der Zustand von Herrn Klein ändert. **(243)**

531 «Hallo, Herr Doktor, ich rufe wegen Herrn Klein an. Das ist der Patient, der vorhin vom Notarzt in die Notaufnahme gebracht wurde. Dem Mann geht es gar nicht gut. Er bekommt kaum noch Luft, und sein Blutdruck ist auch sehr niedrig! Könnten Sie bitte mal kommen?»

- Sie lassen alles stehen und liegen und machen sich sofort auf den Weg zu Herrn Klein. **(77)**
- Sie sagen der Schülerin, dass Sie sich sofort auf den Weg machen, trinken aber erst entspannt Ihren Kaffee aus. So wild kann das ja nicht sein. Wenn es wirklich schlimm wäre, hätte Sie Markus selbst angerufen. **(317)**
- Sie haben noch Fragen an Nadine. **(177)**

532 «Frau Gröhler hat eine Pneumonie. Die müssen wir zeitnah behandeln!», erklären Sie Markus.
«Wenn Du das sagst. Welches Antibiotikum soll ich denn richten?»

- «Bitte richte Piperacillin und Tazobactam.» **(961)**
- «Bitte richte Penicillin.» **(225)**
- «Bitte richte Ampicillin und Sulbactam sowie Clarithromycin.» **(965)**

533 «O.k., als Erstes senken wir den Druck mit einem Betablocker! Das tut auch der Frequenz gut!», erklären Sie der Runde, froh, gleich zwei Fliegen mit einer Klappe schlagen zu können.

Während Moni das Medikament aufzieht, nimmt Stefan Sie zur Seite.

«Du, bist du dir völlig sicher, dass du der Patientin jetzt einen Betablocker geben möchtest?»

- «Na klar, wir müssen die Herzleistung und damit den Sauerstoffverbrauch senken.» **(82)**
- «Na, wenn Du schon so fragst, dann sollten wir das Medikament wohl eher nicht geben!» **(932)**

534 «Ich möchte mal kurz auf die Lunge schallen!», informieren Sie das Team und werden prompt von Stefan anerkennend angeschaut: «Da kennt sich jemand mit Notfallmedizin aus!», sagt er und lobt damit Ihre differenzierte Art zu denken und die Tatsache, dass Sie die Frau nicht sofort ins Röntgen geschoben haben.

Sie setzen den Linearschallkopf (ein anderer täte es ebenso) vertikal auf den linken Hemithorax und stellen sich das Bild so ein, dass es von beiden Rippen abgeschlossen wird – Sie sehen nun das sogenannte Bat-Sign. Selbiges machen Sie nun auf jeweils vier Quadranten der beiden Thoraxhälften.

Über sieben der acht Bereiche können Sie kometenartige Linien sehen, die von der Pleura bis ins distale Bildende fluktuieren. Zurück zu den Optionen von **550**.

Die Informationen eines Arztbriefes aus der Gefäßchirurgie werden Ihnen 535
kaum viel über die Patientin erzählen. Zurück zu den Optionen von **954**.

Sie nehmen Ihr Telefon aus der Brusttasche und rufen auf der geriatrischen 536
Station an. Der Kollege am anderen Ende der Leitung hat offensichtlich auch gerade zu seiner wohlverdienten Nachtruhe gefunden, denn er klingt relativ verschlafen. Nichtsdestotrotz hat er ein Bett für die Patientin frei. «Sie kann dann direkt auf die GE1 kommen», sagt er.

«Ich sage der Pflege Bescheid!»

Offenkundig ist der Internist viel zu müde, um sich mit Ihnen über die Aufnahmeindikation zu streiten: Eins zu null für Sie – denken Sie.

Zwar läuft die Übernahme in die Geriatrie ohne Probleme ab, dennoch haben Sie beim Work-up der Patientin etwas Wichtiges übersehen. Sie sollten sich Ihre Patienten immer genau anschauen, bevor Sie sie in die Obhut der Station geben – besonders nachts. Außerdem haben Sie nach der Therapie der TARA das Leitsymptom Fieber übersehen. Sie verlieren 5 Kompetenzpunkte und dürfen sich bei den Optionen von **954** nochmal entscheiden, damit Ihnen nicht entgeht, was hier eigentlich los ist.

Normalerweise haben Sie in der Notfallsituation nicht die Zeit für eine 537
komplette internistische Untersuchung. Im Moment haben Sie aber sowieso nichts anderes zu tun und nutzen die Zeit, um Ihre Untersuchungstechnik zu trainieren. Die Patientin hatte zwar lediglich eine TARA, trotzdem können Sie sicherlich einiges bei der Untersuchung lernen und finden, und natürlich üben. Folgende Befunde können Sie erheben:

AZ: Sehr schlanke Patientin in reduzierten AZ und EZ, spastische Hemiparese links, warme Haut, stehende Hautfalten.

Kopf: Normocephalus, kein Austritt von Flüssigkeiten aus den natürlichen Körperöffnungen, keine Stufenbildung, soweit beurteilbar keine Druckdolenz.

Hals: Hals ohne auffällige Pathologien, kein tastbares Struma, Narbe i. S. eines Kocher'schen Kragenschnittes, keine vergrößerten Lymphknoten tastbar.

Thorax: Normale Thoraxkonfiguration, tiefe Atmung, keine Stufenbildung an den Rippen, beidseits vesikuläre Atemgeräusche, reduzierte Verschiebbarkeit des Zwerchfells bei Respiratio, keine vergrößerten Lymphknoten tastbar (speziell kein Virchow-Lymphknoten).

Cor: Normaler Herzspitzenstoß; auskultatorisch normale, jedoch unregelmäßige Herzgeräusche; keine vitientypischen Geräusche über Erb.

Abdomen: PEG in situ, weiches Epigastrium, leichte Abwehrspannung im Unterbauch, bei Palpation des rechten Unterbauches verzieht die Patientin das Gesicht, keine Narben, keine tastbaren Lymphnoten im Leistenkanal.

Extremitäten: Spastische Hemiparese links, Pulsstatus normal, atrophische Muskulatur der Extremitäten.

Neurostatus: Spastische Hemiparese links, Pupillenreaktionen normal, Pupillen isochor.

Zurück zu den Optionen von **954**.

538 Sie bitten Markus, Etomidate und Succinylcholin aufzuziehen, nachdem er mit den Vorbereitungen für die Intubation fertig ist.

«Sicher? Bei Reanimationen fahren wir normalerweise keine Narkose!» Auch der Notarzt schaut Sie verwirrt an und erklärt Ihnen: «Du, der ist im Moment klinisch tot. Eine tiefere Form der Sedierung gibt es gar nicht! Da brauchst du keine Narkose machen.»

Sie verlieren 4 Kompetenzpunkte. Weiter bei **969**.

539 ‚Oh, das ist aber ärgerlich, na gut, danke für Ihre Ehrlichkeit.» Bedrückt beendet Klaus das Gespräch, und Sie fragen sich, ob Sie da wohl wirklich richtig reagiert haben. Zu allem Überfluss verliert auch noch Ihre Lieblingsmannschaft.

- Sie rufen Klaus nochmal an und erklären ihm, dass Sie sich nach reiflicher Überlegung doch in der Lage fühlen, den Dienst anzutreten. **(825)**
- Sie bleiben dabei. Ein Nachtdienst in der Notaufnahme ist noch nichts für Sie. **(989)**

540 Jetzt reißen Sie sich aber mal zusammen! Vor Ihnen liegt ein Patient, der nur noch kurz von der Reanimationspflicht entfernt ist, und Sie wollen ihn komplett internistisch untersuchen? Bei allem was recht ist, aber das hat mit Notfallmedizin nicht sehr viel zu tun. Sie können hier nicht dieselben Standards wie auf der internistischen Allgemeinstation anwenden! Sie verlieren 7 Kompetenzpunkte. Zurück zu den Optionen von **805**.

541 Zurück zu den Optionen von **977**.

Sie haben korrekt erkannt, dass es sich in der vorliegenden BGA um das Bild einer kompensierten respiratorischen Azidose handelt. Der pH ist erniedrigt was per definitionem eine Azidose darstellt. Der nächste Blick sollte auf die Partialdrücke von Sauerstoff und Kohlendioxid gehen. Hier ist auffällig, dass sowohl pO2 als auch pCO2 nicht im Normbereich liegen. Neben der Ventilationsstörung hat sich also auch schon eine Störung der Oxygenierung entwickelt. Entscheidend für die Azidose ist allerdings das erhöhte pCO2. Der Körper ist nicht mehr in der Lage, das Säureequivalent Kohlendioxid auszuscheiden, was zu einem Kollaps des wichtigsten Puffersystems im menschlichen Körper führt, denn das überschüssige Kohlendioxid wird vom Bikarbonatpuffer gebunden. Um dies zu kompensieren, wird die renale Bikarbonatresobtion gesteigert. Es steht dann wieder relativ mehr Bikarbonat zur Verfügung. Da das Blutgasgerät nur das freie HCO3 erkennt, ist der Wert im Normbereich. Dieser Vorgang dauert allerding einige Tage, woraus man schließen kann, dass die Krankheit der Patientin nicht akut eingesetzt hat, sondern dass es sich vielmehr um eine Exazerbation eines schon länger bestehenden Problems handelt. **542**

Spannend, was man aus einer Blutgasanalyse alles herauslesen kann, oder? Zurück zu den Optionen von **550**. Wenn Sie die Patientin jedoch schon intubiert haben, dann kehren Sie zu **95** zurück.

Die Bestimmung der D-Dimere ergibt einen Wert von 1,2 mg/l. Zurück zu **562**. **543**

«Ich kann einen ganz schnellen, fadenförmigen Puls fühlen, aber der ist kaum der Rede wert!», stellen Sie beunruhigt fest. «Hallo, Frau Gröhler, können Sie mich hören?» **544**

«Brauchst du gar nicht versuchen, die war die ganze Zeit nicht ansprechbar und ist wohl sonst auch nicht sonderlich redselig», informiert Sie der Rettungssanitäter. Zurück zu den Optionen von **194**.

Die korrekte Energiedosis beträgt entweder 360 J monophasisch oder 200 J im biphasischen Modus. Bei Erfolglosigkeit kann eine höhere biphasische Dosis gewählt werden. Wenn Sie das gewusst haben, bekommen Sie 2 Kompetenzpunkte gutgeschrieben – wenn nicht verlieren Sie 4 Punkte. Weiter bei **93**. **545**

«Die junge Frau ist völlig unterzuckert. Gib mir mal schnell eine G40 %!», fordern Sie Nadine auf. Nachdem Sie das Medikament gespritzt haben, **546** wird die Patientin zunehmend wacher. Zuerst ist sie noch ein wenig irritiert und fragt, was passiert ist, doch immer schneller kehren Bewusstsein und Orientierung zurück. Auf Nachfrage erfahren Sie, dass es sich bei der Begleiterin der eigentlichen Patientin um Jaqueline handelt. Diese leide an Diabetes mellitus Typ I. Auf die Frage nach regelmäßiger Medikamenteneinnahme antwortet sie überraschenderweise, dass sie einen Diabetologen habe und schon länger auf ein gut passendes Schema mit Depot- und Bedarfsinsulin eingestellt sei. Bis zu ihrem 18. Lebensjahr habe sich der Kinderarzt um das Problem gekümmert. Warum sie heute einen hypoglykämischen Anfall hatte, ist Jaqueline völlig schleierhaft. Können Sie sich einen Reim darauf machen? Weiter bei **240**.

547 «Wo hat die denn einen Schlaganfall? Wie kommst Du darauf? Die Patientin hat doch keinerlei neurologische Ausfälle.»

Sie denken erneut über Ihre Diagnose nach und dabei wird Ihnen klar, dass Stefan völlig recht hat. Ein Schlaganfall würde eine gänzlich andere Symptomatik hervorrufen. Sie wollen also eine nicht ungefährliche Therapie anwenden, ohne auch nur den kleinsten Hinweis dafür zu haben, dass die Patientin die von Ihnen antizipierte Erkrankung hat und von Ihrer Therapie profitieren würde. Ihr Verhalten ist in mehrfacher Hinsicht sehr verantwortungslos. Sie verlieren 12 Kompetenzpunkte. Zurück zu den Optionen von **915**.

548 Die Gabe eines zweiten Thrombozytenaggregationshemmers sollte nur nach Rücksprache mit der kardiologischen Abteilung erfolgen. Prinzipiell ist Clopidogrel in der angegebenen Dosis eine richtige Wahl zur einmaligen Loading-Therapie. Alternativ stehen allerdings auch Prasugrel sowie Ticragrelor zur Verfügung, die aufgrund von kürzeren Metabolisierungswegen schneller und intensiver wirken. Zurück zu den Optionen von **70**.

549 Befund Radiologie: Cor normal groß, keine Stauung, kein Pneumothorax, flaues Infiltrat linker Unterlappen. Zurück zu **562**.

550 Die Situation wird für Sie etwas unentspannt, da alle der Anwesenden Sie anschauen und auf Ihre Anweisungen warten. Sie denken kurz nach: Dyspnoe scheint hier ganz offenkundig das Hauptsymptom zu sein, aber woher kommt diese? Dafür müsste man einiges über die Patientin wissen, Zeit haben Sie allerdings, wie schon erwähnt, nur bedingt, also ...

- entscheiden Sie sich dafür, die Patientin zu intubieren. Dass die Aktion hier nicht gut geht, ist klar, und irgendwie muss der armen Frau ja Sauerstoff zugeführt werden. Alles andere können Sie nachher noch eruieren. Treat first what kills first! Für die Einleitung dieser Maßnahme benötigen Sie fünf Zeiteinheiten. **(927)**
- entscheiden Sie sich, einen der Umstehenden abzuziehen und nach Befunden von der Frau im System der Klinik suchen zu lassen. Für diese Aktion benötigen Sie eine Zeiteinheit. **(813)**
- entscheiden Sie sich, einen der Umstehenden abzuziehen und den Ehemann schnell nach den wichtigsten Vorerkrankungen zu fragen. Für diese Aktion benötigen Sie eine Zeiteinheit. **(17)**
- entscheiden Sie sich, ein 12-Kanal-EKG zu schreiben sowie den Rest der Vitalparameter bestimmen zu lassen. Das kostet Sie drei Zeiteinheiten. **(519)**
- entscheiden Sie sich für eine ausführliche körperliche Untersuchung. Das kostete Sie vier Zeiteinheiten. **(257)**
- entscheiden Sie sich für eine fokussierte körperliche Untersuchung. Das kostete Sie zwei Zeiteinheiten. **(561)**
- entscheiden Sie sich dafür, eine Lungensonographie durchzuführen. Diese Untersuchung benötigt drei Zeiteinheiten. **(534)**
- entscheiden Sie sich dafür, eine Röntgenaufnahme des Thorax anzufordern. Diese Maßnahme kostet vier Zeiteinheiten. **(196)**
- entscheiden Sie sich dafür, eine arterielle BGA durchzuführen. Das kostet Sie noch einmal zwei Zeiteinheiten. **(42)**

Hinter den entsprechenden Optionen stehen sogenannte Zeiteinheiten. Zählen Sie die Einheiten, die Sie verbraten haben, zusammen. Kommen Sie auf eine Anzahl die unter fünf liegt, dann lesen Sie bei **920** weiter. Ist die so errechnete Summe größer als fünf, dann geht die Reise bei **875** weiter.

Es ist mitten in der Nacht. Eine kurze Erklärung über den Zustand der Patientin reicht völlig. Sie müssen dem Sohn nicht alles detailliert erklären. Ihr Anruf dient ja primär der Informationsbeschaffung. Die Aufklärung der Angehörigen können Sie oder ein Kollege problemlos am nächsten Tag durchführen. Zurück zu den Optionen von **614**. **551**

Wenn Sie sich notiert haben, dass Sie eine strenge Blutdruckeinstellung vornehmen und außerdem eine CT des Thorax in arterieller Phase machen sollten, dann können Sie sich jeweils einen Kompetenzpunkt gutschreiben. Für jede falsche Antwort verlieren Sie 2 Kompetenzpunkte. Weiter bei **481**. **552**

553 Addieren Sie zu der von Ihnen ermittelten Zahl die Ziffer 2 hinzu, wenn Sie die Anästhesie gerufen haben, und die Ziffer 3, wenn Sie den Patienten relaxiert haben!

- Wenn die Endsumme kleiner als 5, ist dann lesen Sie bei **402** weiter.
- Wenn die Endsumme kleiner als 8, ist dann lesen Sie bei **100** weiter.
- Wenn die Endsumme größer als 8, ist dann lesen Sie bei **436** weiter.

554 «Wo hat die denn einen Herzinfarkt? Wie kommst Du darauf?»

Die Patientin hat keinerlei Symptome. Unter Umständen kann die Symptomatik des Patienten, welche auf eine akute Herzinsuffizienz hinweist, als Folge eines akuten Herzinfarktes auftreten. Das EKG bietet Ihnen jedoch keinerlei Hinweise. Natürlich könnte auch ein NSTEMI vorliegen. In diesem Fall wäre eine Lyse allerdings auch nicht indiziert. Sie wollen also eine nicht ungefährliche Therapie anwenden, ohne auch nur den kleinsten Hinweis dafür zu haben, dass die Patientin die von Ihnen antizipierte Erkrankung hat und von Ihrer Therapie profitieren würde. Ihr Verhalten ist in mehrfacher Hinsicht sehr verantwortungslos. Sie verlieren 8 Kompetenzpunkte. Zurück zu den Optionen von **915**.

555 «Wir nehmen die Patientin auf die Kardiologie auf und sollten dann morgen eine Pulmonalvenenablation durchführen, um das rezidivierende Vorhofflimmern zu unterbrechen! Ich rufe den Kardiologen an.»

«Das haben wir ja noch nie so gemacht!», sagt Markus.

«Tja, einmal ist immer das erste Mal!», antworten Sie selbstbewusst und ziehen das Telefon aus Ihrer Brusttasche, um die Nummer des diensthabenden Kardiologen zu wählen.

Haben Sie bereits wegen einer EPU mit dem Kardiologen geredet?

- Ja. **(943)**
- Nein. **(272)**

556 Im Moment wollen Sie sich keine weiteren Informationen über Herrn Manteufel einholen. Sie wissen, dass sein Vorstellungsgrund ein akut aufgetretener Brustschmerz ist, dass seine Troponine unauffällig und im EKG unspezifische Veränderungen zu sehen waren. Sie schauen auf Ihren schlauen Zettel, um nichts zu vergessen, da fällt Ihnen auf, dass ja um Mitternacht eine Troponin-Kontrolle laufen sollte. Auch ein EKG sollte geschrieben werden. Sie schauen auf die Uhr und – siehe da – es ist kurz vor Mitternacht. Wenigstens ist Ihr Timing gut. Weiter bei **37**.

557 Sie bitten Markus, dem Patienten an beide peripheren Zugänge jeweils einen Liter einer Vollelektrolytlösung anzuhängen, solange Sie nicht an einem der Zugänge einen Katecholaminperfusor installiert haben. Schon nach wenigen Minuten stabilisiert sich der Blutdruck ein klein wenig. Sie bekommen 2 Kompetenzpunkte. Schülerin Nadine hätte da allerdings noch zwei Fragen an Sie: «Herr Doktor, warum konnten Sie den Patienten nur mit ein bisschen Wasser stabilisieren? Wie funktioniert das?» Und: «Hätten wir anstelle einer Ringerlösung auch eine Glukose 5 % oder eine HAES-Lösung einsetzen können?» Beantworten Sie die Fragen, und lesen Sie bei **276** weiter.

558 «Du Doc, meist du nicht, wir sollten hier mal an Atropin denken?», fragt der Rettungssanitäter.
Meinen Sie?

- Ja. **(399)**
- Nein. **(199)**

559 Nachdem Sie Frau Meyer auf einer allgemeinen internistischen Station untergebracht haben, sind Sie jetzt der Meinung, einen Kaffee verdient zu haben. Ein Blick auf die Uhr verrät Ihnen, dass es mittlerweile auf zwei Uhr morgens zugeht und Sie hoffen, den Rest der Nacht ein wenig Ruhe zu bekommen.

- Wenn Sie Dr. Schulzendorf (der KV-Arzt) empfohlen haben, den Schmerzpatienten einzuweisen, dann lesen Sie bei **853** weiter.
- Wenn Sie dem Kollegen eine Schmerzmittelempfehlung gegeben haben, dann lesen Sie bei **826** weiter.

560 Sie biegen rechts ab und machen sich als Allererstes auf den Weg ins Arztzimmer, wo Sie den Kollegen der Spätschicht vermuten. Der Raum ist allerdings leer, und Sie nehmen an, dass der Kollege gerade bei einem Patienten ist. Na ja, auch gut – dann haben Sie genug Zeit, sich umzuziehen und sich danach sogar noch einen Kaffee zu genehmigen. Weiter bei **282**.

561 Bei entsprechendem Leitsymptom fokussieren Sie Ihre Untersuchung auf den Thorax und natürlich den Allgemeinzustand der Patientin. Hier fällt Ihnen sofort auf, dass dieser stark reduziert ist. Sie können zyanotische Lippen sowie eine Acrozyanose feststellen. Der Einsatz der Atemhilfsmuskulatur ist außerdem sehr prominent. Die hohe Atemfrequenz ist Ihnen sicher schon bei vorhergehenden Untersuchungen aufgefallen. Bei der Aus-

kultation des Thorax können Sie beidseits feuchte Rasselgeräusche hören. Außerdem können Sie ein exspiratorisches Giemen hören.

Die Herztöne sind bei entsprechend lauten Lungengeräuschen leider nicht auskultierbar. Zurück zu den Optionen von **550**.

562 Natürlich gibt es sehr viele Untersuchungen, die man jetzt noch durchführen könnte. Auf Basis der von Ihnen durchgeführten körperlichen Untersuchung sowie der vorliegenden Laborparameter wären allerdings die folgenden beiden Untersuchungen noch dringend angezeigt: Rö-Thorax und Bestimmung der D-Dimere. Wenn Sie sich notiert haben, dass Sie genau diese durchführen wollen, haben Sie schon einen ganz guten diagnostischen Blick und dürfen sich jeweils 2 Kompetenzpunkte gutschreiben. Für jede andere Untersuchung, die Ihnen eingefallen ist, ziehen Sie sich bitte 2 Punkte von Ihrem Konto ab, es sei denn Sie können einwandfrei begründen, weshalb Sie diese durchführen wollten. Sie können die Ergebnisse im Folgenden nachlesen. Der Fairness halber aber bitte nur, wenn Sie die Untersuchungen auch indiziert haben. Ansonsten lesen Sie bei **87** weiter.

- Ergebnisse des Rö-Thorax **(549)**
- Ergebnisse der Bestimmung der D-Dimere **(543)**

563 «Als wir losgezogen sind, war sie noch ganz normal.» Sie fragen, wann genau das war. «Keine Ahnung, was bist du denn so‘n Spießer, Alter. Willst du uns verurteiln oder was? Wir war‘n nur ‘n bisschen feiern. Ich schwör‘s dir, da war alles noch ganz normal, als wir bei Mägges waren, mein ich. Da hat sie ‘nen halben Cheesburger gegessen. Sie hat gesagt, ihr ist schwindlich, aber alles war gut. Dann sind wir ins Popeo gegangen, weißt du, der neue Club in der Stadt. Alter, da war sie noch ganz normal, ich schwör’s.» Sie kennen das Etablissement, das von der jungen Frau angesprochen wurde, und wissen, dass es sich hierbei um einen zwielichtigen Schuppen handelt, der hauptsächlich von problematischen und auch gewaltbereiten Teenagern besucht wird. Der Laden hat den Ruf, dass dort der Alkohol in Strömen fließt und außerdem auch nicht genau auf das Alter der Besucher geschaut wird. Zurück zu den Optionen von **389** bzw. **645**.

564 Anerkennend nickt Ihnen der Kollege der Radiologie zu und signalisiert Ihnen, dass Sie wohl total richtig liegen. Weiter bei **988**.

565 Die Injektion von Antiarrhythmika ist in dieser Phase der Reanimation nach den ERC-Leitlinien von 2010 noch nicht vorgesehen. Im Moment hat etwas anderes Vorrang. Sie verlieren 3 Kompetenzpunkte. Zurück zu den Optionen von **695**.

566 Sie beginnen, den Kollegen nach Vorerkrankungen des Patienten sowie der aktuellen Medikation zu befragen. Außerdem möchten Sie wissen, ob Herr Westphal solche Schmerzen schon einmal hatte oder ob diese zum ersten Mal aufgetreten sind. Zusätzlich möchten Sie noch wissen, wo die Schmerzen auf der Schmerzskala einzuordnen sind und so weiter und so fort. Viel kann Ihnen der Kollege Schulzendorf nicht sagen, denn seine Anamnese ging nicht ganz so tief. Sie kommen auf die Idee, den Patienten zu befragen, der allerdings relativ apathisch im Bett liegt und Ihnen nicht viel mehr erklären kann, als dass er sehr starke Schmerzen hat. «Als ob mir jemand mit einem Messer im Rücken rumbohren würde», sagt er und japst dabei nach Luft. Was tun Sie?

- Sie gehen mit dem Patienten in einen Behandlungsraum und bringen erst einmal ein bisschen Ruhe in die ganze Sache – irgendwie ist es hier hektisch. **(897)**
- Sie fahren mit dem Patienten in den Schockraum. **(207)**
- etwas anderes **(767)**

567 Sie glauben, dass Frau Schreiner eine Tako-Tsubo-Kardiomyopathie hat. Sie hat Ihnen vor ein paar Stunden erzählt, dass sie von ihrem Freund, dem Vater des Kindes, verlassen wurde und nun keinen Partner findet. Diese psychische Belastung ist Grund genug, ein sogenanntes Broken-Heart-Syndrom zu entwickeln. Wie geht es nun weiter?

- Sie besprechen mit dem Kollegen der Kardiologie eine stationäre Aufnahme. **(495)**
- Sie entlassen die Patientin nach Hause. **(595)**

568 Hinter dem Medikament Musaril® versteckt sich der Wirkstoff Tetrazepam. Das Mittel ist bei schmerzhaften Muskelverspannungen zum Lockern der Muskulatur indiziert und wird in einer 50-mg-Dosierung am Abend verabreicht – meist zusammen mit NSAR und Novalgin. (Anm. des Autors: Zum Zeitpunkt der Drucklegung ruht die Zulassung für Musaril®.) «Super, danke sagt Dr. Schulzendorf. Muss ich da irgendwas beachten?»

- «Nein, das Mittel ist safe.» **(592)**
- «Ja, unbedingt!» **(701)**

569 Sie führen die entsprechende Untersuchung durch. Für die Resultate lesen Sie weiter bei ...

- **507**, wenn Sie lediglich eine CT des Thorax in arterieller Phase durchgeführt haben.
- **41**, wenn Sie lediglich eine CT des Thorax in pulmonalarterieller Phase durchgeführt haben.
- **226**, wenn Sie eine CT des Thorax in arterieller Phase sowie eine CT des Abdomens mit i. v. Kontrastierung durchgeführt haben.
- **394**, wenn Sie eine CT des Thorax in pulmonalerterieller Phase sowie eine CT des Abdomen mit i. v. Kontrastierung durchgeführt haben.
- **772**, wenn Sie lediglich eine CT des Abdomens mit i. v. Kontrastierung durchgeführt haben.

570 Sie nehmen die Morphinspritze und bitten Schwester Anne, die Unterlagen des Patienten mit in sein Zimmer zu nehmen. Am Bett des Patienten stellen Sie sich als Dienstarzt vor und fragen nach seinem Befinden. Er klagt immer noch über starke Schmerzen und liegt in Schonhaltung im Bett. Während Sie ihm langsam das Morphin verabreichen, studieren Sie die Akte von Herrn Manteufel und bekommen die folgenden Informationen:

Der Patient ist 52 Jahre alt und hat sich heute Vormittag mit Thoraxschmerzen vorgestellt. Er ist Raucher, hat ansonsten aber keinerlei kardiovaskuläre Risikofaktoren. Die Schmerzen wurden als eher stechend beschrieben. Dyspnoe oder andere Beschwerden hat er nicht. Auch in der körperlichen Untersuchung ist nichts Besonderes aufgefallen. Die Troponine waren unauffällig. Im EKG hat man unspezifische T-Negativierungen in V1–V3 gesehen. Für Mitternacht sind eine Troponin- sowie eine EKG-Kontrolle geplant. Als Sie auf die Uhr schauen, merken Sie, dass es kurz vor Mitternacht ist. Na wenigsten ist Ihr Timing gut.

Nachdem Sie die kompletten 10 mg Morphin appliziert haben, scheint es Herrn Manteufel langsam etwas besser zu gehen. Sie können ihm jetzt noch Fragen stellen, sollten noch Unklarheiten bestehen. Allerdings dürfen Sie sich nur drei der unten genannten Fragen aussuchen. Brauchen Sie noch mehr Informationen, kostet Sie das 2 Kompetenzpunkte pro zusätzliche Frage.

- «Gibt es in Ihrer Familie Herz- oder Gefäßerkrankungen?» **(731)**
- «Haben Sie in den letzten Wochen vermehrt unter Luftnot gelitten?» **(76)**
- «Haben Sie Blut im Stuhl?» **(995)**
- «Haben Sie in den letzten Wochen vermehrt unter Brustschmerzen gelitten? Speziell, wenn Sie sich angestrengt haben?» **(76)**
- «Gehen Sie regelmäßig zum Hausarzt?» **(392)**

- «Wie sind Sie versichert?» **(939)**
- «Sind sonst irgendwelche Erkrankungen bekannt?» **(716)**
- «Leiden Sie unter psychischen Problemen?» **(354)**

  Treffen Sie eine Auswahl, dann lesen Sie weiter bei **37**.

Butylscopolamin ist das Analgetikum der Wahl bei kolikartigen Schmerzen. Es wird in der Regel in Kombination mit Metamizol als Kurzinfusion (umgangssprachlich auch als Schmerzinfusion bezeichnet) verabreicht. Die Dosis von 20 mg ist korrekt. Sie sollten sich aber auch hier vergewissern, dass das Medikament Wirkung zeigt und bei Bedarf zeitnah auf ein stärkeres Mittel zurückgreifen. Zurück zu den Optionen von **318**. **571**

Die beiden fehlenden Medikamente sind: Ringer 500–1000 ml und SDH 1–1,5 mg/kg KG. In der Regel wird als Richtdosis 250 mg SDH verabreicht. Zurück zu den Optionen von **237**. **572**

Das ist eine gute Antwort. Sie sollten sich immer fragen, was die Anwesenheit eines Angehörigen im Moment bewirken kann. Frau Gröhler ist nicht so krank, dass sich ihr Sohn zum Verabschieden bei Ihnen einfinden sollte. Weiteres kann er auch nicht zur Verbesserung des Gesundheitszustandes beitragen, weshalb es für den Mann keinen Sinn macht, mitten in der Nacht aufzustehen und verängstigt durch die Stadt zu fahren. Ihre Antwort war völlig korrekt. Zurück zu den Optionen von **614**. **573**

«Gute Idee!», gibt Ihnen Stefan recht. Offensichtlich weiß auch er, dass man eine dekompensierte Herzinsuffizienz tatsächlich problemlos in der Notaufnahme überwachen kann. Die Rekompensation kann manchmal sehr schnell gehen. Durch den Druck der CPAP-Beatmung wird die Lunge ausgepresst wie ein Schwamm. Unterstützt durch die anderen von Ihnen ergriffenen Maßnahmen könnte es Frau Rummelsbacher schon in einer Stunde wieder viel besser gehen. Die Normalstation ist dann notwendig, um die Therapie der Herzinsuffizienz neu einzustellen. **574**

Sie legen die Patientin also in ein Überwachungsbett, und Stefan bietet Ihnen an, sich weiter um sie zu kümmern.

Sie ziehen sich um und beenden die Schicht, indem Sie sich einen heißen Kaffee gönnen. Diesen trinken Sie im Arztzimmer aus, um dem Kollegen noch etwas über die Schulter schauen zu können. Außerdem wollen Sie sich noch nach den Patienten erkundigen, die Sie heute Nacht auf die Stationen verlegt haben.

Während Sie vor dem Computer sitzen und Ihren Kaffee schlürfen, hören Sie plötzlich, wie draußen in den Kabinen ein hektisches Treiben beginnt. Sie sind neugierig und wollen natürlich wissen, was da los ist.

Sie gehen dem Lärm nach und sehen, dass der Grund für diesen Ihre Patientin Rummelsberger ist, die gerade von Stefan intubiert wird.

«Was ist denn hier los?», fragen Sie in die Runde.

«Hat plötzlich aufgehört zu schnaufen!», bekommen Sie als knappe Antwort zurück. Haben Sie etwas übersehen? Weiter bei **824**.

575 «Leider darf keiner von euch gehen. Ihr habt heute Nacht ganz schön Mist gebaut und wärt fast gestorben. Jetzt setzt euch wieder hin, und dann kommt ihr auf eine Station. Ich habe sogar ein Doppelzimmer organisieren können.

«Was denkst du eigentlich, wer du bist?», werden Sie von Sandra angelallt. Auch Jaqueline ist nicht begeistert von Ihrem Einwand. Allerdings hält diese sich bemerkenswert zurück. Offensichtlich hat sie den Ernst der Lage besser verstanden als ihre Freundin Sandra.

«Komm schon Sandra. Bleib hier. Du weißt ja gar nicht, wie es dir geht, und heim findest du jetzt sowieso nicht.»

«Neheee. Was willst'n du jetzt von mir, Alter. Ey, isch schwör, ich dacht du wärst meine Freundin.»

Sandra lässt sich kaum zurückhalten und marschiert aus der Kabine.

In der Tat hätte eine der beiden Frauen gehen dürfen – und zwar Jaqueline – da die, wie Sie weiter oben im Text erfahren haben, bereits volljährig ist. In diesem Fall gibt es unter einem Alkoholspiegel von 3,0 Promille und bei vierfacher Orientierung keinen Grund, einen Patienten gegen seinen Willen in Ihrer Obhut zu lassen. Im Gegenteil: Tun Sie dies, auch wenn es gut gemeint ist, dann stellt das Freiheitsberaubung und unter Umständen Körperverletzung dar und kann durchaus rechtliche Konsequenzen haben. Sie verlieren 4 Kompetenzpunkte.

Was tun Sie nun?

- Sie lassen das Mädchen gehen. **(685)**
- Sie halten sie fest. **(480)**
- Sie rufen die Polizei. **(655)**

576 Sie haben nun die Ergebnisse von Röntgen und U-Stix vorliegen. Das Röntgen des Thorax ist ohne relevante Pathologie. Der U-Stix zeigt dreifach positive Leukozyten und einen sauren pH, außerdem sind der Hb sowie die Erythrozyten einfach positiv. Das Nitrit ist zweifach positiv. Zurück zu den Optionen von **954**.

Wenn Sie einen Perfusor mit Katecholaminen einsetzen, ist es unerlässlich, diesen über einen separaten Schenkel eines zentralen Venenkatheters zu applizieren. Da Sie im Moment noch keinen ZVK zur Verfügung haben, sollten Sie einen der beiden peripheren Zugänge ausschließlich für Ihre Katecholamin-Therapie nutzen. Außerdem sollten Sie zeitnah eine invasive Blutdruckmessung installieren. Haben Sie das gewusst? Dann schreiben Sie sich pro richtige Antwort 2 Kompetenzpunkte gut. Für jede falsche Antwort verlieren Sie 2 Kompetenzpunkte. Welche Wirkung vom Noradrenalin machen Sie sich hier eigentlich zunutze? Weiter bei 347. 577

«Frau Meyer, ich muss Folgendes mit Ihnen besprechen», erklären Sie der Patientin und fahren dann fort: «Aufgrund Ihrer Thrombose im Bein müssen wir das Blut verdünnen. Normalerweise nehmen Sie ja schon etwas dafür, dass reicht aber im Moment nicht aus, da das Medikament eine gewissen Zeit benötigt, bis es wirkt. Deshalb möchte ich Ihnen – ja, was möchten Sie eigentlich? In welcher Form wollen Sie das Heparin verabreichen? 578

- Bolus von 5000 IE, danach Perfusor mit 1050 IE/hr (974)
- subkutane Injektionen mit 5000 IE dreimal täglich (332)

Herzlichen Glückwunsch! Sie sind mit Sicherheit der Erste, der diese Krankheit diagnostiziert – denn es gibt sie gar nicht! Man sieht, dass Sie nicht wirklich eine Ahnung haben, wovon Sie reden. Sie haben das Leben Ihrer Patientin und des ungeborenen Kindes in der Hand. Zeigen Sie mehr Verantwortung! Sie verlieren 10 Kompetenzpunkte. Denken Sie nochmal genau nach. Weiter bei 327. 579

Sie haben vorhin bei der Übergabe gepennt. Es wäre Ihre Pflicht gewesen, sich ausführlich über den Patienten zu informieren, denn Sie sind für ihn verantwortlich. Jetzt darf der Patient aber nicht leiden, weil Sie einen Fehler gemacht haben. Sie müssen sich um die Analgesie kümmern! Vielleicht ist aber ein Zwischenweg der beste. Weiter bei 570. 580

Die wiederholte Gabe von einem Milligramm Adrenalin ist laut den ERC-Leitlinien von 2010 in dieser Situation indiziert. Zurück zu den Optionen von 803. 581

Sie lassen sich von Markus eines Besseren belehren. Aber liegt Markus hier wirklich richtig? Da Adrenalin in einer Dosis von 0,5 mg i. m. die leitlini- 582 engerechte Therapie der Anaphylaxie im Stadium 3 darstellt, wäre ein wenig mehr Beharrlichkeit hier sicher besser gewesen. Sie applizieren dem Patienten das Medikament nun in der entsprechenden Dosierung und stellen voller Freude fest, dass es Herrn Klein zunehmend besser geht. Der Blutdruck des Patienten steigt adäquat an, und er kann wieder freier durchatmen. Sie verlieren 2 Kompetenzpunkte und kehren zu den Optionen von **423** zurück.

583 Sie bitten Markus, den Patienten mit einer halben Ampulle Adrenalin vernebeln zu lassen – und tatsächlich: Herr Klein atmet wesentlich entspannter und auch das Giemen über den Lungen verschwindet. Als Sie Herrn Klein bitten, den Mund zu öffnen, sehen Sie, dass das von Ihnen gesehene Schleimhautödem stark regredient ist. Die Inhalation von Adrenalin ist – gerade bei anaphylaktischen Schwellungen im Mundraum –Mittel der Wahl und hilft, wie Sie bei Ihrem Patienten sehen, sehr gut. Zurück zu den Optionen von **423**.

584 Der Wells-Score von Frau Meyer liegt bei 7 Punkten. Formal hat die Patientin damit eine sehr hohe Wahrscheinlichkeit, unter einer Lungenembolie zu leiden. Für jeden Punkt um den Sie sich vertan haben, bekommen Sie einen Kompetenzpunkt abgezogen. Die Summe setzt sich wie folgt zusammen: Die Patientin hat Symptome einer tiefen Beinvenenthrombose und berichtet über eine Immobilisierung des Beines innerhalb der letzten vier Wochen (Zn. Gastroenteritis). Außerdem hat Ihnen Frau Meyer von Hämoptysen erzählt. Diese sind wohl am ehesten mit ihrer Rhinitis in Zusammenhang zu bringen, stehen aber als objektive Symptome erst einmal im Raum. Außerdem wurde bei Frau Meyer eine TVT nachgewiesen. Somit ist der Wells-Score sehr hoch. Wollen Sie es jetzt nochmal mit einer CT des Thorax probieren?

- Ja. **(428)**
- Nein, vorerst nicht. **(160)**

585 Wenn Sie sich als Diagnose Dyspnoe bei gemischter Genese als Folge eines Lungenödems bei ischämischen Kardiomyopathie sowie bekannter COPD mit mutmaßlicher Exazerbation aufgeschrieben haben, dann Hut ab! Wenn nicht, verlieren Sie jetzt 5 Kompetenzpunkte. Es war in der von Ihnen benötigten Zeit mit Intubation praktisch nicht möglich, diese Diagnose zu stellen, also seien Sie ehrlich! Der Kollege auf der Intensivstation macht ein paar kurze orientierende Untersuchungen und schaut in den

Computer, um die alten Briefe der Patientin einzusehen, und lässt Sie dann ganz schön dumm dastehen, wenn er Ihre Verdachtsdiagnose widerlegt oder zumindest komplettiert.

«Da müssen Sie wohl in nächster Zeit ein bisschen genauer arbeiten, Herr Kollege!», mahnt er Sie, und auch Stefan ist von Ihrer Performance nicht begeistert: «Wir müssen dir wohl noch einiges beibringen.» Sich vor den Stationskollegen wegen fehlender Genauigkeit zu blamieren, kommt immer gar nicht gut an. Weiter bei **66**.

Sie lassen sich von Nadine 5 mg Midazolam aufziehen und verabreichen das Medikament in 1,25-mg-Schritten, bis die Patientin leicht sediert ist. «Warum hast du denn Frau Schreiner so weggebeamt?», fragt Sie Markus. Als Sie ihm antworten, dass Sie einem Krampfanfall vorbeugen wollten, ist er skeptisch: «War das wirklich notwendig?» Da es das ganz sicher nicht war, und man in der Schwangerschaft sowieso sehr restriktiv mit Medikamenten umgehen sollte und diese nur nach strenger Indikationsstellung einsetzen darf, verlieren Sie 5 Kompetenzpunkte. Zurück zu den Optionen von **926**. **586**

Da Herr Manteufel mit dem Leitsymptom Brustschmerz vorstellig geworden ist und eine Kontrolle von EKG und Troponinen sowieso angedacht war, müssen Sie das jetzt unbedingt durchführen. Falls der Patient nämlich unter einer instabilen Angina gelitten hat, kann die aktuelle Verschlechterung seiner Schmerzen ein Hinweis auf einen manifesten Herzinfarkt sein. Sie führen die beiden Untersuchungen bei Herrn Manteufel durch. Auf die Troponine müssen Sie leider noch etwas warten, da auch eine Notfalluntersuchung im Labor mindestens 20 bis 30 Minuten dauert. Im EKG sehen Sie unspezifische Veränderungen: Die T-Wellen sind in den Ableitungen V3–V4 negativ. Zurück zu den Optionen von **37**. **587**

Im Moment gibt es nichts, was Ihnen noch weiter helfen könnte. Wenn Ihnen wirklich noch eine sinnvolle Möglichkeit eingefallen ist, die Intubation zu erleichtern, dann können Sie sich 2 Kompetenzpunkte gutschreiben. Wenn Sie sich nur für «Ja» entschieden haben, ohne eine spezielle Hilfe im Hinterkopf zu haben, dann verlieren Sie 2 Kompetenzpunkte. Weiter bei **828**. **588**

Wenn Sie sich für die nasale Applikation eines Benzodiazepins oder für dessen rektale Formulierung (meist in Gelform) entschieden haben, dann **589** können Sie sich 3 Kompetenzpunkte gutschreiben. Gerade in solch einer kritischen Lage gilt es, die alternativen Applikationswege zu kennen! Wenn Sie sich für einen intraossären Zugang entschieden haben, verlieren Sie keine Kompetenzpunkte, bekommen allerdings auch keine hinzu, denn es ist nicht praktikabel, einem krampfenden Patienten eine intraossäre Nadel zu legen. Sollte Ihnen gar kein Zugangsweg eingefallen sein, dann verlieren Sie 4 Kompetenzpunkte. Weiter bei **51**.

590 «Das ist jetzt wirklich nicht unser Problem!», versuchen Sie Markus zu erklären. Solange wir den Patienten oxygeniert bekommen, ist alles gut.»

Sie drücken auf den Knopf, der mit einer durchgestrichenen Glocke versehen ist und mit dem sich der Alarm ausschalten lässt, und regeln routiniert die Beatmungsparameter nach. Was Sie da tatsächlich tun, wissen Sie mutmaßlich gar nicht, aber Sie versuchen, den Schein zu wahren und drehen fröhlich fidel an Volumen- bzw. Druckeinstellungen, je nachdem für welchen Beatmungsmodus Sie sich entschieden haben. Markus schaut nicht so begeistert – und der Patient übrigens auch nicht! Der reißt nämlich plötzlich die Augen auf, und schaut Sie schockiert an. Da Sie ihn natürlich nicht fixiert oder relaxiert haben und er selbst überhaupt nicht weiß, wie ihm geschieht, können Sie ihn gerade noch davon abhalten, sich den Tubus aus dem Mund zu ziehen. Während Sie die Hände des Patienten festhalten, läuft Markus in den Schockraum zurück, um die zur Sedierung notwendigen Medikamente zu holen. Sie verlieren 5 Kompetenzpunkte. Weiter bei **383**.

591 Es fällt Ihnen hoffentlich nicht besonders schwer, die Frage von Nadine zu beantworten. Wenn Sie Sich notiert haben, dass der Volumeneffekt einer kolloidalen Lösung ungefähr die Hälfte der infundierten Menge beträgt, dann bekommen Sie 2 Kompetenzpunkte gutgeschrieben. Für jede Abweichung > 10 % verlieren Sie jeweils einen Punkt. Beispielsweise verlieren Sie 2 Punkte, wenn Sie auf einen Volumeneffekt von 70 % getippt haben.

Außerdem besteht bei der Anwendung des Medikaments die erhebliche Gefahr von allergischen Reaktionen auf die enthaltenen Stärkemoleküle. Haben Sie das gewusst, gibt es noch einmal einen Kompetenzpunkt dazu, wenn nicht, verlieren Sie einen. Zurück zu den Optionen von **406**.

592 Wenn Sie sich schon dafür entscheiden, ein Medikament zu verabreichen, dann sollten Sie auch wissen, welche unbedingten Voraussetzungen mit dessen Einnahme einhergehen. Es gibt nämlich etwas wirklich Essenzielles, worüber Sie den Patienten bei Einnahme von Tetrazepam unbedingt informieren sollten. Sie verlieren 3 Kompetenzpunkte. Weiter bei **701**.

Die richtige Antwort ist: Charcot-Trias II. Wenn Sie sich außerdem notiert haben, dass diese aus Ikterus, Fieber und rechtsseitigem Oberbauchschmerzen besteht, dann können Sie sich 4 Kompetenzpunkte gutschreiben. Wenn Sie den Namen Charcot-Trias II nicht kannten, ziehen Sie sich einen Kompetenzpunkt ab. Außerdem verlieren Sie 2 Kompetenzpunkte für jedes der drei klinischen Zeichen, das Sie nicht kannten. Was ist die Charcot-Trias I? Auch hier notieren Sie bitte Ihre Antwort und lesen weiter bei **633**. **593**

«Ist das mit der Luftnot in den letzten Monaten schlimmer geworden? Speziell beim Gehen von längeren Strecken?», fragen Sie die Patientin und wollen damit den eventuellen NYHA-Grad evaluieren. Eigentlich stellt sich Frau Meyer mit keinem herzinsuffizienztypischen Symptom vor. Sie brauchen also in einer notfallmedizinischen Anamnese nicht darauf eingehen. Diese sollte eher leitsymptomorientiert sein. Sie verlieren aber keine Kompetenzpunkte. Frau Meyer verneint die Frage allerdings. Zurück zu den Optionen von **349**. **594**

«Frau Schreiner, ich habe gute Nachrichten für Sie!», teilen Sie Ihrer müden Patientin mit. «Sie dürfen nach Hause. Auf jeden Fall sollten Sie sich aber morgen bei Ihrem Hausarzt und auch bei Ihrem Gynäkologen vorstellen. Im Moment kann ich allerdings nichts Lebensbedrohliches feststellen. Wahrscheinlich kommen Ihre Beschwerden vom Stress. Schonen Sie sich! Das ist auch wichtig für das Baby!», beenden Sie Ihren kleinen Vortrag und verabschieden sich von Ihrer Patientin. Endlich können Sie sich um die Frau mit dem dicken Bein kümmern! Die Zeit ist mittlerweile schon fortgeschritten und so langsam gehen Sie auf die Halbzeit Ihrer Schicht zu. Besonders viel los war ja noch nicht, aber geschafft sind Sie trotzdem. So viele schwierige Entscheidungen sind zu treffen, und so viel Verantwortung lastet auf Ihnen – eine falsche Einschätzung und ein Mensch könnte sterben; oder zwei, wie Ihnen am übernächsten Tag bewusst wird. Sie gehen gemütlich zu Ihrer ersten Frühschicht, als Sie das Bild von Frau Schreiner von einer großen lokalen Tageszeitung vorwurfsvoll anstarrt. Darunter steht geschrieben: Junge Mutter tot in Wohnung gefunden. Hyperventilierend und schweißgetränkt gehen Sie sofort zu Ihrem Oberarzt und erzählen ihm von der Misere. Zusammen nehmen Sie sich die Akte von Frau **595**

Schreiner vor. «Hast du denn gar nicht an eine Präeklampsie gedacht?», fragt Sie Dr. Kaiser. Geschockt starren Sie ihn an und bleiben ihm eine Antwort schuldig. Die tatsächliche Todesursache wird nie geklärt, aber Sie wissen, dass die Patientin tatsächlich im Zuge eines Krampfanfalls hypoxisch geworden sein könnte. Sie wussten ja, dass die Patientin niemanden hat und somit zu Hause allein und unversorgt war. Auch wenn Sie keine Diagnose hatten, hätten Sie die Patientin zumindest nicht in dieser unklaren Situation nach Hause entlassen dürfen. Sie verlieren alle verbliebenen Kompetenzpunkte. Ende Ihres Notaufnahmeeinsatzes.

596 Sie beginnen eine neurologische Untersuchung durchzuführen und werden von der Patientin etwas schräg angeschaut, als Sie sie bitten, Ihnen die Zunge rauszustrecken und Sie danach anzugrinsen wie ein Honigkuchenpferd. Sind Sie wirklich sicher, dass jetzt der richtige Zeitpunkt für eine neurologische Untersuchung ist?

- Ja. **(232)**
- Nein. **(844)**

597 Herr Westphal ist leidlich stabil, und Sie haben kaum Zeit für weitere Diagnostik. Auf Basis der von Ihnen erhobenen Befunde müssen Sie jetzt eine Entscheidung treffen – auch wenn Sie sich nicht sicher sind. Sie haben keine Zeit. Der Patient kann jederzeit wieder instabil werden, also müssen Sie handeln.

- Ganzkörper-CT mit Kontrastmittel durchführen. **(660)**
- CT-Thorax mit pulmonalarterieller Kontrastierung durchführen. **(900)**
- Kardiologen anrufen und den Patienten so schnell wie möglich ins Katheterlabor bringen. **(835)**
- Der Patient ist halbwegs stabil, Sie bringen ihn nach Rücksprache mit dem dortigen Kollegen auf die Intensivstation und überlassen dieser die weitere Diagnostik. **(620)**
- Lyse durchführen – für alles andere ist keine Zeit mehr. **(885)**
- etwas anderes **(711)**

598 Die Dosis des Ketamin ist abhängig von seiner Darreichungsform. Das klassische Ketamin wird in einer Dosierung von 1–2 mg/kg KG intravenös appliziert. Zur Aufrechterhaltung nutzt man dann 50 % der Einleitungsdosis alle 10 bis 15 Minuten. Das Ratiomer S-Ketamin wird in halber Dosierung des Ketamins gegeben. Aufgrund der halluzinogenen Wirkweise der Substanz sollte immer ein Benzodiazepin (klassisch: Midazolam 3 mg) additiv gegeben werden, da es ansonsten zu psychogenen Trips kommen kann, die für den Patienten höchst unangenehm und auch erinnerlich sind. Sollten Sie diese Dinge gewusst haben, so bekommen Sie pro richtige Antwort einen Kompetenzpunkt gutgeschrieben. Für jede falsch beantwortete Frage verlieren Sie 2 Kompetenzpunkte. Weiter bei **1003**.

Sie haben gerade bewiesen, dass Sie von der Therapie der Anaphylaxie keine Ahnung haben. Dieses Medikament existiert nämlich überhaupt nicht. Sie verlieren 5 Kompetenzpunkte. Zurück zu den Optionen von **237**. **599**

«Herr Gröhler, wie ich Ihnen ja schon erklärt habe, geht es Ihrer Mutter im Moment nicht so gut. Meine Frage wäre, wie lange sie schon in diesem Zustand ist.» **600**

«Sie meinen das Koma?», fragt der Sohn. Sie bejahen, ohne die unsachgemäße Nutzung des Wortes Koma weiter zu kommentieren.

«Das geht seit dem Schlaganfall so. Vorher war sie ganz fit. Sie hat immer ihre ganze Hausarbeit selbst gemacht und uns ganz oft zum Sonntagsbraten eingeladen. Seit damals ist alles anders. Sie redet nicht mehr und kann nur noch an guten Tagen überhaupt auf uns reagieren.»

Sie merken, dass Herr Gröhler sichtlich bewegt ist. «Dann hat man auch noch die Demenz festgestellt, und jetzt liegt sie eigentlich nur noch rum – das wollte sie nie – aber man kann sich das wohl vorher nicht aussuchen, ich meine, wer will das schon!»

Zurück zu den Optionen von **614**.

Sie holen Sich das mobile Sonographiegerät in die Patientenkabine und lagern die Patientin mit Markus Hilfe so, dass Sie eine Untersuchung der Nieren und des Retroperitonealraumes durchführen können. Hierbei fällt Ihnen ein Harnstau ersten Grades rechts auf. Weitere Pathologien sehen Sie nicht. Um die Untersuchung zu komplettieren, schallen Sie auf die Blase, welche Sie kaum beurteilen können, da diese nicht gefüllt ist. Der in situ befindliche DK leitet offenbar gut ab. Zurück zu den Optionen von **993**. **601**

Markus zieht das Adrenalin, wie von Ihnen gewünscht, auf und Sie applizieren Herrn Klein initial 1 ml. Dies führt noch nicht zu der gewünschten Reaktion, und Sie applizieren einen weiteren Milliliter. Nachdem Sie dem Patienten insgesamt 4 ml gespritzt haben, messen Sie den Blutdruck erneut. Dieser liegt mitttlerweile bei 105/70 mmHg. Sie haben sich hier für eine mögliche Variante der Katecholamin-Therapie entschieden. Doch **602** welchen Effekt des Adrenalins machen Sie sich hier eigentlich zunutze? Notieren Sie die richtige Antwort, und lesen Sie bei **621** weiter.

603 «Was willst du machen?», fragt Stefan völlig irritiert. «Wir haben hier doch schon genug Resistenzprobleme! Wie kommst Du denn auf so eine Idee?»

Sie erklären Stefan, dass Sie von einer Infektexazerbation der COPD ausgehen, und aus diesem Grund eine frühestmögliche Antibiose initiieren möchten.

«Was hältst du denn davon, auf das Labor zu warten und jetzt erst einmal davon auszugehen, dass die Exazerbation vom konkomitanten Lungenödem verursacht ist?»

«Mhhh, gute Idee!», müssen Sie eingestehen.

In den Laborparameter, die eine halbe Stunde später folgen, werden Sie die Theorie von Stefan bestätigt sehen. Es liegen keine erhöhten Infektparameter vor. Sie verlieren 4 Kompetenzpunkte. Zurück zu den Optionen von **915**.

604 «Du meinst so AIDS oder so? Glaub ich nisch. Die nimmt immer 'n Gummi – meistens. Und sonst, eigentlich nicht. Manchmal nimmt Sie so 'ne komische Pille, aber auch nur ab und zu. So wegen schwanger oder so!» Zurück zu den Optionen von **389** bzw. **645**.

605 Sie sollten natürlich auch eine H2-Blockade durchführen. Aber warum? Eine allergische Reaktion vom Typ 1 wird hauptsächlich durch H1-Rezeptoren vermittelt. Außerdem ist Ranitidin nicht für die Behandlung einer allergischen Reaktion zugelassen. Wissen Sie, warum Sie es trotzdem geben müssen? Die Antwort erfahren Sie bei **865**. Eine Kurzinfusion mit 50 mg (1 Ampulle) ist übrigens die korrekte Dosierung. Zurück zu den Optionen von **237**.

606 Der Wells-Score gibt Ihnen die Vortestwahrscheinlichkeit für eine Lungenembolie an. Es existiert außerdem ein Wells-Score für eine TVT. Der Wells-Score von Herrn Manteufel für eine Lungenembolie liegt bei 1,5 Punkten, da bis auf eine Tachykardie keine Risikofaktoren vorliegen. In der arteriellen BGA können Sie tatsächlich einen Hinweis für das Vorliegen einer Lungenembolie finden – der Patient hyperventiliert nämlich ein wenig. Aber eine Lungenembolie mit niedriger Vortestwahrscheinlichkeit – geht das?

- Sie bleiben bei Ihrer Diagnose und drängen auf die CT-Untersuchung. **(797)**

- Sie überdenken Ihre Diagnose, verlieren aber 5 Kompetenzpunkte. **(1012)**

«Markus, lass den Patienten doch mal bitte vernebeln.» Der Pfleger tut, wie ihm geheißen und befüllt die Verneblungsmaske mit den von Ihnen angegebenen Medikamenten. Der Effekt, den Sie damit erzielen, ist aber eher enttäuschend für Sie. Das leichte Giemen über den Lungen verschwindet zwar, die Dyspnoe ist allerdings immer noch vorhanden. Zurück zu den Optionen von **423**. **607**

Sie sehen auf den Patientenmonitor, der Ihnen eine Herzfrequenz von 123/min und einen Blutdruck von 112/95 anzeigt. Nachdem Sie dem Patienten einen Hub Nitrospray sublingual verabreicht haben, klagt er über zunehmenden Schwindel. Sie messen den Blutdruck erneut und stellen fest, dass Sie erfolgreich dafür Sorge getragen haben, dass das Hirn Ihres Patienten nunmehr mit einem systolischen Druck von 62 mmHg auskommen muss. Mit der Messung der Diastole tut sich Ihr Messgerät leider ein wenig schwer. Nachdem Sie sich 5 Kompetenzpunkte abgezogen haben, bringen Sie den Patienten in Schocklage, applizieren sofort 500 ml Ringerlösung und ... **608**

- gehen zurück zu den Optionen von **70**.
- machen etwas anderes. **(947)**

Sie entschuldigen sich kurz beim Patienten und wählen die Nummer des Herzchirurgen. Sie erläutern ihm den Fall. Der Kollege ist auch der Meinung, dass er hier unbedingt hinzugezogen werden muss und bittet Sie, eine CT zu veranlassen. Er würde Sie dann im Schaltraum der Radiologie treffen. Weiter bei **19**. **609**

Im Moment gibt es keinen Grund, die junge Frau für weitere Untersuchungen anzumelden, oder diese bei ihr durchzuführen. Der Grund für das Leitsymptom «Veränderte Bewusstseinslage» ist klar: Sie ist besoffen! Wenn Sie ansonsten keinerlei Gründe haben, eine andere Erkrankung anzunehmen, dann müssen Sie auch erst einmal nichts weiter tun, außer den Patienten zu überwachen. Weitere Maßnahmen, im Speziellen ein CCT, sind nicht indiziert und sollten nicht aus falscher Furcht davor, etwas zu übersehen, durchgeführt werden. Im Sanitätszelt bei Rockfestivals liegen Dutzende Sandras herum, die nach vier bis fünf Stunden aufstehen und weiterfeiern. Sie sollten bei der Auswahl der Maßnahmen immer auch maßvoll vorgehen. Sie verlieren 4 Kompetenzpunkte. Weiter bei **165**. **610**

611 Sie nehmen ein grünes Röhrchen ab und schicken es ins Labor zur Bestimmung der D-Dimere ein. Wenn Sie dies tun, um einen bestimmten Verdacht auszuräumen, ist es eine richtige Maßnahme. Wenn Sie diese Untersuchung allerdings ohne speziellen Verdacht angeordnet haben, verlieren Sie 2 Kompetenzpunkte. Gerade die Bestimmung der D-Dimere sollte niemals aufs Geradewohl erfolgen. Sie müssen sich immer fragen, welche klinischen Konsequenzen Sie aus einem positiven Ergebnis ziehen würden. Nach kurzer Zeit liegt das Ergebnis vor. Die D-Dimere sind mit 0,7 mg/l leicht erhöht. Zurück zu den Optionen von **977**.

612 Im Raum glauben alle, sich verhört zu haben, als Sie dem Notarzt dieses vollkommen schwachsinnige Angebot unterbreiten. Vollkommen perplex sagt der Ihnen auch noch zu, und da Sie nicht wirklich andere Patienten zu behandeln haben, verkriechen Sie sich in Ihrem Arztzimmer und kommen erst wieder raus, als der Frühdienst Ihnen die Ablösung anbietet. Zu diesem Zeitpunkt befinden sich etwa 23 Patienten im Warteraum, davon sind vier ESI 1 triagiert. Bevor Sie nach Hause gehen, bittet der Oberarzt Sie noch zu einem gemütlichen Morgenkaffee zu sich, um Ihnen zu erläutern, dass Sie sich eher eine andere Tätigkeit in einem etwas einfacheren Gewerbe, wie zum Beispiel der umweltbewussten Altgüterentsorgung, suchen sollten, da Sie für den Beruf des Arztes vollkommen ungeeignet sind. Sie verlieren alle noch übrigen Kompetenzpunkte und dürfen den restlichen Tag genießen. Ende des Einsatzes.

613 «Wenn Jaqueline gehen möchte, dann darf sie das – Sandra muss aber hier bleiben», informieren Sie die beiden Mädchen.

«Was denkst du eigentlich, wer du bist?», werden Sie von Sandra angelallt. Auch Jaqueline ist nicht begeistert von Ihrem Einwand. Allerdings hält diese sich bemerkenswert zurück. Offensichtlich hat sie den Ernst der Lage besser verstanden als ihre Freundin Sandra.

«Komm schon, Sandra. Bleib hier. Du weißt ja gar nicht, wie es dir geht, und heim findest du jetzt sowieso nicht.»

«Neheee. Was willst'n du jetzt von mir, Alter. Ey, isch schwör', ich dacht', du wärst meine Freundin.»

Sandra lässt sich kaum zurückhalten und marschiert aus der Kabine.

In der Tat darf Jaqueline gehen, da sie, wie Sie weiter oben im Text erfahren haben, bereits volljährig ist. In diesem Fall gibt es unter einem Alkoholspiegel von 3,0 Promille und bei vierfacher Orientierung keinen Grund, einen Patienten gegen seinen Willen in Ihrer Obhut zu lassen. Im

Gegenteil: Tun Sie dies, auch wenn es gut gemeint ist, dann stellt das Freiheitsberaubung und unter Umständen Körperverletzung dar und kann durchaus rechtliche Konsequenzen haben.
Was tun Sie nun?

- Sie lassen das Mädchen gehen. **(690)**
- Sie halten sie fest. **(480)**
- Sie rufen die Polizei. **(655)**

Nachdem Sie nun die Nummer des Sohnes gewählt haben, lassen Sie es klingeln. Markus hatte mit seiner Anmerkung sicher recht – es ist mitten in der Nacht und Sie hoffen, dass sich überhaupt jemand meldet. Als Sie die Hoffnung schon aufgegeben haben – so etwa nach dem fünfzehnten Klingeln – meldet sich eine verschlafene Stimme. **614**
«Gröhler.» Sie stellen sich vor und erklären wer, Sie sind. Dann ...

- fragen Sie, wie lange seine Mutter schon in diesem Zustand ist. **(600)**
- erklären Sie dem Mann, was bei seiner Mutter vorliegt und was Sie dagegen bereits getan haben. **(551)**
- fordern Sie den Mann auf, sofort herzukommen. **(918)**
- sagen Sie etwas anderes. **(54)**

Wenn Sie mit Herrn Gröhler alles Notwendige besprochen haben, gehen Sie zu den Optionen von **954** zurück.

«Nadine, zieh mir doch mal bitte einen Disoperufosr mit 1-%-Konzentration auf!», sagen Sie voller Inbrunst zu der Schülerin. «Wir müssen hier eine Narkose machen. Markus sieht Sie irritiert an. «Möchtest du's nicht erst einmal etwas weniger invasiv probieren?», fragt er Sie. Und natürlich, Sie haben noch einige andere Optionen, die Sie vorher ausnutzen sollten. Eine Narkose ist jetzt ein wenig übertrieben. Wenn Sie den Patienten intubieren müssen, dann wäre Propofol zwar ein sinnvolles Hypnotikum, wenn man die bronchodilatorische Wirkung des Medikamentes bedenkt. Aufgrund der potenziellen schweren Hypotonie ist es allerdings hier nicht indiziert. Sie verlieren 3 Kompetenzpunkte Zurück zu den Optionen von **423**. **615**

«Markus, bitte zieh schon mal 80 Lasix® auf!», weisen Sie den Pfleger an. Nachdem dieser Ihrer Bitte entsprochen hat, injizieren Sie die komplette Dosis auf einmal. Ein Schleifendiuretikum, in der Regel Furosemid, gehört unbedingt zur Therapie der akuten Herzinsuffizienz. Durch das Ausscheiden größerer Mengen hypoosmotischen Urins steigt die Osmolarität des **616**

Blutes, was zu einem erhöhten Gradienten zwischen Interstitium und Serum führt. Das Lungenödem wird auf diese Weise reduziert. Auf welchen Laborparameter müssen Sie allerdings bei solch hohen Mengen des Diuretikums achten? Notieren Sie die Antwort, und lesen Sie bei **857** weiter!

617 Sie sollten Frau Schreiner nicht länger als notwendig warten lassen. Markus hat durch die Triage (ESI 3) schon eine Risikoabschätzung getroffen. Sie erinnern sich: ESI 3 bedeutet, dass keine akut lebensbedrohliche Krankheit vorliegt. In Anbetracht der Tatsache, dass sich der Status der Patientin natürlich jederzeit verändern kann, sollten Sie die Lage durch eine einfache Frage klären. Weiter bei **888**.

618 Zusammen mit dem Kollegen der Radiologie stehen Sie in dessen Bereitschaftszimmer und brüten über den Aufnahmen von Herrn Manteufel. Was sehen Sie?

- Leberlazeration mit freier Flüssigkeit intraabdominal **(893)**
- Hohlorganperforation mit freier Luft intraabdominal **(564)**
- akute Cholezystitis **(630)**
- akute Cholangitis **(144)**
- Ileus **(877)**
- Ikterus **(841)**

619 Schwester Anne murmelt etwas von: «Pedantisch ...», und zieht von dannen, um das Thermometer zu holen. In dieser Zeit setzen Sie die körperliche Untersuchung fort. Aber welchen Erkenntnisgewinn erhoffen Sie sich eigentlich von Ihrer Idee? In der Notaufnahme müssen Sie effizient sein und unnötige Untersuchungen bleiben lassen. Sie verlieren sonst zu viel Zeit und einen Kompetenzpunkt. Zurück zu den Optionen von **252**.

620 Die Aufgaben einer Notaufnahme sind klar definiert. Sie umfassen die Diagnostik und Therapie von akuten Erkrankungen. Herr Westphal hat eindeutig eine akute Erkrankung, also ist es Ihr Job, diese zu diagnostizieren und ihn dann an entsprechende Fachabteilung weiterzuleiten. In manchen ZNAs bedeutet die Tatsache, dass ein Patient intubiert ist, dass die Verantwortung automatisch an die entsprechende Intensivstation weiterzugeben ist. Wenn Sie Angst vor kritisch kranken Patienten haben und nur stabile Akutpatienten behandeln wollen, sollten Sie in eine Hausarztpraxis gehen. Auch ein intubierter Patient bleibt so lange in der Notaufnahme, bis die

Diagnose steht – es sei denn, eine klare medizinische oder organisatorische Begründung verbietet das. Alles andere ist überholt. Sie verlieren 5 Kompetenzpunkte. Zurück zu den Optionen von **597**.

Sie machen sich die alpha- sowie betaagonistische Wirkung des Adrenalins zunutze. Dies führt zu einer Erhöhung der Inotropie, Chronotropie sowie Bathmotropie. Außerdem vermittelt Adrenalin eine periphere Vasokonstriktion sowie eine Bronchodilatation. Somit konterkarieren Sie die Effekte des freigesetzten Histamins und erhöhen somit den Blutdruck des Patienten. Wenn Sie das gewusst haben, können Sie sich 4 Kompetenzpunkte gutschreiben. Wenn nicht verlieren Sie 2 Kompetenzpunkte. Zurück zu den Optionen von **423**. **621**

Sie sollten den Patienten im aktuellen Stadium noch überhaupt nicht intubieren, denn es bleiben Ihnen noch andere Möglichkeiten, Herrn Klein zu therapieren. Wenn Sie sich allerdings für eine Narkose entscheiden müssen, so ist Ketamin sicher das bessere Mittel. Zwar hat Propofol eine bronchiodilatorische Wirkung, es kann allerdings auch zu einer massiven Hypotonie führen – und die brauchen Sie aktuell sicher nicht! Sie verlieren 3 Kompetenzpunkte. Zurück zu den Optionen von **423**. **622**

«Seine Eltern erfreuen sich wohl immer noch bester Gesundheit. Ich hab dir doch gesagt: Keinerlei Risikofaktoren, außer dass er raucht.» Zurück zu den Möglichkeiten von **834**. **623**

Beim Betrachten der klinischen Chemie, die Sie ja hoffentlich angefordert haben (wenn nicht, kostet Sie das 4 Kompetenzpunkte), sehen Sie Ihren Fehler. Die Patientin hat ein mit 1,98 mg/dl deutlich erhöhtes Kreatinin im Serum. Da das hochsensitive TnT über die Nieren abgebaut wird, ist es somit kein Wunder, dass es im Blut von Frau Gröhler erhöht ist. Der Grund für das Nierenversagen ist aktuell übrigens nicht von übergeordneter Bedeutung. Am wahrscheinlichsten ist es prärenal bedingt – bei entsprechendem Heimaufenthalt. Im Verlauf des Aufenthaltes der Patientin in der Klinik wird diesem ein engagierter Assistenzarzt sicher nachgehen. Zurück zu den Optionen von **760**. **624**

Als Frau Gröhler in der Kabine angekommen und auf ein Krankenhausbett umgelagert ist, bitten Sie Markus als eine der ersten Maßnahmen, ein 12-Kanal-EKG anzufertigen. **625**

«Das machen wir doch sowieso immer!», antwortet der ein wenig genervt von Ihrer Aufforderung. Das EKG zeigt ein normofrequentes Vorhofflimmern. Außerdem können Sie einen Sokolow-Index von 3,7 mV abmessen. Die Repolarisierung des Herzmuskels ist normal.

«Der Blutdruck ist 145/90 mmHg und die periphere Sättigung liegt bei 96 %», werden Sie von Nadine informiert.

Zurück zu den Optionen von **954**.

626 «Nadine, zieh mir doch mal bitte 100 mg Ketamin auf 10 ml auf!», sagen Sie voller Inbrunst zu der Schülerin. «Wir müssen hier eine Narkose machen.» Markus sieht Sie irritiert an. «Möchtest du's nicht erst einmal etwas weniger invasiv probieren?», fragt er Sie. Und natürlich, Sie haben noch einige andere Optionen, die Sie vorher ausnutzen sollten. Eine Narkose ist jetzt ein wenig übertrieben. Allerdings haben Sie in einem Punkt Recht: Ketamin wirkt im Gegensatz zu Propofol auch blutdruckstabilisierend, weshalb es im Falle einer Intubation das Mittel der Wahl wäre. Sie verlieren 2 Kompetenzpunkte. Zurück zu den Optionen von **423**.

627 Natürlich müssen Sie sich jetzt intensiv um den Patienten kümmern. Schreiben Sie die drei wesentlichen Bausteine Ihrer weiteren Therapie auf, und lesen Sie bei **757** weiter.

628 Denken Sie noch einmal genau über die Dosis nach, in der das Medikament verabreicht werden sollte. Zurück zu den Optionen von **237**.

629 «Ich wollt ja nur mal nachfragen, schon gut!», sagt der KV-Kollege entschuldigend. Warum sind Sie denn so unfreundlich? Im Prinzip haben Sie ja recht, keine Ferndiagnosen zu stellen – geschweige denn, Ferntherapie zu empfehlen. Und der Kollege im KV-Dienst verdient noch dazu richtig Geld dafür, da sollten Sie nicht seinen Job machen müssen – alles richtig – trotzdem könnten Sie ein bisschen freundlicher sein! Weiter bei **349**.

630 «Die Gallenblasenwand ist zwar ein klein wenig verdickt, aber das ist nicht sein Hauptproblem.» weist Sie der Radiologie zurecht. Konzentrieren Sie sich nicht auf Nebensächlichkeiten, sondern auf das Wesentliche. Sie verlieren 2 Kompetenzpunkte. Zurück zu den Optionen von **618**.

631 Das ist ja wohl nicht Ihr Ernst, oder? Sie arbeiten in der Notaufnahme und wissen nicht, dass ein Patient mit freier Luft im Abdomen sofort versorgt werden muss? Der Einsatz endet hier für Sie. Versuchen Sie es mit etwas mehr Wissen noch einmal!

«Gleich halb sechs! Wir haben's bald hinter uns gebracht!», sagt Markus und klopft Ihnen anerkennend auf die Schulter. «Hast dich gar nicht so schlecht geschlagen!» Müde bedanken Sie sich für das Kompliment. **632**

«Komm, wir gehen mal schauen, ob wir irgendwo einen Kaffee bekommen!»

Diese Idee scheint Ihnen kein gutes Omen zu sein, denn immer, wenn Sie es in der vergangenen Nacht mit einem entsprechenden koffeinhaltigen Heißgetränk versucht haben, kam just in diesem Moment ein Patient zu Tür hereinspaziert – oder wurde hereinspaziert.

Trotzdem lassen Sie sich von Markus ins Schwesternzimmer entführen, wo er Ihnen einen köstlichen Kaffee vor die Nase stellt, den Sie tatsächlich auch leeren.

«Ganz schön anstrengend so eine Nachtschicht, was?», fragt er Sie lächelnd.

Sie wollen ihm gerade antworten, dass er das laut sagen kann, aber so richtig laut, da ertönt aus dem Gang jenseits der Zimmertür ein ebensolches Geschrei. Weiter bei **342**.

Als Charcot-Trias I bezeichnet man die Kombination aus Intentionstremor, Nystagmus und skandierender Sprache, wie Sie in manchen Fällen von Kleinhirnentmarkung vorkommt. Sie ist allerdings sehr unspezifisch. Wenn Sie das gewusst haben, bekommen Sie 2 Kompetenzpunkte. Wenn nicht, verlieren Sie aber in diesem Fall keinen Punkt. Zurück zu den Optionen von **618**. **633**

«Ey, pass mal auf Mann. Die Sandra nimmt keine Drogen, weißt du! Die is eigentlich ganz korrekt. Hat früher mal die eine oder andere Line eingeschmissen, aber das ist lang her. Ich schwör'. Die nimmt bestimmt nichts mehr. Hat ihr Leben jetzt voll im Griff mit Lehrstelle und so. Bis auf 'n bisschen Alk war heut echt nichts!» Zurück zu den Optionen von **389** bzw. **645**. **634**

Stefan schaut Sie verdutzt an und antwortet grummelnd. Er nimmt seinen Kaffee und verlässt das Schwesternzimmer ohne weitere Kommentare. Na, ob das ein kluger Schachzug war? **635**

Als Sie ins Arztzimmer zurückkommen, sitzt Ihr Kollege an seinem Schreibtisch und beendet sein Tageswerk, würdigt Sie allerdings keines Blickes. Nachdem Sie sich umgezogen haben, schmettert er Ihnen ein unfreundliches «Tschüss» vor die Füße und verlässt die Notaufnahme, und Sie sind allein auf weiter Flur.

Ein Blick auf den Schreibtisch zeigt Ihnen, dass Stefan nicht im mindesten daran gedacht hat, die Patienten fertig zu machen – im Gegenteil, er ist gegangen, ohne Ihnen eine vernünftige Übergabe zu geben: Feierabend ist eben Feierabend. Selbst schuld!

Jetzt müssen Sie sehen, wie Sie ohne die wichtigen Informationen klarkommen, die Sie gerne noch aus dem erfahreneren Kollegen herausgekitzelt hätten.

Es zeugt generell nicht von besonders viel Fingerspitzengefühl, einen neuen Kollegen, von dem man noch eine Menge lernen möchte, mit der Erinnerung an seine Ihrer Meinung nach nicht erledigten Pflichten, vor den Kopf zu stoßen. Stefan hätte Ihnen noch sehr viele Informationen über die beiden Patienten geben können – und die hätten Sie auch dringend gebraucht. Da es Ihnen offensichtlich komplett am für die ärztliche Tätigkeit nötigen Feingefühl mangelt, verlieren Sie 5 Kompetenzpunkte. Weiter bei **24**.

636 Während Nadine die Vitalzeichen erhebt, gehen Sie auf den Gang, um sich nach dem Ultraschallgerät umzuschauen. Sie finden es auch brav in einer Ecke stehen und nehmen es mit in die Kabine. Während es hochfährt, überlegen Sie, welche vier wichtigen Parameter bei einem Notfallultraschall zu beurteilen sind. Schreiben Sie diese auf, und lesen Sie bei **125** weiter.

637 Eine BIPAP®-Beatmung ist in der jetzigen Situation nicht die richtige Beatmungsform. Zwar würde der Patient eine genügende Oxygenierung sowie Ventilation erfahren, da er ja so tief sediert ist, dass aus dem BIPAP®-Modus ein normaler druckkontrollierter mandatorischer Atemmodus wird, und Sie würden dem Patienten entsprechend nicht schaden – trotzdem ist dieser Modus bei der Reanimation nicht üblich. Da er prinzipiell möglich wäre, verlieren Sie keine Kompetenzpunkte. Merken Sie sich aber, dass man sich in der Reanimationssituation nicht für BIPAP® entscheidet. Zurück zu den Optionen von **999**.

638 Bei einem plötzlich pulslosen Patienten ist die Intubation nicht der erste Schritt der Therapie. Zwar ist die Sicherstellung der Atemwege oberste Priorität bei der Behandlung von Schwerstkranken, jedoch bei einem plötzlichen Kreislaufstillstand einer anderen Behandlung untergeordnet. Sie verlieren 5 Kompetenzpunkte. Zurück zu den Optionen von **200**.

Sie interessieren sich für die Vorbefunde der Patientin und schauen im klinikinternen Computerprogramm nach. Vielleicht war Frau Gröhler bereits hier, und es liegt ein Arztbrief vor. **639**

«Markus, ich geh mal kurz ins Arztzimmer und schau nach, was wir über die Patientin wissen!»

Dort angekommen loggen Sie sich ein und geben den Namen von Frau Gröhler ins Suchfenster ein. Tatsächlich gibt es vier Patientinnen mit entsprechendem Namen, aber nur eine ist am selben Tag wie Ihre Patientin geboren. Diese klicken Sie an – und sind enttäuscht. Bis auf einen Brief aus der Gefäßchirurgie finden sich keine Unterlagen.

- Sie loggen sich wieder aus dem Programm aus. **(535)**
- Sie öffnen den Brief der Gefäßchirurgie. **(289)**
- Sie tun etwas völlig anderes. **(896)**

«Wir können die Patientin ruhig auf die internistische Normalstation verlegen!», erklären Sie den im Raum Anwesenden. **640**

«Zuerst werden wir sie hier in der Notaufnahme rekompensieren, und dann kann die Herzinsuffizienz neu eingestellt werden.»

Im Prinzip haben Sie damit auch recht. Die Rekompensation kann manchmal sehr schnell gehen. Durch den Druck der CPAP-Beatmung wird die Lunge ausgepresst wie ein Schwamm. Unterstützt durch die anderen von Ihnen ergriffenen Maßnahmen könnte es Frau Rummelsbacher schon in einer Stunde wieder viel besser gehen. Die Normalstation ist dann notwendig, um die Therapie der Herzinsuffizienz neu einzustellen.

Sie legen die Patientin also in ein Überwachungsbett, und Stefan bietet Ihnen an, sich weiter um sie zu kümmern.

Wichtig bei einer solchen Entscheidung ist lediglich, dass die Notaufnahme dafür ausgelegt ist und Sie genügend kompetentes Personal vorhalten. Weiter bei **66**.

Die Pneumonie der Patientin ist kein Grund für eine Hospitalisierung. Sie verlieren 2 Punkte. Patienten mit einer Lungenentzündung müssen nur unter bestimmten Voraussetzungen stationär behandelt werden. Diese sind in einem Score, dem sogenannten CURB-65-Score, festgehalten. Als abgespeckte Version, dem CRB-65-Score, existiert dieser auch für die Präklinik. **641**

Er setzt sich aus folgenden Variablen zusammen:

C – Confusion = Verwirrtheit

U – Urea, also Harnstoff = Harnstoff erhöht

R – Respiratory Rate = Atemfrequenz über 30/min
B – Blood Pressure = RRsy < 90 mmHg oder RRdi < 60 mmHg
65 – Alter des Patienten.
Für jeden positiven Parameter gibt es einen Punkt. Sobald ein Punkt vergeben ist, sollte der Patient hospitalisiert werden. Dieser Score hat sich in der täglichen Arbeit als großartiges Hilfsmittel erwiesen. Frau Meyer gehört danach allerdings nicht hospitalisiert. Die Grundlage hierfür bietet ihre TVT. Im Prinzip wäre es möglich, einen Patienten mit tiefer Beinvenenthrombose aus der Notaufnahme zu entlassen. Die Patienten können dann Bauchspritzen nutzen, und der Hausarzt stellt diese dann entweder auf Phenprocoumon oder aber auf eines der neuen oralen Antikoagulanzien wie Rivaroxaban oder Dabigatran um. Eine solche Behandlung muss nicht unbedingt stationär erfolgen. Bei Frau Meyer liegt allerdings zusätzlich eine Niereninsuffizienz vor, die auf eine Exikkose im Rahmen ihrer Gastroenteritis zurückgeht. Hier können Sie nicht überlappend mit Enoxaparin antikoagulieren und müssen stattdessen Heparin in therapeutischer Dosierung über einen Perfusor laufen lassen. Außerdem ist die Kombination aus 4-Etagenthrombose und Pneumonie keine, mit der man einen Patienten guten Gewissens nach Hause gehen lassen kann. Weiter bei **109**.

642 Sie haben Frau Gröhler mittels Medikamenten von der Außenwelt abgeschirmt. Außerdem haben Sie dafür gesorgt, dass das Schmerzempfinden Ihrer Patientin ausgeschaltet ist. Auch wenn Sie dement und teilnahmslos ist, heißt das nämlich nicht, dass sie keine Schmerzen hat oder nicht mitbekommt, was mit ihr geschieht. Sie können selbstverständlich auch ein anderes Analgosedierungsschema anwenden als hier beschrieben. Das Wichtigste bei der Nutzung einer entsprechenden Medikation ist, dass Ihre Erfahrung ausreicht und Sie mit den Komplikationen umgehen können, die Sie möglicherweise produzieren. In vielen Kliniken gibt es auch SOPs zur Durchführung einer Analgosedierung.

«Jetzt müssen wir uns beeilen. Die Medikamente haben eine relativ kurze Halbwertszeit, und die Patientin wird wohl bald wieder wach sein!», informieren Sie das Team.

Der Rettungsassistent klebt die Paddels auf den Thorax der Patientin und fragt: «Wir haben nur biphasisch. Wie viel soll ich einstellen?»

- «Stell bitte 80 Joule ein!» **(714)**
- «Stell bitte 100 Joule ein!» **(81)**
- «Stell bitte 360 Joule ein!» **(92)**

«Gibt es denn irgendetwas Wichtiges bei Frau Schreiner?» Weiter bei **53**. **643**

Herr Manteufel hat nicht angegeben, dass ihm übel ist. Selbst nachdem Sie ihm 10 mg Morphin verabreicht haben, ging es ihm gut. Warum wollen Sie Dimenhydrinat geben? Wenn Sie auf die sedierende Wirkung des Medikamentes setzen und die antiemetische Wirkung nur als angenehmen Nebeneffekt sehen, dann geht das in Ordnung. Wenn Sie es nur auf den antiemetischen Effekt abgesehen haben, dann verlieren Sie 2 Kompetenzpunkte. Selbstredend müssen Sie alles geben, was nötig ist. Um Interaktionen zwischen den Medikamenten zu vermeiden, sollten Sie sich aber auf diejenigen Mittel beschränken, die wirklich nötig sind. Zurück zu den Optionen von **70**. **644**

Die Freundin Ihrer offensichtlichen Patientin schaut Sie verdutzt an: «Ey, der Sandra geht's echt scheiße, ich schwör Alter! Die is irgendwie ganz komisch!» Trotz oder vielleicht auch wegen Ihrer bestimmten und leicht aggressiven Äußerung beruhigt sich die junge Frau ein wenig. Sie versuchen trotz der leicht gewöhnungsbedürftigen Sprache, professionell zu bleiben und zu eruieren, was die beiden zu Ihnen in die Notaufnahme geführt hat. Suchen Sie sich die Fragen aus, die Sie beantwortet haben wollen. Bedenken Sie allerdings, dass junge, aufgeregte und mutmaßlich alkoholisierte Menschen keine lange Aufmerksamkeitsspanne haben. Behelfen Sie sich aus diesem Grund mit zwei der unten genannten Fragen. Lesen Sie dann bei **246** weiter! **645**

- «Hat Ihre Freundin Drogen genommen?» **(634)**
- «Hat Ihre Freundin irgendwelcher Krankheiten?» **(604)**
- «Hat Ihre Freundin Alkohol getrunken?» **(723)**
- «Wie lange geht es ihr denn schon schlecht?» **(563)**
- «Wie hat das angefangen?» **(330)**
- «Welche Beschwerden hat sie denn genau?» **(314)**
- «Was ist denn eigentlich passiert?» **(692)**
- etwas anderes **(218)**

Sie müssen hier natürlich keine Aufklärung durchführen. Es handelt sich um eine absolute Notfallsituation, in der der Nutzen nahezu alle Risiken übersteigt. Sie verlieren für die verlorene Zeit 3 Kompetenzpunkte. Weiter bei **821**. **646**

Sie machen auf der Türschwelle kehrt und gehen zurück an den Stationstresen, um sich um die Frau mit dem dicken Bein zu kümmern. Sie verlieren **647**

2 Kompetenzpunkte. Sie wissen überhaupt nichts über diese schwangere Patientin mit Brustschmerzen. Auch wenn ein ACS unwahrscheinlich erscheint, ist die Kombination aus Schwangerschaft und Thoraxschmerzen eine Risikokonstellation. Weiter bei **676**.

648 Richtig! Im Prinzip wäre es möglich, einen Patienten mit tiefer Beinvenenthrombose aus der Notaufnahme zu entlassen. Die Patienten können dann Bauchspritzen nutzen, und der Hausarzt stellt diese dann entweder auf Phenprocoumon oder aber auf eines der neuen oralen Antikoagulanzien wie Rivaroxaban oder Dabigatran um. Eine solche Behandlung muss nicht unbedingt stationär erfolgen. Bei Frau Meyer liegt allerdings zusätzlich eine Niereninsuffizienz vor, die auf eine Exikkose im Rahmen ihrer Gastroenteritis zurückgeht. Hier können Sie nicht überlappend mit Enoxaparin antikoagulieren und müssen stattdessen Heparin in therapeutischer Dosierung über einen Perfusor laufen lassen. Außerdem ist die Kombination aus 4-Etagenthrombose und Pneumonie keine, mit der man einen Patienten guten Gewissens nach Hause gehen lassen kann. Weiter bei **109**.

649 «Wir müssen eine Analgosedierung machen!», informieren Sie die Rettungssanitäter.

«Gut, was willst du aufgezogen haben?», fragt der eine nach.

«20 mg Etomidate und 0,5 mg Fentanyl!»

Sie sagen es ihm, und er zieht eine Ampulle einer milchig weißen Flüssigkeit sowie eine große Ampulle einer klaren Flüssigkeit in zwei unterschiedliche Spritzen auf und reicht sie Ihnen.

Sie gehen zum Zugang der Patientin und spritzen erst 2 ml der klaren Flüssigkeit und dann 10 ml der weißen Flüssigkeit in den Zugang.

Nach kurzer Zeit wird die Patientin völlig teilnahmslos und verliert sämtlichen verbliebenen Muskeltonus. Weiter bei **642**.

650 Nachdem der Notarzt der Anästhesiepflegekraft die aktuellen Respiratoreinstellungen gegeben hat, wird die Luftzufuhr gewechselt und jeder der Anwesenden macht irgendwas – ein eingespieltes Team! Nur, was sollen Sie jetzt tun?

Suchen Sie sich eine oder mehrere Tätigkeiten aus, und lesen Sie dann bei **792** weiter.

- Daneben stehen und lernen. **(360)**
- Protokoll führen. **(1006)**

- Sie sind der Trauma-Leader – das sagen Sie dem Anästhesisten freundlich und bitten ihn, Ihnen die Beatmung des Patienten zu überlassen. **(228)**
- Sie überlegen sich auf Basis der Ergebnisse, zu denen die Kollegen gelangen, einen weiteren Diagnostik- und Therapieplan. **(778)**

Sie haben ja bereits SDH gegeben. Bei der schweren Anaphylaxie ist die nochmalige Gabe bis zu einer Maximaldosis von 1 g allerdings indiziert. Zurück zu den Optionen von **423**. **651**

«Du, Markus, gib Frau Meyer bitte eine Kaliumbrause!», sagen Sie und fragen die Patientin gleichzeitig, ob bei ihr Allergien vorliegen. Gewöhnen Sie sich an, vor der ersten Medikamentengabe immer auch nach Allergien zu fragen. Sie wissen ja, wie das mit Herrn Klein ausgegangen ist. Frau Meyer verneint, und Sie erklären ihr, dass der Kaliumwert im Blut zu niedrig ist – vermutlich durch den Durchfall – und dass dieser Mangel zu Herzrhythmusstörungen führen kann. Daraufhin trinkt Frau Meyer langsam die Kaliumbrause. Wenn Sie wissen, warum die Patientin das Getränk nur langsam zu sich nehmen darf, dann notieren Sie die Antwort, und lesen Sie bei **449** weiter. **652**

Bei der Auskultation des Herzens können Sie neben einer Tachykardie keinen pathologischen Befund erheben. Zurück zu den Optionen von **91**. **653**

Sie geben der Patientin eine Ampulle MCP®, woraufhin ihre Beschwerden langsam sistieren. Sie dürfen das Medikament in der Schwangerschaft nur mit Vorsicht und nach strenger Indikationsstellung einsetzen, aber Sie dürfen es einsetzen. Überdenken Sie Ihre Diagnose bei **997**. Wenn Sie auf den Gynäkologen warten, weiter bei **486**. **654**

«Markus, du stellst dich in die Tür, rührst das Mädchen aber nicht an. Ich rufe die Polizei.» **655**

Schon die Erwähnung der Polizei lässt Sandra plötzlich innehalten und ihren Fluchtversuch überdenken. Letztlich willigt sie sogar ein, im Krankenhaus zu bleiben. Jaqueline leistet ihrer Freundin freiwillig Gesellschaft.

Sie haben genau richtig reagiert. Sie sollten auf keinen Fall Gewalt gegen Ihre Patienten anwenden, was aber nicht heißt, dass Sie sich ihnen nicht in den Weg stellen dürfen, bis die Polizei kommt, wenn Sie der Meinung sind, es liegt ein Grund vor, der dies rechtfertigt. In diesem Fall ist es das Alter der Patientin. Weiter bei **205**.

656 «Was war denn?», fragt Markus Sie, als Sie einfach wieder zur Tagesordnung zurückkehren und das Beatmungsgerät für Herrn Westphal einrichten wollen.

«Ach, da kommt ein Polytrauma, ist aber erst in einer halben Stunde hier und so wie das klang, schafft der's eh nicht lebend hierher.»

«Wie bitte?», fragt der Pfleger entrüstet.

«Wenn ein Polytrauma kommt, dann musst du uns das sagen. Uns und dem ganzen Rest vom Schockraum-Team. Da wird ein Code 0 ausgerufen und alles organisiert!»

Daran hätten Sie denken müssen, denn eingangs haben wir Ihnen genau das beschrieben (Einleitung). Stellen Sie sich vor, der Patient kommt lebend in die Klinik und zur Versorgung bereit sind lediglich Sie. Sie verlieren 8 Kompetenzpunkte. Weiter bei **999**.

657 Sie entschuldigen sich kurz beim Patienten und wählen die Nummer des Gefäßchirurgen.

«Guten Morgen!», begrüßen Sie ihn. «Ich habe hier einen Patienten, der im rechten Arm kaum noch einen Puls hat. Ich glaube, Sie sollten sich den mal anschauen!»

Der Kollege, der sich wohl gerade wieder hingelegt hat, fragt Sie verschlafen, woher Sie eigentlich anrufen. Sie erklären ihm, dass Sie der Diensthabende der Notaufnahme sind, und er verspricht, sobald wie möglich nach dem Patienten zu sehen. Sie mögen doch bitte schon einmal dopplern und eine DSA anmelden, bittet er Sie noch und legt auf.

«Die Schmerzen werden immer schlimmer!», klagt der Patient. «Es ist, wie wenn jemand in meinem Brustkorb herumbohrt!» Langsam werden Sie ein wenig panisch. Was haben Sie denn da übersehen? Doch bevor Sie sich Gedanken machen können, macht der Monitor sich mit lauten Alarmgeräuschen bemerkbar. Offenbar hat der Patient einen kaum noch messbaren Blutdruck – links! Auch die Sauerstoffsättigung ist in die 80iger gefallen.

«Herr Westphal!» Der Patient reagiert überhaupt nicht mehr auf Ihre Ansprache. Auch als Sie ihm einen schmerzhaften Reiz auf das Sternum setzen, kommt keinerlei Reaktion. Das Gesicht des Patienten hat jetzt eine dezente Weißfärbung angenommen, die so überhaupt nicht gesund aussieht. Auch die Arme sind plötzlich kalt. Ein Capillary-Refill-Phänomen können Sie nicht mehr auslösen. Während Sie noch darüber nachdenken, was hier los ist, hören Sie ein weiteres Alarmsignal. Gehetzt schauen Sie zum Monitor und sehen eine astreine Asystolie über den Bildschirm rasen.

Sie beginnen sofort mit den Reanimationsmaßnahmen – doch vergebens: Herr Westphal ist tot. Geschockt fragen Sie in die Runde, was Sie übersehen haben, doch im Moment kann Ihnen keiner antworten. Den Gefäßchirurgen bestellen Sie wieder ab. Eine arterielle Embolie lag wohl nicht vor. Lesen Sie bei **212** weiter.

Weiter bei **482.** **658**

Sie sollten sich nun einen Überblick über die Patientin geschaffen haben. **659**
Wie bewerten Sie die Situation?

- Die TARA war das einzige akute Problem von Frau Gröhler. Sie kann nun auf die Normalstation verlegt werden. **(942)**
- Frau Gröhler hat neben der TARA noch andere Akutprobleme, die Sie angehen müssen. **(848)**

«Hallo, hier ist die Notaufnahme!», informieren Sie den Kollegen am ande- **660**
ren Ende der Leitung über Ihre Identität.

«Wir haben hier einen Patienten im Zustand nach Reanimation. Wir müssen herausbekommen, warum er einen Herz-Kreislauf-Stillstand hatte, und dafür brauchen wir ein Ganzkörper-CT mit Kontrastmittel», sagen Sie zu Ihrem Kollegen der Radiologie. Als der Sie fragt, welche Verdachtsdiagnose Sie haben, nennen Sie ihm die Krankheit, von der Sie glauben, dass Herr Westphal unter ihr leidet.

«Gut, dann kommt sofort ins CT! Wir treffen uns da!», sichert Ihnen der Radiologe zu, und Sie machen sich auf den Weg. Weiter bei **248**.

Sie haben sich nach der Intubation wenigsten noch Zeit genommen zu eru- **661**
ieren, was der Grund für die Atemnot der Patientin war. Vermutlich haben Sie es auch herausbekommen, und Ihnen ist aufgefallen, dass die Intubation nicht die intelligenteste Lösung war. Sie hätten ohne diese invasive Maßnahme mehr Gutes tun können. Aber nun ist es geschehen, und Sie müssen damit leben. Schreiben Sie die Diagnose von Frau Rummelsbacher auf einen Zettel. Mit dieser melden Sie Frau Rummelsbacher nun auf der Intensivstation an.

«Ihr könnt sie gleich schicken!», sagt der Kollege. «Mit der Diagnose seid ihr euch aber sicher, oder?»

Natürlich sind Sie sicher! Stefan und Markus helfen Ihnen noch beim Transport auf die Intensivstation. Weiter bei **202**.

662 Bei der Operation geht alles gut, und Herr Schwarz wird zum Aufwachen auf die Intensivstation verlegt. Dort schleicht man die Analgosedierung, welche aus Remifentanyl und Propfol besteht, aus. Aufgrund der niedrigen kontextsensitiven Halbwertszeiten erwarten die Kollegen, dass der Patient innerhalb kürzester Zeit erste Anzeichen einer zunehmenden Wachheit zeigt. Als er das auch 24 Stunden nach dem Ausschalten der Perfusoren nicht tut, wird eine CCT angefertigt. Hier kann man primär keine Schädigung sehen. Auch eine Angiographie zeigt keinen Hinweis auf den Grund des Komas. Die Kollegen entscheiden sich daraufhin, dem Patienten noch ein bisschen Zeit zu geben. Beide Kinder, die den Unfall unbeschadet überlebt haben, kommen täglich mit ihrer Großmutter, die sich um sie kümmert, auf die Intensivstation, um ihren Vater zu besuchen. Drei Tage nach der CT-Untersuchung wacht dieser dann endlich auf. Nach zwei weiteren Monaten ist klar, dass eine Restitutio ad integrum vorliegen wird. Zwar hat die Familie die Mutter verloren, die, wie sich im Nachhinein herausstellt, nicht angeschnallt war, trotzdem können sich die drei verbleibenden Familienmitglieder über sehr viel Glück freuen. Weiter bei **497**.

663 «Jetzt aber ganz schnell nach Hause!», sagt Stefan, nachdem Sie die Patientin wohlbehalten abgegeben haben.

«Du hast dir nach deinem ersten Nachtdienst eine Mütze Schlaf verdient!» Da sind Sie sich mit dem Kollegen völlig einig.

«Und außerdem sollst du ja bei deiner nächsten Schicht fit sein!»

Sie nehmen Ihren Kaffee (**Abbildung 5**) und verlassen die Notaufnahme!

Ende.

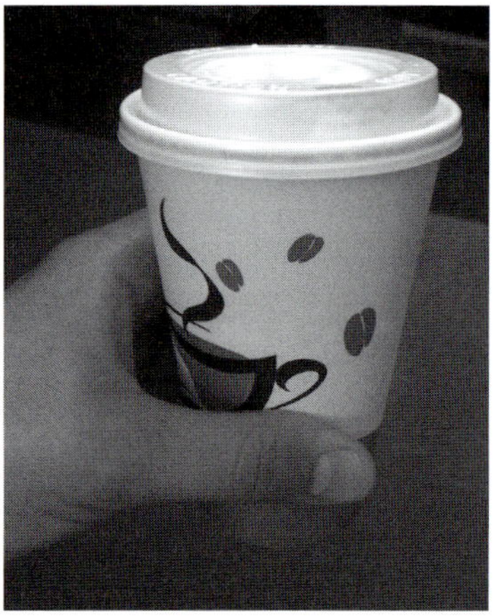

Abbildung 5

664 «Also, was war da jetzt nochmal genau los?», fragen Sie den Notarzt.

«Viel mehr als ich vorhin schon gesagt habe, kann ich dir jetzt auch nicht sagen!», antwortet dieser.

«Der Patient muss wohl heute irgendwann im Laufe des Tages einen scharfen Schmerz in der Schulter gehabt haben. So, als ob man ihm ein Messer in den Rücken gerammt hat, hat er gesagt. Dann hat er den Bereitschaftsarzt gerufen. Na, und den Rest der Geschichte kennst du ja. So richtig einen Reim kann ich mir jetzt auch nicht machen. Vielleicht hat der wirklich einfach einen Herzinfarkt.» Zurück zu den Optionen von **294**.

Wenn Sie sich notiert haben, dass Sie mit einer CT des Thorax mit Darstellung der pulmonalarteriellen Phase eine Lungenembolie ausschließen möchten, dann können Sie sich 2 Kompetenzpunkte gutschreiben. Für jede falsche Antwort verlieren Sie einen Kompetenzpunkt. Natürlich stellt eine entsprechende CT-Untersuchung auch noch andere Pathologien dar. Diese sind aber für die Notfallmedizin von untergeordneter Relevanz. Zurück zu den Optionen von **37**. **665**

Sie erheben den Pulsstatus an beiden Armen und Beinen. Hierbei fällt Ihnen nichts Pathologisches auf. Die Pulse sind an den oberen sowie unteren Extremitäten beidseits kräftig tastbar. Eine qualitative oder quantitative Differenz besteht nicht. Allerdings ist der Puls unregelmäßig und schwankt zwischen 60/min und 90/min. Zurück zu den Optionen von **87**. **666**

Was wollen Sie noch machen? Schreiben Sie die Antwort auf, und lesen Sie bei **562** weiter. **667**

«Hallo Doktor, ich rufe wegen Herrn Klein an», meldet sich Nadine ein wenig schüchtern. «Der Patient hat wieder vermehrt Luftnot und sein Blutdruck ist auch nicht so gut! Könnten Sie bitte mal kommen?» **668**

- Sie lassen alles stehen und liegen und machen sich sofort auf den Weg zu Herrn Klein. **(748)**
- Sie sagen der Schülerin, dass Sie sich sofort auf den Weg machen, trinken aber erst entspannt Ihren Kaffee aus. So wild kann das ja nicht sein. Wenn es wirklich schlimm wäre, hätte Sie Markus selbst angerufen. **(787)**
- Sie haben noch Fragen an Nadine. **(935)**

«Jetzt brauchen wir unbedingt eine CCT, um die Diagnose zu sichern!», erklären Sie Markus. **669**
«Wozu soll das denn gut sein?», will der wissen – und nicht nur der! Eine CT des Schädels ist jetzt nicht angebracht. Sie kennen den Grund für die reduzierte Vigilanz der Patientin aus ihrer Anamnese, und es besteht im Moment kein Grund für eine differenzierte neurologische Diagnostik. Sie verlieren 5 Kompetenzpunkte und gehen zurück zu den Optionen von **993**.

670 Sie führen einen Bodycheck sowie einen kurzen Neurostatus durch. In Anbetracht der Umstände und der Uhrzeit eine völlig ausreichende Maßnahme für die Untersuchung Ihrer Patientin. Beim Bodycheck fällt Ihnen auf, dass die Patientin bei der Untersuchung des Abdomens das Gesicht verzieht. Besonders wenn Sie im rechten Unterbauch palpieren, können Sie dort auch eine leichte Abwehrspannung ertasten. Außerdem können Sie feststellen, dass Frau Gröhler über eine PEG ernährt wird. Ansonsten sind die spastische Hemiparese links sowie der deutlich reduzierte AZ und EZ der Patientin prominent.

Eigentlich kommt der Begriff des Bodychecks aus der Versorgung Polytraumatisierter. Er ist aber auch als schnelle und effektive Methode nutzbar, um in der Notaufnahme unter Zeitdruck die wichtigsten Pathologien eines Patienten zu eruieren. Zurück zu den Optionen von **954**.

671 Sie nehmen Ihre Stiftlampe und leuchten der Patientin in die Augen. Sie sehen beidseits relativ enge, jedoch mäßig lichtreagible Pupillen. Zurück zu den Optionen von **246**.

672 «Ich denke, die Situation ist soweit stabil», informieren Sie die Runde über Ihre klinische Einschätzung der Situation. «Wir nehmen jetzt erst mal ein Standardlabor ab und schauen, was wir so finden.» An den großen Augen und dem entsetzten Gesicht von Markus können Sie erkennen, dass der wohl nicht ganz Ihrer Meinung ist. Da fällt es Ihnen wie Schuppen von den Augen: die Troponine. Der Patient hat ja Brustschmerzen. Da müssen Sie auf jeden Fall die Troponine mitbestimmen. Schließlich ist ein akuter Myokardinfarkt eine wahrscheinliche Differentialdiagnose.

«Die Schmerzen werden immer schlimmer!», klagt der Patient. «Es ist, wie wenn jemand in meinem Brustkorb herumbohrt!» Langsam werden Sie ein wenig panisch. Was haben Sie denn da übersehen? Doch bevor Sie sich Gedanken machen können, macht der Monitor sich mit lauten Alarmgeräuschen bemerkbar. Offenbar hat der Patient einen kaum noch messbaren Blutdruck – links! Auch die Sauerstoffsättigung ist in die 80iger gefallen.

«Herr Westphal!» Der Patient reagiert überhaupt nicht mehr auf Ihre Ansprache. Auch als Sie ihm einen schmerzhaften Reiz auf das Sternum setzen, kommt keinerlei Reaktion. Das Gesicht des Patienten hat jetzt eine dezente Weißfärbung angenommen, die so überhaupt nicht gesund aussieht. Auch die Arme sind plötzlich kalt. Ein Capillary-Refill-Phänomen können Sie nicht mehr auslösen. Während Sie noch darüber nachdenken, was hier los ist, hören Sie ein weiteres Alarmsignal. Gehetzt schauen Sie zum Monitor und sehen eine astreine Asystolie über den Bildschirm rasen. Sie beginnen sofort mit den Reanimationsmaßnahmen – doch vergebens: Herr Westphal ist tot. Geschockt fragen Sie in die Runde, was Sie übersehen haben, doch im Moment kann Ihnen keiner antworten. Lesen Sie bei **212** weiter.

«Boah, zwei oder sieben Bier oder so. Und Schnaps, aber nicht so viel, nur 'n bisschen viel. Alter, isch schwör's Dir, so viel war das nicht.» Zurück zu den Optionen von **389** bzw. **645**. **673**

Sie sind sich sicher, dass Sie an alles gedacht haben, und öffnen den Mund des Patienten mit der rechten Hand mit dem Kreuzgriff. Sie tasten den Gaumen noch geschwind nach künstlichen Zähnen ab, doch der Patient hat keine Prothesen. Dann nehmen Sie das Laryngoskop in die linke Hand und führen es am rechten Mundwinkeln ein. Sie lassen es tiefer gleiten und schieben dabei die Zunge auf die linke Seite. Jetzt blicken Sie in den vom Laryngoskop beleuchteten Rachen und sehen erst einmal gar nichts, da der Oropharyngealraum des Patienten stark geschwollen ist. «Hey, Markus, mach mal bitte BURP!», bitten Sie den Pfleger, während Ihnen die ersten Schweißperlen von der Stirn tropfen. Markus nimmt den Kehlkopf des Patienten und schiebt ihn nach hinten, oben und rechts. Und da rutscht Ihnen plötzlich etwas ins Visier, was eventuell die Epiglottis sein könnte. Blättern Sie das Buch durch und wählen Sie eine beliebige Seite aus! Merken Sie sich die letzte Ziffer der Seitenzahl, und lesen Sie weiter bei **553**. **674**

Sie gehen zum Monitorgerät und führen mittels der NIBP-Taste eine manuelle Blutdruckmessung durch. Gleichzeitig palpieren Sie die peripheren Pulse des Patienten an der Hand, an der gerade keine Messung stattfindet. Es ist Ihnen kaum möglich, den Puls zu palpieren. Diese Einschätzung wird vom besorgniserregend niedrigen Ergebniss Ihrer Messung bestätigt. Der Blutdruck beträgt 67/34 mmHg. Falls Sie vorhin am Telefon schon nach dem Druck gefragt haben, wissen Sie, dass die Tendenz eher fallend ist. Zurück zu den Optionen von **91**. **675**

Sie machen das Licht an und nehmen sich die Akte von Frau Schreiner vor. In diesem Moment wacht diese auf. «Was ist denn los?» Weiter bei **443**. **676**

Sie freuen sich über den guten Vorschlag von Markus und rufen die Nummer des Altenheims an, welche auf den Übergabeunterlagen zu finden ist. **677**

Nach gefühlten 30-mal Tuten in der Leitung meldet sich endlich eine Stimme, die klingt, als ob sie das Licht der Welt wesentlich weiter östlich ihrer aktuellen Position erblickt hat.

«Schwester Olga hier!»

Sie versuchen Schwester Olga den Grund Ihres Anrufes zu erklären und wollen wissen, ob Frau Gröhler eine Patientenverfügung unterschrieben hat.

«Ich nicht verstehen! Frau Gööhler jetzt im Krankenhaus sein.»

Erneut erklären Sie der motivierten Altenpflegerin Ihr Dilemma. Erneut erklärt diese Ihnen gar nichts.

Schnell ist Ihnen klar, dass Sie so nicht weiterkommen. «Haben Sie denn wenigstens eine Telefonnummer der Angehörigen?»

«Nummer hier! Isch Ihnen lesen», stammelt sie und liest Ihnen die Nummer vor, die Sie nach mehrmaligem Nachfragen auch irgendwie verstehen können. Weiter bei **614**.

678 «Vielleicht ist sie ja vergewaltigt worden!», sagen Sie zu Nadine. «Wir sollten die Patientin darauf untersuchen!» Die Angesprochene ist verwirrt.

«Das habe ich noch nie gemacht. Da muss ich Markus fragen, wie das geht! Normalerweise machen wir das hier nicht – jedenfalls solange ich hier bin!»

Sie überlegen sich, ob es nicht besser ist, diese Idee vielleicht doch zurückzustellen, denn sie hat erstens keinerlei Konsequenz für die aktuelle Therapie und zweitens ist das Verfahren ein hochsensibles Thema und sollte, schon aus beweissicherungstechnischen Gründen, von einem Facharzt für Gynäkologie durchgeführt werden. Sie sollten bei Verdacht allerdings diesen melden. Im Moment sollten Sie allerdings keinen Derartigen haben. Sie verlieren 4 Kompetenzpunkte. Zurück zu den Optionen von **246**.

679 Sie entschuldigen sich kurz beim Patienten und wählen die Nummer des Kardiologen. «Guten Morgen!», begrüßen Sie ihn. «Ich habe hier einen Patienten, der in allen Brustwandableitungen hebt. Ich glaube, Sie sollten sich den mal anschauen!»

Der Kollege, der sich wohl gerade wieder hingelegt hat, fragt Sie verschlafen, woher Sie eigentlich anrufen. Sie erklären ihm, dass Sie der Diensthabende der Notaufnahme sind, und er verspricht, sobald wie möglich nach dem Patienten zu sehen. Sie mögen doch bitte schon einmal die Troponine nachmelden und Ihren Patienten über eine mögliche Herzkatheteruntersuchung aufklären, bittet er Sie noch und legt auf.

«Die Schmerzen werden immer schlimmer!», klagt der Patient. «Es ist, wie wenn jemand in meinem Brustkorb herumbohrt!» Langsam werden Sie ein wenig panisch. Was haben Sie denn da übersehen? Doch bevor Sie sich Gedanken machen können, macht der Monitor sich mit lauten Alarmgeräuschen bemerkbar. Offenbar hat der Patient einen kaum noch messbaren Blutdruck – links! Auch die Sauerstoffsättigung ist in die 80iger gefallen.

«Herr Westphal!» Der Patient reagiert überhaupt nicht mehr auf Ihre Ansprache. Auch als Sie ihm einen schmerzhaften Reiz auf das Sternum setzen, kommt keinerlei Reaktion. Das Gesicht des Patienten hat jetzt eine dezente Weißfärbung angenommen, die so überhaupt nicht gesund aussieht. Auch die Arme sind plötzlich kalt. Ein Capillary-Refill-Phänomen können Sie nicht mehr auslösen. Während Sie noch darüber nachdenken, was hier los ist, hören Sie ein weiteres Alarmsignal. Gehetzt schauen Sie zum Monitor und sehen eine astreine Asystolie über den Bildschirm rasen. Sie beginnen sofort mit den Reanimationsmaßnahmen – doch vergebens: Herr Westphal ist tot. Geschockt fragen Sie in die Runde, was Sie übersehen haben, doch im Moment kann Ihnen keiner antworten. Den Kardiologen bestellen Sie wieder ab. Ob eine myokardiale Ischämie der Grund für den Tod Ihres Patienten ist, muss erst der Pathologe klären. Lesen Sie bei **212** weiter.

680

Jetzt reißen Sie sich aber mal zusammen! Vor Ihnen liegt ein Patient, der nur noch kurz von der Reanimationspflicht entfernt ist, und Sie wollen seinen Bauch untersuchen? Bei allem was recht ist, aber das hat mit Notfallmedizin nicht sehr viel zu tun! Sie verlieren 7 Kompetenzpunkte. Zurück zu den Optionen von **805**.

681

«Markus, wir sollten den Patienten kühlen!», teilen Sie Ihre Idee mit.

«Wie sollen wir denn das machen?», möchte der Angesprochene wissen. «Wir haben hier unten keinen Coolgard®!»

«Na, wir könnten das so machen wie im Rettungsdienst!», mischt sich der Notarzt ein. «Wir gehen in die Cafeteria und holen uns alle Tiefkühlpommes, die die dort haben. Dann decken wir Herrn Westphal damit ein!»

Kurze Zeit haben Sie tatsächlich gedacht, Ihr Kollege meint das ernst, aber natürlich hat dieser nur gescherzt. Tatsache ist, dass eine therapeutische Hypothermie so schnell wie möglich eingeleitet werden sollte. Manchmal wird das präklinisch sogar so durchgeführt, wie der Notarzt es vorgeschlagen hat. Dies bleibt aber einem Ausnahmefall und entsprechend langen Transportwegen vorbehalten. Sobald Sie den Patienten auf die Intensivstation gebracht haben, wird dort sicherlich eine therapeutische Hypothermie eingeleitet. Momentan haben Sie allerdings einfach nicht die Mittel dazu. Zurück zu den Optionen von **294**.

682 Hatten Sie Herrn Manteufel einen Betablocker verabreicht?

- Ja **(464)**
- Nein **(119)**

683 «Schade!», sagt Stefan, und ihm ist die Enttäuschung im Gesicht anzusehen. «Dann werd ich mal alleine!»

Ihre Schicht ist vorbei, und es ist absolut legitim, den Kollegen die Arbeit machen zu lassen. Leider entgeht Ihnen so ein ganzer Patient – und Sie können an jedem Patienten lernen!

Sie gehen also in die Umkleidekabine, und als Sie mit dem Umziehen fertig sind, sehen Sie Stefan, wie er im Schockraum gerade am Beatmungsgerät herumschraubt. Da ist Ihnen offenbar etwas entgangen!

Trotzdem haben Sie heute einen guten Job hingelegt. Stolz gehen Sie durch die Schiebetür, durch die heute Nacht auch Ihre Patienten gekommen sind, und freuen sich auf Ihr Bett! Schönen Feierabend!

684 Eine gute Idee. Die Tatsache, dass keine peripheren Pulse zu palpieren sind, heißt nicht, dass der Patient ganz pulslos ist. Sie ist lediglich ein Hinweis auf eine relevante Hypotonie. Und tatsächlich: Bei der Palpation der A. carotis communis können Sie ein äußerst schnelles, jedoch regelmäßiges Pulsieren spüren. Übrigens: Neue Studien zeigen, dass es, anders als bisher angenommen, keine direkte Korrelation zwischen dem Vorhandensein von peripheren Pulsen und entsprechenden systolischen Mindestblutdruckwerten gibt. Die gängige Theorie, dass ein Patient mindestens einen systolischen Blutdruck von 100 mmHg hat, wenn man an der A. radialis einen Puls palpieren kann, ist strittig. Zurück zu den Optionen von **77**.

685 Die inspiratorische Sauerstoffkonzentration, die mit Hilfe einer Sauerstoffmaske, an die ein Reservoirbeutel angeschlossen ist, erreicht werden kann, liegt leider unter den von Ihnen angenommenen 90 %. Sie können sich merken, dass Sie mit Hilfe einer solchen Apparatur eine Konzentration von ungefähr 60 bis 65 % Sauerstoff in der applizierten Luft erreichen können. Nur die Beatmung mittels Demand-Ventil bietet eine noch höhere Konzentration an. Hier kann eine FiO2 von fast 1,0 erreicht werden. Sie verlieren 2 Kompetenzpunkte. Weiter bei **921**.

Sie interpretieren die angezeigte Kurve als ösophageale Intubation, und Markus kann Sie gerade noch daran hindern, den Tubus wieder herauszuziehen. Die etCO2-Kurve, die Sie am Monitor sehen, entspricht einer optimalen Kurve und bestätigt Ihnen die korrekte Intubation. Die Kapnometrie und/oder Kapnographie ist ein obligater Bestandteil der Intubation und deren korrekte Interpretation unbedingte Voraussetzung für das korrekte Management kritischer Situationen. Sie verlieren 7 Kompetenzpunkte und lesen bei **761** weiter. **686**

«Schnell, wir müssen sofort lysieren!», werfen Sie Ihre Therapiepläne in den Raum. **687**

«Was willst du denn lysieren?», fragt Stefan.

Sie antworten:

- «Die Patientin hat eine Lungenembolie!» **(1008)**
- «Die Patientin hat eine tiefe Beinvenenthrombose!» **(693)**
- «Die Patientin hat einen Schlaganfall!» **(547)**
- «Die Patientin hat einen Herzinfarkt!» **(554)**
- «Du hast recht. Da ist nichts zu lysieren!» **(400)**

Nachdem Sie Ihren Patienten ordentlich sediert haben, messen Sie nochmals den Blutdruck. Dieser ist – zumindest am linken Arm – mit Werten von 110/70 mmHg soweit tolerabel, und Sie machen sich mit Markus auf den Weg ins CT. Dort angekommen, lagern Sie den Patienten auf den Untersuchungstisch um und bitten den Radiologen, Gas zu geben. Das Ergebnis der Untersuchung sehen Sie in Abbildung 1 (siehe Seite 51). Kurz nachdem die Spirale den Patienten abgefahren hat, wird dieser plötzlich extrem tacchykard. Auf dem Monitor sehen Sie einen Sinusrhythmus mit 150 Schlägen pro Minute, also dem absoluten Maximum, was der Sinusknoten in diesem Alter schafft. Beim Versuch den Puls zu fühlen, merken Sie, dass es sich hier um eine elektromechanische Entkopplung handelt. Sie beginnen sofort mit den Reanimationsmaßnahmen – leider vergeblich, denn Herr Westphal verstirbt. Als Sie seiner Frau die traurige Nachricht mitteilen, bitten Sie um die Erlaubnis für eine Autopsie, denn Sie möchten wissen, warum der Patient versterben musste, nachdem Sie letzten Endes doch die richtige Diagnose gestellt haben. Die Ehefrau erteilt Ihnen diese. **688**

Drei Tage später werden Sie vom Pathologen angerufen und gefragt, ob Sie der Sektion beiwohnen möchten. Ihr Oberarzt gibt Ihnen die Erlaubnis dafür, und so machen Sie sich auf in den Sektionssaal.

Der Anblick Ihres ehemaligen Patienten lässt Ihnen einen Schauer über den Rücken fahren. Bei der Eröffnung des Brustkorbs sehen Sie, dass der vollkommen voller Blut ist, welches mutmaßlich dem riesigen Loch in der Aorta entstammt. Bei genauerer Untersuchung stellen Sie fest, dass die Aorta, da wo sie aufgerissen ist, in mehrere Schichten zerfallen ist – ganz wie bei, na klar: einer Aortendissektion! Weiter bei **212**.

689 Ihr nächster Schritt muss unbedingt die kapnometrische Quantifizierung der expiratorischen Luft sein. Dies muss noch vor der Tubusfixierung geschehen, weil der Patient sonst Gefahr läuft, hypoxisch zu werden. Die Kapnometrie kann als einfache Farbumschlagskapnometrie sowie als Kapnographie erfolgen. Für die Beurteilung des Intubationserfolges reicht die normale Kapnometrie. Die diffferenzierte Beatmungstherapie erfordert allerdings die Kapnographie. Wenn Sie das gewusst haben, bekommen Sie 2 Kompetenzpunkte gutgeschrieben. Falls nicht, verlieren Sie allerdings 10 Kompetenzpunkte, da diese Maßnahme über Leben und Tod Ihres Patienten entscheiden kann und absolut unerlässlich ist. Sie führen bei Herrn Klein eine Kapnographie durch, indem Nadine das entsprechende Monitorkabel an das Tubusmodul anschließt, und Sie sehen eine etCO2-Kurve, die zwischen den Werten 3 mmHg und 7 mmHg unregelmäßig unduliert. Wie interpretieren Sie diese?

- Die Intubation ist geglückt. **(12)**
- Der Patient ist ösophageal intubiert. (**500)**

690 Die beiden Patientinnen marschieren zur Tür raus, ohne sich in irgendeiner Weise erkenntlich zu zeigen.

«Na, die waren ja nicht richtig krank – nur besoffen», kommentieren Sie die Situation und dokumentieren den Abgang der Frauen in der Krankenakte.

Nach einigen Tagen haben Sie Post von einem Anwalt auf dem Schreibtisch, der Sie beschuldigt, eine Minderjährige in betrunkenem Zustand aus der Notaufnahme entlassen zu haben. Sie verlieren 4 Kompetenzpunkte. Weiter bei **205**.

691 Im Moment können Sie mit den einzelnen Werten nicht viel anfangen. Sie wissen zwar, dass der Patient leicht erhöhte Entzündungszeichen hat. Diese können Sie aber nicht weiter einordnen. Sie können entweder von einer Entzündung (wie zum Beispiel einer Bronchitis) herrühren, alternativ aber auch einfach die Folge einer Stressreaktion sein. Patienten in der Notaufnahme haben oft leicht erhöhte Entzündungszeichen, die aber im Verlauf wieder fallen. Außerdem sehen Sie einen minimal erhöhten TnT-Wert. Auch dieser sagt nichts über die Situation des Patienten aus. Da Sie aber schon wissen, dass bei dem Patienten ein auffälliges EKG geschrieben wurde und er an Thoraxschmerzen leidet, sollten Sie die Troponin-Kontrolle um Mitternacht auf keinen Fall vergessen. Sie verlieren einen Kompetenzpunkt. Zurück zu den Möglichkeiten von **834**.

Weiter bei **314**. **692**

«Wo hat die denn eine TVT? Wie kommst du darauf?» **693**

Sie schauen der Frau auf die Unterschenkel. Diese sind nicht gerade besonders geschwollen. Es gibt also keinerlei Hinweise auf eine Thrombose. Sie wollen also eine nicht ungefährliche Therapie anwenden, ohne auch nur den kleinsten Hinweis dafür zu haben, dass die Patientin die von Ihnen antizipierte Erkrankung hat und von Ihrer Therapie profitieren würde. Ihr Verhalten ist in mehrfacher Hinsicht sehr verantwortungslos. Hinzu kommt, dass eine Lysetherapie bei einer tiefen Beinvenenthrombose überhaupt nicht indiziert ist. Sie verlieren 12 Kompetenzpunkte. Zurück zu den Optionen von **915**.

Der hinter Ihnen liegende Fall war kompliziert und hat Sie vermutlich einige Kompetenzpunkte gekostet – wenn nicht, dann unsere Hochachtung! **694**
Begonnen hat alles mit einer Patientin aus dem Pflegeheim – ein leider nur zu alltäglicher Fall. Das am Anfang im Mittelpunkt stehende Problem ist klar und lässt sich, insofern Sie den Algorhythmus für tachykarde Arrhythmie kennen, problemlos behandeln. Sie haben die Wahl entweder eine elektrische oder eine medikamentöse Kardioversion durchzuführen. Die elektrische Variante ist bei instabilen Kreislaufverhältnissen die empfehlenswerte, jedoch lässt sich das Prolem auch durch die Applikation eines Betablockers lösen – Amiodaron brauchen Sie in diesem Fall gar nicht. Nach der Kardioversion ist die Herzaktion von Frau Gröhler zwar wieder normofrequent, springt jedoch sofort wieder in ein Vorhofflimmern um. Dies ist bei entsprechender Vorgeschichte eigentlich nicht anders zu erwarten. Wichtig ist dann aber, dass Sie sich nicht einfach dafür entscheiden, die Patientin auf die periphere Station zu legen, da das offenkundige Problem ja nun erfolgreich behandelt wurde. Sie sollten sich angewöhnen, immer kritisch zu sein. Woher kommt denn die TARA plötzlich? Oft springt ein normofrequentes Vorhhofflimmern nämlich nicht ohne Grund in eine

TARA um. So auch bei Frau Gröhler. Ein differenziertes Vorgehen ist nun notwendig und beginnt wie immer mit der Anamnese und der körperlicher Untersuchung. Die Anamnese gestaltet sich in diesem Fall relativ schwierig, da die Unterlagen vom Heim dürftig sind und Sie mit der Patientin wegen früherer Erkrankungen nicht in Kontakt treten können. Sie müssen also die Angehörigen anrufen. Anfangs macht es keinen Sinn, diese einzubestellen, doch nachdem die Diagnose steht, brauchen Sie den Sohn vor Ort. Schon bei der körperlichen Untersuchung muss Ihnen auffallen, dass das Abdomen von Frau Gröhler gespannt ist, außerdem hat sie Fieber. Ein intraabdomineller Infektfokus muss also angenommen werden. Nun gibt es verschiedene Möglichkeiten, ja sogar Philosophien diesen zu verifizieren. In der amerikanischen Literatur wird die Durchführung einer abdominellen CT-Untersuchung bei unklarem Abdomen empfohlen und auch in der klinischen Praxis umgesetzt. Im europäischen Raum haben sich mehrere Autoren mit dieser Problematik beschäftigt und sind überein gekommen, dass dieses Vorgehen doch sehr einer generalistischen Abwehr von Kunstfehlerklagen dient, und der denkende Mediziner nicht immer sofort eine CT zur Hilfe benötigt. Man darf nicht vergessen, dass diese Untersuchung mit erheblichen Gefahren für den Patienten verbunden ist, weshalb sie – außerhalb des ärztlichen Notfalls – einer gründlichen Aufklärung bedarf. Zu nennen wären hier Schilddrüsen- und Nierenfunktionsstörungen, Allergien sowie die erhebliche Strahlenbelastung. Die Sonographie ist also vor der CT durchzuführen. Hier können Sie nämlich in unserem Fall alle Befunde, die Sie für eine OP-Indikation brauchen, ableiten. Sollte in der Sonographie keine Auffälligkeit gefunden werden, dann ist eine CT sicher erneut zu erwägen. Die TARA war bei Frau Gröhler also infektgetriggert. Aber auch die vermeintliche Appendizitis ist nicht die letzte Diagnose, die Sie bei der Patientin stellen und behandeln können. Wenn Sie genau aufgepasst haben, finden Sie auch noch einen Harnwegsinfekt sowie eine myokardiale Hypertorphie. Letztere ist selbstverständlich keine akutmedizinische Behandlung und bedarf somit auch keiner akuten Therapie. Die Patientin bekommt ja, wie Sie in den Medikamenten sehen können, eine moderate antihypertensive Therapie. Ob man diese im Verlauf anpassen könnte, steht auf einem ganz anderen Blatt. Den Harnwegsinfekt müssen Sie aber behandeln, und da Frau Gröhler sowieso eine Antibiose braucht, trifft sich das ja mehr als gut.

Der weitere Verlauf kommt durchaus häufig vor. Herr Gröhler möchte seine Mutter selbstverständlich nicht an einer Blinddarmentzündung sterben lassen. Andererseits existiert der Wunsch der Mutter, nicht unnötig gequält zu werden. Da die Demenz, unter der Frau Gröhler leidet, durchaus als Endstadium einer Erkrankung anzusehen ist – und auf diese bezieht sich die Patientenverfügung meistens – ist der gefundene Kompromiss einer, mit dem beide Parteien leben können.

Der Fall von Frau Gröhler endet für Sie, egal wie sehr Sie sich bemühen, immer gleich: Die Patientin stirbt. Auch das ist manchmal unumgänglich. Sie haben allerdings Ihr Möglichstes getan, um Frau Gröhler eine Chance zu geben.

Weiter bei **632**.

Nachdem Sie den ersten elektrischen Schlag verabreicht haben, drückt **695**
Markus munter weiter auf dem Thorax von Herrn Westphal herum. Sie überlegen sich in der Zwischenzeit, was als Nächstes zu tun ist. Glücklicherweise hat der Notarzt bereits einen großlumigen Zugang in die rechte Ellenbeuge Ihres Patienten gelegt, so dass dieser Schritt wegfällt. Was steht als Nächstes an?

- Injektion von vasoaktiven Medikamenten **(940)**
- Injektion von Antiarrhythmika **(565)**
- Sicherung der Atemwege **(859)**

«Woher soll ich das wissen?» Stefan schaut Sie etwas unsicher an. «Und was **696**
tut das zur Sache?», und hat damit vollkommen recht. Der Versicherungsstatus eines Patienten spielt in der Notfallmedizin überhaupt keine Rolle. Das sollten Sie sich verinnerlichen. Damit Ihnen diese Tatsache nie wieder entfällt, verlieren Sie einen Kompetenzpunkt. Zurück zu den Möglichkeiten von **834**.

Einen Zugang hat die Patientin ja schon durch die Mitarbeiter des Ret- **697**
tungsdienstes bekommen, was für Sie bedeutet, dass Sie nur noch Blut daraus abzapfen müssen.

«Was willst Du denn für Röhrchen?», werden Sie von Markus gefragt. Notieren Sie sich die verschiedenen Blutuntersuchungen, die Sie anfordern möchten, und legen Sie den Zettel fürs Erste zur Seite. Sie werden ihn später wieder brauchen. Zurück zu den Optionen von **954**.

Sie sollten immer genau wissen, ob Sie einen Minderjährigen vor sich ha- **698**
ben oder nicht. In diesem Falle hatten Sie die Möglichkeit, weiter oben im Text herauszufinden, dass Sandra noch minderjährig ist. Daher hätten Sie sie nicht gehen lassen dürfen. Nach einigen Tagen haben Sie Post von einem

Anwalt auf dem Schreibtisch, der Sie beschuldigt, eine Minderjährige in betrunkenem Zustand aus der Notaufnahme entlassen zu haben. Sie verlieren 4 Kompetenzpunkte. Weiter bei **613**.

699 Ihre Diagnose liegt nun vor, und Sie sinnen über die korrekte Therapie nach. Als Sie diese im Kopf durchgehen, fällt Ihnen auf, dass Frau Meyer als antikoagulierte Patientin eigentlich gar keine TVT bekommen dürfte. Haben Sie eine Idee, warum die Patientin doch einen Blutpfropf im Bein hat? Weiter bei **736**.

700 Sie bitten Herrn Klein, den Mund zu öffnen. Da der mittlerweile nur noch röchelnd im Bett liegt, tut er Ihnen diesen Gefallen nicht, und Sie müssen seinen Mund selbst öffnen. Was Sie dort sehen ist nicht gerade beruhigend, denn die Luft, welche Ihren Patienten versorgt kann nur noch durch eine sehr dünne Öffnung im Mundraum Zugang zur Lunge finden. Sie haben das Gefühl, dass diese Öffnung schon allein beim Anschauen kleiner wird. Zurück zu den Optionen von **805**.

701 «Sie müssen den Patienten darüber aufklären, dass er bis 24 Stunden nach der letzten Einnahme kein Auto fahren und auch sonst keine gefährlichen oder verantwortungsvollen Dinge unternehmen darf», weisen Sie den Kollegen auf die potenziellen Nebenwirkungen von Tetrazepam hin. Sie sollten beim Verordnen einer Substanz immer daran denken, dem Patienten zu erklären, was Sie da eigentlich geben und welchen Gefahren er sich mit der Einnahme aussetzt. Sie bekommen 2 Kompetenzpunkte gutgeschrieben. «Danke für die Hilfe.» Wollen Sie Herrn Schulzendorf noch etwas sagen?

- Ja. **(401)**
- Nein. **(349)**

702 Ein Bodycheck ist eine Untersuchung, die man im Regelfall aus dem Notarztdienst kennt. Sie gibt Ihnen die Möglichkeit, sich in kürzester Zeit einen Überblick über Verletzungen am Patienten zu machen. Für die Notaufnahme (ausgenommen Schockraum) ist der Bodycheck nicht ausreichend. Sie sollten zwar problemorientiert arbeiten, um nicht unnötig Zeit zu verlieren, ein gewisses Maß an Gründlichkeit ist trotzdem erstrebenswert. Sie verlieren einen Kompetenzpunkt. Zurück zu den Optionen von **252**.

703 Wenn Sie sich notiert haben, dass der Volumeneffekt von Ringerlösung ungefähr ein Drittel der infundierten Menge beträgt, dann bekommen Sie

2 Kompetenzpunkte gutgeschrieben. Für jede Abweichung > 10 % verlieren Sie jeweils einen Punkt. Beispielsweise verlieren Sie 2 Punkte, wenn Sie auf einen Volumeneffekt von 50 % getippt haben. Zurück zu den Optionen von **406**.

Sauerstoff ist nunmehr nur bedingt Bestandteil der Therapie des ACS. Frü- **704**
her standardmäßig bei entsprechendem Krankheitsbild verabreicht, ist die Applikation heute nur noch bei einem SpO2 von < 95 % empfohlen. Zurück zu den Optionen von **70**.

Sie sehen eine akute Lungenembolie und beginnen sofort mit der Lysethe- **705**
rapie, da der Patient droht, instabil zu werden. Außerdem verabreichen Sie Herrn Westphal einen Heparinperfuosr sowie einen Bolus des Medikaments. Keine fünf Minuten, nachdem Sie die Lyse initiiert haben, fällt der Druck des Patienten erheblich, und Herr Westphal verliert das Bewusstsein. Ihre Bemühungen den Patienten zu reanimieren bleiben erfolglos, und er verstirbt.

Sie sind übrigens einer der ganz wenigen, der in einer CT-Untersuchung mit arterieller Phase eine Lungenembolie diagnostizieren kann. Das können nämlich nicht einmal Radiologen. Selbstverständlich litt Herr Westphal nicht an einer Lungenembolie. Sie verlieren 30 Kompetenzpunkte. Merken Sie sich, dass Ihre Diagnosen und die sich daraus ergebenden Konsequenzen über das Leben von Menschen entscheiden, und denken Sie richtig gut nach, bevor Sie eine Diagnose stellen. Weiter bei **212**.

Sie lassen die beiden jungen Frauen allein und gehen ins Arztzimmer, um die **706**
Papiere fertig zu machen und eine Station für beide auszumachen. Erfreulicherweise bekommen Sie auch zwei Betten auf der internistischen Allgemeinstation. Speziell Jaqueline braucht wohl ein paar Wiederholungsstunden im Umgang mit ihrem Diabetes. Da Sie die Eltern von Sandra anrufen müssen, um ihnen den Verbleib Ihrer Tochter zu erläutern, gehen Sie nach einiger Zeit erneut in die Kabine, um Jaqueline nach deren Nummer zu fragen.

Sandra ist mittlerweile wieder wacher und sitzt am Bett und ist gerade dabei, sich ihre Schuhe anzuziehen. Markus redet auf sie ein, sie solle doch hierbleiben.

«Isch will aber gehn, und du, alter Sack, wirst misch nich aufhalten. Ey, isch schwör's dir!»

Jequeline scheint im Prinzip nichts gegen den Plan ihrer Freundin zu haben und hat sich bereits ihre Handtasche geschnappt.

- Sie erklären den beiden, dass sie hierbleiben müssen. **(575)**
- Sie lassen beide gehen. **(515)**
- Sie lassen eine der beiden gehen. Die andere muss aber da bleiben. **(1004)**

707 «Haben wir eigentlich schon ein EKG?», fragen Sie Markus. «Noch nicht, aber Nadine holt das Gerät gerade!»

Die Schülerin wird heute ganz schön eingespannt. Gerade fertig mit den Vitalzeichen muss sie auch schon das EKG schreiben – aber von nichts kommt ja bekanntlich nichts. Nadine bringt das EKG auf der Brust sowie an den Extremitäten des Patienten an und wartet auf den Ausdruck. Als dieser fertig ist, drückt sie Ihnen den Streifen in die Hand, und Sie staunen nicht schlecht. Es zeigen sich aus dem hohen R abgehende Hebungen in fast allen Brustwandableitungen. Das sieht aus wie ein massiver Hauptstamminfarkt. Zurück zu den Optionen von **207** oder **897**.

708 Haben Sie notiert, dass Sie erst nach 20 bis 30 Minuten mit einem Effekt des SDH rechnen können? Wenn ja, bekommen Sie einen Kompetenzpunkt. Wenn nicht, verlieren Sie leider zwei. Sie sollten das Glukokortikoid immer so früh wie möglich einsetzen, wenn es indiziert ist, um diesem Umstand gerecht zu werden. Auch dürfen Sie sich aus oben genannten Gründen niemals auf die Akutwirkung verlassen, weshalb es für eine Monotherapie ungeeignet ist. Zurück zu den Optionen von **915**.

709 «Die Patientin hat einen viel zu schnellen Herzschlag! Wir müssen den stoppen! Kann einer von euch bitte mal eine 5 mg Ampulle Beloc® aufziehen.»

Der Sanitäter öffnet einen der zahllosen Ziehschränke des RTW und zaubert eine gläserne Phiole mit einer klaren Flüssigkeit hervor. Diese zieht er auf eine Spritze auf.

«Hier, Metoprolol 1 mg auf 1 ml», sagt er, während er Ihnen die Spritze reicht. Sie applizieren das Medikament Mililiter für Mililiter und siehe da, der Herzschlag der Patientin wird langsamer.

«Ich kann wieder einen kräftigeren Puls palpieren!», informiert Sie der Sanitäter.

Da haben Sie Glück gehabt. Sie haben sich zwar für das richtige Medikament zur Behandlung einer arrhythmischen Schmalkomplextacchykardie entschieden, allerdings dabei nicht bedacht, dass die Rhythmusstörung bereits instabil war und Sie deshalb eine Kardioversion anstreben sollten. Sie verlieren 2 Kompetenzpunkte. Weiter bei **954**.

Herr Manteufel leidet unter einer Tachykardie. Sie schauen auf den Monitor und sehen eine Frequenz von 123/min. Sie messen den Blutdruck. Der liegt bei 112/95 mmHg. Nachdem Sie dem Patienten langsam 5 mg Metoprolol appliziert haben, sinkt die Frequenz stetig ab. Zufrieden mit Ihrer Therapie lesen Sie bei **70** weiter. **710**

Viele andere Optionen als die aufgeführten haben Sie leider nicht. Falls Ihnen eine wirklich gute Alternative zu den in **597** vorgeschlagenen eingefallen ist, dann verlieren Sie keine Punkte. Sollten Sie sich nur für diese Option entschieden haben, weil Sie nicht wussten, was Sie sonst tun sollten und «etwas anderes» irgendwie gut klang, verlieren Sie 8 Kompetenzpunkte. In einer solchen Situation müssen Sie einfach handeln! Zurück zu den Optionen von **597**. **711**

Motiviert machen Sie sich sofort wieder ans Werk und versuchen den missglückten Intubationsversuch durch eine zweite – diesmal hoffentlich erfolgreiche – Intubation zu korrigieren. Leider vergessen Sie dabei, dass Sie dem Patienten viel zu lange die lebensnotwendige Luft vorenthalten. In der Notfallmedizin gibt es ein wichtiges Credo, welches lautet: Der Patient stirbt nicht an der missglückten Intubation, sondern an der durch fehlenden Sauerstoff verursachten Hypoxie! Will heißen: Versuchen Sie nicht krampfhaft einen Tubus in den Patienten zu schieben, sondern gehen Sie sicher, dass er genug Sauerstoff bekommt. Auch diesmal schaffen Sie die Intubation nicht. Sie verlieren 10 Kompetenzpunkte. **712**

«Willst du dir nicht mal was anderes einfallen lassen?», fragt Sie der Notarzt gereizt.

«Langsam sollten wir mal zu Potte kommen. Wir verlieren viel zu viel Zeit.»

Was wollen Sie nun tun?

- Sie verzichten ganz auf die Atemwegssicherung und stellen stattdessen Nadine ab, um die Beatmung per Maske zu übernehmen. **(313)**
- Sie tun etwas ganz anderes. **(981)**

«Ich denke, die Situation ist soweit stabil», informieren Sie die Runde über Ihre klinische Einschätzung der Situation. «Ich denke, die Problematik des Patienten ist primär neurologischer Natur. Ich werde einen Kollegen draufschauen lassen. Bereitet Herrn Westphal doch bitte für ein CCT vor. Ich rufe im CT an.» An den großen Augen und dem entsetzten Gesicht von Markus können Sie erkennen, dass der wohl nicht ganz Ihrer Meinung ist. **713**

Da fällt es Ihnen wie Schuppen von den Augen: die Troponine. Der Patient hat ja Brustschmerzen. Da müssen Sie auf jeden Fall die Troponine mitbestimmen. Schließlich ist ein akuter Myokardinfarkt eine wahrscheinliche Differentialdiagnose. Aber wieso dann die komische neurologische Symptomatik? Na, mal schauen. Im Moment ist die Situation unter Kontrolle, und jetzt beginnen Sie die gefährlichen und die wahrscheinlichen Ursachen für die Beschwerden Ihres Patienten auszuschließen.

«Die Schmerzen werden immer schlimmer!», klagt der Patient. «Es ist, wie wenn jemand in meinem Brustkorb herumbohrt!» Langsam werden Sie ein wenig panisch. Was haben Sie denn da übersehen? Doch bevor Sie sich Gedanken machen können, macht der Monitor sich mit lauten Alarmgeräuschen bemerkbar. Offenbar hat der Patient einen kaum noch messbaren Blutdruck – links! Auch die Sauerstoffsättigung ist in die 80iger gefallen.

«Herr Westphal!» Der Patient reagiert überhaupt nicht mehr auf Ihre Ansprache. Auch als Sie ihm einen schmerzhaften Reiz auf das Sternum setzen, kommt keinerlei Reaktion. Das Gesicht des Patienten hat jetzt eine dezente Weißfärbung angenommen, die so überhaupt nicht gesund aussieht. Auch die Arme sind plötzlich kalt. Ein Capillary-Refill-Phänomen können Sie nicht mehr auslösen. Während Sie noch darüber nachdenken, was hier los ist, hören Sie ein weiteres Alarmsignal. Gehetzt schauen Sie zum Monitor und sehen eine astreine Asystolie über den Bildschirm rasen. Sie beginnen sofort mit den Reanimationsmaßnahmen – doch vergebens: Herr Westphal ist tot. Geschockt fragen Sie in die Runde, was Sie übersehen haben, doch im Moment kann Ihnen keiner antworten. Lesen Sie bei **212** weiter.

714 Die von Ihnen gewählte Energiemenge ist etwas zu niedrig für die vorliegende Erkrankung und Sie laufen Gefahr, dass Ihr Kardioversionsversuch ohne Erfolg bleibt. Dies würde dazu führen, dass Sie die Patientin erneut schocken müssten. Sie verlieren 2 Kompetenzpunkte. Zurück zu den Optionen von **642**.

715 Wenn Sie sich notiert haben, dass Sie den Patienten sofort therapeutisch heparinisieren müssen, eine CT des Thorax in pulmonalarterieller Phase machen sollten sowie das Angebot an Sauerstoff erhöhen müssen, dann können Sie sich jeweils einen Punkt dazu addieren. Für jede falsche Antwort ziehen Sie sich 2 Kompetenzpunkte ab. Weiter bei **193**.

«Ich leide unter eine chronischen Arthritis. Das setzt mir manchmal ganz schön zu.» 716

- Sie möchten diesbezüglich noch eine weitere Frage stellen. **(182)**
- Ihnen reichen die Informationen, die Sie haben. **(570)**

«Du hast recht. Müsste sie eigentlich. Dann lassen wir das mit dem Betablocker doch sein.» Markus bleibt skeptisch. 717

«Na, müsste sie oder bekommt sie wirklich? Was denn nun? Bist du dir sicher, dass sie einen in ihrer Hausmedikation hat!»

Sie geben zu, dass Sie so richtig sicher nicht sind und schauen erneut nach. Tatsächlich bekommt Frau Gröhler nämlich keinen Betablocker. Das sollten Sie im Laufe Ihrer Befunderhebung mittlerweile gemerkt haben! Sie verlieren 2 Kompetenzpunkte. Zurück zu den Optionen von **846**.

Völlig richtig! Die Patientin ist jetzt wieder stabil. Mutmaßlich leidet sie schon seit Jahren an dem Vorhofflimmern. Sie werden daran jetzt nichts ändern. Dass die Patientin kardiovaskulär stabil ist, sollte für Sie jetzt völlig ausreichen. Lesen Sie bei **954**, wie es weitergeht. 718

Stefan übergibt Ihnen nun die beiden Patienten: «Also, fangen wir auf der Fast Track Station an. Hier liegt Herr Manteufel. Er ist 52 Jahre alt und hat sich heute Vormittag mit Thoraxschmerzen bei uns vorgestellt. Er ist Raucher, hat ansonsten aber keinerlei kardiovaskuläre Risikofaktoren. Die Schmerzen wurden auch als eher stechend beschrieben. Dyspnoe oder andere Beschwerden hat er nicht. Auch in der körperlichen Untersuchung ist nichts Besonderes aufgefallen. Die Troponine waren unauffällig. Im EKG hat man unspezifische T-Negativierungen in V1–V3 gesehen. Er bekommt um Mitternacht eine Troponin-Kontrolle sowie eine EKG-Kontrolle. Sollte dir keine Sorgen machen. Noch Fragen?» 719

- Sie haben noch eine Frage. **(834)**
- Sie haben keine Frage mehr. **(788)**

Sie machen sich die alpha- sowie betaagonistische Wirkung des Adrenalins zunutze. Dies führt zu einer Erhöhung der Inotropie, Chronotropie sowie Bathmotropie. Außerdem vermittelt Adrenalin eine periphere Vasokonstriktion sowie eine Bronchodilatation. Somit konterkarieren Sie die Effekte des freigesetzten Histamins und erhöhen somit den Blutdruck des Patienten. Wenn Sie das gewusst haben, können Sie sich 4 Kompetenzpunkte gut- 720 schreiben. Wenn nicht verlieren Sie 2 Kompetenzpunkte. Zurück zu den Optionen von **881**.

721 «Also gut», beginnt der Notarzt seine Übergabe. «Der Mann war im Auto auf der Überholspur der Autobahn unterwegs, als ihn ein Brummifahrer plötzlich abgedrängt hat – hat ihn wahrscheinlich übersehen. Das Auto wurde dann gegen die Leitplanke geschleudert und hat sich mehrfach überschlagen. Die Ehefrau auf dem Beifahrersitz war sofort tot. Im Auto saßen noch die beiden Kinder auf den Rücksitzen. Die waren glücklicherweise angeschnallt und sind schwerverletzt mit dem Hubschrauber ins St. Bussibär Krankenhaus geflogen worden. Der Familienvater war initial eingeklemmt und konnte bei drohendem Atemversagen und Unerreichbarkeit für uns nur durch eine Crashrettung geborgen werden.

A: Die Atemwege waren durch eine Menge Erbrochenes verlegt. Wir haben abgesaugt und sofort intubiert. 7,er Tubus. Ein StiffNeck® wurde angelegt.

B: Nach Intubation links abgeschwächtes Atemgeräusch. Aufgrund des Volumenmangelschocks war die Zeit für eine Drainage nicht da. Er ist aber respiratorisch stabil mit einer peripheren Sättigung von 97 % bei einer FiO2 von 1,0. Er ist IPPV-beatmet und die Kapnometrie zeigt einen etCO2 von 40 mmHg an.

C: Der Kreislauf ist hochgradig instabil. Initial war der Patient kurz vor der Reanimationspflicht. An zwei großlumigen Zugängen hängen jeweils 500 ml, ein Liter ist schon drin. Da wir den Blutdruck nicht halten konnten, haben wir mit einem Norperfusor begonnen. Der ist mit 25 auf 50 aufgezogen und läuft momentan auf 2 ml/hr. Hierunter ist der Blutdruck mit einem MAP von 85 mmHg leidlich stabil. Wir konnten wegen des SHT leider keine permissive Hypotonie fahren. Neben potenziell intraabdominellen und retroperitonealen Blutungen hat der Patient auch noch aus einer Wunde am linken Unterschenkel stark geblutet. Hier liegt eine offene Tibiafraktur vor und der Knochen hat wahrscheinlich die Tibials posterior aufgerissen. Die Blutung wurde mittels Tourniquet gestillt.

D: Vor Einleitung mittels Ketamin und Dormikum® war der Patient nicht ansprechbar. GCS war 3. Die rechte Pupille reagiert ein klein wenig träger als die linke.

E: Im Bodycheck zeigt sich eine Verschieblichkeit des Mittelgesichts. Außerdem multiple Schwellungen und Hämatome des Schädels. Der Thorax fühlt sich nach einer Rippenserienfraktur links an. Das Becken ist soweit stabil, wir haben es trotzdem geslingt, da der Mann hier alle Hilfe gebrauchen kann, die er kriegt. Das rechte Bein ist in Ordnung.

Vielen Dank an die Runde. Hat noch jemand Fragen?»

Beeindruckt von der gründlichen Übergabe des Notarztes sind Sie wohl jetzt dran, bei der Umlagerung des Patienten zu helfen. Der Anästhesist schnappt sich den Kopf sowie Tubus, um eine Dislokation zu vermeiden und die anderen im Raum greifen alle an einer freien Stelle des Bettlackens zu. Der Anästhesist gibt das Kommando: «1, 2, 3», und Sie lagern den Patienten auf den Polytraumatisch um.

Weiter bei **650**.

722 Sie bitten Frau Meyer, sich auf der Liege ein klein wenig aufzurichten, und auskultieren die Lunge Ihrer Patientin. Dabei fällt Ihnen beidseits ein vesikuläres Atemgeräusch auf. Die Herztöne sind rein. Es fällt ein unregelmäßiger Herzrhythmus ohne vitientypische Geräusche auf. Die Frequenz ist normal. Zurück zu den Optionen von **87**.

723 «Ja, wir haben 'ne kleine Party gefeiert. Weißt du, die Sandra hat gestern mit ihrem Freund Schluss gemacht, und das wollten wir feiern. Ehy, isch schwör, der Typ war echt voll unkorrekt! Der hat meine Kleine beschissen, und dann hat sie ihm eins in die Fresse gehauen, das war krass, ich schwör's. Und dann sind wir was trinken gegangen!»

- «Wissen Sie, wie viel Ihre Freundin getrunken hat?» **(673)**
- Sie belassen es dabei. **(962)**

724 Sie glauben, dass es sich um eine Grad-3-Aortendissektion nach DeBakey handelt und sollten sich daher die Klassifikation der Aortendissektion nochmals genau im Lehrbuch anschauen. Sie verlieren 2 Kompetenzpunkte. Wichtig ist allerdings, dass Sie die Aortendissektion erkannt haben. Weiter bei **1005**.

725 Sie sollten einen Patienten mit Katecholaminperfusor nicht auf der Normalstation überwachen, da diese personell und strukturell nicht dafür ausgerüstet ist. Sie können Herrn Klein allerdings auch noch zwei Stunden in der Notaufnahme behalten, die Kapazitäten lassen dies im Moment ja zu, und dann kontrollieren, ob der Perfusor überhaupt noch notwendig ist. Sollte der Patient dann ohne Katecholamine auskommen, was durchaus sein kann, dann können Sie ihn auf Normalstation legen.

Sie vereinbaren ein Bett auf der internistischen Station. Eine Woche später treffen Sie den Kollegen der Normalstation und fragen ihn, wie es

Herrn Klein ergangen ist. Der antwortet Ihnen, dass sich beim Patienten zwar noch eine Spätreaktion gezeigt hat, diese aber gut behandelbar war. Der Kollege konnte Herrn Klein nach einem Tag entlassen. Für die Zukunft wollte sich der Patient ein Notfallkid zulegen, da er offensichtlich eine atopische Prädisposition hat. Auch eine Vorstellung beim Allergologen sei geplant. Weiter bei **209**.

726 Sie möchten zum Ausschluss eines bestimmten Krankheitsbildes eine Echokardiographie durchführen. Während Sie über die Befunde nachdenken, die Sie bei dieser speziellen Krankheit erwarten würden, fällt Ihnen ein, dass Sie mit der Untersuchung sogar noch einen zweiten in Frage kommenden Grund für Frau Schreiners Beschwerden ausschließen können. Erfreut über die Effizienz der Untersuchung machen Sie sich ans Werk. Wenn Sie den Ultraschall allerdings ohne speziellen Verdacht initiiert haben, dann verlieren Sie 2 Kompetenzpunkte. Sie sollten bei einer diagnostischen Maßnahme auch immer eine Fragestellung im Hinterkopf haben – sonst wissen Sie ja gar nicht, wonach Sie suchen sollen. In der Echokardiographie sehen Sie eine regelrechte Pumpfunktion. Alle vier Herzkammern sind normal groß. Die Klappen sind ohne morphologische Pathologien. Auch die Farbdoppleruntersuchung der Flüsse über den Herzklappen ist unauffällig. «Ihr Herz arbeitet richtig gut», sagen Sie zu Ihrer Patientin.

Zurück zu den Optionen von **977**.

727 «Ok, wenn du dich dabei sicherer fühlst, sollten wir das tun!», pflichtet Ihnen Stefan bei.

Normalerweise ist es nicht notwendig, einen Patienten mit dekompensierter Herzinsuffizienz primär auf die Intensivstation zu verlegen, denn man kann dieses Krankheitsbild problemlos in der Notaufnahme überwachen, wenn man die nötigen therapeutischen Schritte eingeleitet hat und das entsprechende Personal vorhanden ist.

Die Rekompensation kann manchmal sehr schnell gehen. Durch den Druck der CPAP-Beatmung wird die Lunge ausgepresst wie ein Schwamm. Unterstützt durch die anderen von Ihnen ergriffenen Maßnahmen könnte es Frau Rummelsbacher schon in einer Stunde wieder viel besser gehen. Die Normalstation ist dann notwendig, um die Therapie der Herzinsuffizienz neu einzustellen.

Da die Patientin allerdings einige ernste Nebenerkrankungen hat, gehen Sie auf Nummer sicher und verlegen Sie auf die Intensivstation. Der

Transport dorthin verläuft ohne große Probleme. Sie lagern die Patientin um und übergeben dem Kollegen der Tagschicht die Krankengeschichte sowie die von Ihnen getroffenen Maßnahmen.

Nun können Sie sich endlich in den wohlverdienten Feierabend verabschieden.

Gerade als Sie die Station verlassen wollen, bekommen Sie mit, dass im Zimmer von Frau Rummelsberger plötzlich rege Betriebsamkeit herrscht. Dem wollen Sie schon noch einmal auf den Grund gehen.

Sie drehen um und blicken erneut zu Ihrer Patientin. Es bietet sich Ihnen ein erschreckendes Szenario. Der Kollege der Intensivstation ist gerade dabei die Frau zu intubieren. Der Monitor zeigt eine Sauerstoffsättigung von unter 70 % an.

Hier ist wohl etwas ganz und gar schief gegangen. Doch was? Lesen Sie bei **99** weiter.

Die Patientin liegt nun intubiert vor Ihnen. Die Kapnographie zeigt eine zufriedenstellende Kurve. Sie haben mittels Fentanyl und Midazolam für eine ausreichende Analgosedierung gesorgt. Wenn Sie weder einen zentralen Venenkatheter noch einen Arterie gelegt haben, verlieren Sie jeweils 2 Kompetenzpunkte für jeden nicht gelegten Zugang. **728**

«Willst du jetzt noch Diagnostik machen oder sollen wir gleich auf die Intensiv?», werden Sie von Stefan vor die Wahl gestellt.

- «Wir machen jetzt erst einmal Diagnostik!» **(550)**
- «Ne, ab jetzt auf die Intensiv! Die Diagnostik können die dort machen.» **(404)**

«Es ist schon auszuhalten. Ich habe Schlimmeres hinter mir.» **729**

Wollen Sie mehr wissen, oder reicht Ihnen die Angabe von Frau Meyer?

- Sie wollen mehr wissen. **(230)**
- Die Informationen von Frau Meyer reichen fürs Erste. **(161)**

Dieser Schritt erscheint im Moment tatsächlich ein wenig übertrieben. Es ist absolut unwahrscheinlich, dass die Symptome von Ihrer Patientin mit der leichten Anämie zusammenhängen. Eine Anämieabklärung gehört nicht zu den Aufgaben einer Notaufnahme. Sie können Frau Schreiner raten eine Kontrolle des Wertes ambulant durchführen zu lassen. Am wahrscheinlichsten ist hier natürlich eine Eisenmangelanämie. Akut behandlungsbedürftig ist die allerdings nicht. Sie haben hier Kosten produziert und die Patientin noch einmal länger warten lassen – und das alles für eine **730**

Untersuchung, die mit an Sicherheit grenzender Wahrscheinlichkeit ohne Konsequenz bleibt. Sie verlieren 2 Kompetenzpunkte. Zurück zu den Optionen von **977**.

731 «Meine Eltern erfreuen sich immer noch bester Gesundheit», antwortet der Patient. Zurück zu den Möglichkeiten von **570**.

732 Sie sehen eine dekompensiert dilatative Kardiomyopathie und beginnen sofort mit der Therapie der Herzinsuffizienz, da der Patient droht instabil zu werden. Weil mittlerweile vermehrt Arrhythmien auftreten, verabreichen Sie Herrn Westphal einen Heparinperfusor sowie einen Bolus des Medikaments. Außerdem bitten Sie Nadine die CPAP-Maske vorzubereiten, um eine NIV zu beginnen. Keine fünf Minuten, nachdem Sie die Lyse initiiert haben, fällt der Druck des Patienten erheblich und Herr Westphal verliert das Bewusstsein. Ihre Bemühungen den Patienten zu reanimieren, bleiben erfolglos, und er verstirbt.

Sie sind übrigens einer der ganz wenigen, der in einer CT-Untersuchung mit arterieller Phase eine Lungenembolie diagnostizieren kann. Das können nämlich nicht einmal Radiologen. Selbstverständlich litt Herr Westphal nicht an einer dekompensierten dilatativen Kardiomyopathie. Sie verlieren 30 Kompetenzpunkte. Merken Sie sich, dass Ihre Diagnosen und die sich daraus ergebenden Konsequenzen über das Leben von Menschen entscheiden und denken Sie richtig gut nach, bevor Sie eine Diagnose stellen. Weiter bei **212**.

733 Von einer symptomatischen Erkrankung spricht man, wenn eine Krankheit als Symptom einer anderen auftritt. So ist eine symptomatische Hernie beispielsweise eine Hernie, welche als Symptom einer von dieser unabhängigen intraabdominellen Pathologie, wie beispielsweise einer Aszites, auftritt. Wenn Sie das gewusst haben, bekommen Sie 3 Kompetenzpunkte, wenn nicht, verlieren Sie die gleiche Anzahl. Oft wird der Begriff symptomatische Erkrankung als Ausdruck einer Krankheit genutzt, welche zu Symptomen führt. Dies ist irreführend und wird selbst von erfahrenen Klinikern oft verwechselt. Weiter bei **801**.

734 Zurück zu den Optionen von **37**.

735 Sie lassen sich nicht beirren und beharren auf Ihrer initialen Meinung. Das ist nicht besonders weise. Der Kollege der Bauchchirurgie wird vermutlich ein paar mehr Polytraumen behandelt haben als Sie, und vielleicht wissen die Oberärzte der verschiedenen Abteilungen ja schon genau, was sie tun wollen, und wollten Sie testen bzw. vorführen. Sie verlieren 4 Kompetenzpunkte. Die offensichtliche Lösung des Dilemmas lesen Sie bei **976**.

«Frau Meyer, haben Sie in den letzten Tage Ihre Medikamente regelmäßig genommen?», fragen Sie. Die Patientin antwortet: «Na iwo, ist ja nichts drin geblieben. Immer wenn ich was geschluckt habe, ist es wieder rausgekommen. Aber das macht nichts. Ich habe meinen Blutdruck regelmäßig gemessen. Der war immer gut. Und die Tabletten für die Rhythmusstörungen sind nur vorbeugend, hat mein Doktor Feldkam gesagt.» Ist Ihnen der Zusammenhang aufgefallen? Wenn ja, bekommen Sie 4 Kompetenzpunkte, wenn nicht, verlieren Sie aber keinen. Sie lassen eine Gerinnungsdiagnostik machen. Es offenbart sich ein INR von 1,2. Weiter bei **406**. **736**

Sie sind der Meinung, dass bei Frau Gröhler eine instabile Tachykardie vorliegt und wollen diese entsprechend behandeln. Haben Sie vorher eine Analgosedierung in die Wege geleitet? **737**

- Ja. **(642)**
- Nein. **(466)**

«Na, angefangen hat alles vor ungefähr zwei Tagen. Da ist erst der rechte Unterschenkel dick gewesen. Ich habe ja öfter mal Wasser in den Beinen. Das geht aber eigentlich immer wieder weg. Manchmal spritzt mir mein Hausarzt dann was gegen das Wasser, das funktioniert eigentlich immer. Das wollte ich auch von dem Doktor, der bei mir war. Der hat aber nur gesagt, dass er das nicht machen kann und dass ich ins Krankenhaus muss.» Zurück zu den Optionen von **349**. **738**

Bei der körperlichen Untersuchung der Lunge fällt Ihnen außer einen leichten Verminderung der Zwerchfellverschieblichkeit nichts Wegweisendes auf. Kehren Sie zu den Optionen von **954** zurück. **739**

Sie sollten erklären können, dass der kreislaufstabilisierende Effekt einer kristalloiden Lösung mit der Volumenzufuhr zu erklären ist. Durch periphere Vasodilatation extravasiert das körpereigene Volumen in der Peripherie. Um das Herzzeitvolumen aufrechtzuerhalten, muss dieses ersetzt werden. Dafür können Sie jede beliebige Vollelektrolytlösung einsetzen. **740**

Der Einsatz von kolloidalen Lösungen, wie beispielsweise HAES, ist ungeklärt, wird aber zunehmend kritisch gesehen und entsprechend weniger eingesetzt. Glukoselösungen verbieten sich, da es sich, nach der sofortigen Verstoffwechslung der Glukose um freies Wasser handelt, welches durch seine niedrige Osomolalität sofort ins Interstitium diffundiert und dort zu Ödemen führt. Wenn Sie Nadines Fragen beantworten konnten, bekommen Sie 2 Kompetenzpunkte gutgeschrieben, wenn nicht, verlieren Sie allerdings keine Punkte, da Sie dem Patienten keinen Schaden zugefügt haben. Zurück zu den Optionen von **423**.

741 Wozu brauchen Sie denn jetzt ein EKG? Sie haben die Übergabe vom Notarzt bekommen und wissen, dass Herr Klein unter einer allergischen Reaktion leidet. Die Wahrscheinlichkeit, dass seine aktuelle Luftnot sowie die Hypotonie eine Folge einer kardialen Ischämie sind, liegt annähernd bei null. Arbeiten Sie problemorientiert und vergeuden Sie keine Ressourcen, um für den Moment unnötige Untersuchungen durchzuführen. Sie verlieren 4 Kompetenzpunkte. Zurück zu den Optionen von **935**.

742 Der Patient ist hypoton und im Verlauf hat sich daran auch nichts geändert. Höchste Zeit, dass Sie eingreifen. Aufgrund der histaminindizierten peripheren Vasodilatation «versackt» das Volumen des Patienten in der Peripherie, und es bilden sich Ödeme aus, die als Erstes an den Schleimhäuten manifest werden. Das haben Sie durch einen Blick in den Mund des Patienten hoffentlich schon evaluieren können. «Markus, wir sollten mit Katecholaminen anfangen!», ordnen Sie selbstbewusst an. «Kein Problem, Doc, was willst du denn haben?»

- «Mach mir bitte einen Noradrenalinperfusor mit 5 mg auf 50 ml fertig. Wir titrieren uns dann ran!» **(115)**
- «Zieh mir bitte 1 mg Adrenalin auf 100 ml NaCl 0,9 % auf und gib mir davon 10 ml in eine Spritze. Wir titrieren uns dann ran!» **(602)**
- «Zieh‘ mir bitte 0,5 mg Adrenalin auf 1 ml NaCl 0,9 % auf. Wir geben das dann i. v.!» **(131)**
- «Zieh mir bitte 0,5 mg Adrenalin auf 1 ml NaCl 0,9 % auf. Wir geben das dann i. m.!» **(134)**

743 Herr Manteufel hat nicht angegeben, dass ihm übel ist. Selbst nachdem Sie ihm 10 mg Morphin verabreicht haben, ging es ihm gut. Warum wollen Sie MCP geben? Sie sollten sich immer auf so wenige Medikamente wie möglich beschränken, um Interaktionen zu vermeiden. Selbstredend müssen

Sie alles geben, was nötig ist. MCP ist hier aber nicht indiziert. Sie verlieren 2 Kompetenzpunkte. Zurück zu den Optionen von **70**.

Sie legen dem Patienten die Hand auf den Thorax und messen für 15 Sekunden die Anzahl der Atemzüge. Diesen Wert multiplizieren Sie mit vier. Bei Herrn Klein können Sie eine Atemfrequenz von 24/min messen. Sie erhalten 2 Kompetenzpunkte für die Durchführung dieser Maßnahme, da Sie eine oft vergessene, jedoch extrem wichtige und wertvolle Hilfe zur Einschätzung des Patientenzustandes darstellt. Zurück zu den Optionen von **91**. **744**

«Ich versuch's gleich nochmal!», informieren Sie die Runde. Gesagt – getan. Leider sehen Sie auch beim zweiten Versuch wenig und schaffen es nicht, den Tubus in die Trachea vorzuschieben. Der Preis hierfür ist, dass die sogenannte Hands-off-Time, also die Zeit, in der keine Thoraxkompressionen stattfinden, dramatisch verlängert wird. Letzten Endes können Sie Herrn Westphal nicht intubieren. Sie verlieren 7 Kompetenzpunkte. Was nun? **745**

- Sie verzichten ganz auf die Atemwegssicherung und stellen stattdessen Nadine ab, um die Beatmung per Maske zu übernehmen. **(313)**
- Sie tun etwas ganz anderes. **(981)**

«Markus, mach mir bitte sofort einen Urapidilperfusor fertig. Wir müssen den Druck von Herrn Westphal auf einem niedrigen Niveau halten!», sagen Sie etwas hektischer als Sie geplant haben, da Sie die Brisanz der Situation erkannt haben. Markus, dem sofort klar ist, dass es hier um Schnelligkeit geht, hat da aber noch eine Frage: «Das machen wir hier unten eher selten, wie möchtest du den Perfusor denn aufgezogen haben?» **746**

Notieren Sie sich die korrekte Konzentration der 50-ml-Spritze und geben Sie zusätzlich die initiale Laufrate an. Nach welchem Parameter steuern Sie die Laufrate im Verlauf?

Weiter bei **503**.

Alle sinnvollen Optionen sind hier genannt. Fällt Ihnen jedoch noch eine Untersuchung ein, die Sie gerne machen möchten und von der Sie sich einen Erkenntnisgewinn erhoffen, so dürfen Sie sich 2 Kompetenzpunkte gutschreiben. Zurück zu den Optionen von **252**. **747**

Bei Herrn Klein angekommen, erwarten Sie schon Nadine und Markus. Beide haben bereits begonnen, den Patienten zu versorgen. Während Mar- **748** kus einen zweiten Zugang legt, versucht die Schülerin, eine Infusion luftleer zu bekommen. Sind Sie mit dem Vorgehen einverstanden?

- Ja **(445)**
- Nein **(97)**

749 Möchten Sie weitere Untersuchungen initiieren?

- Ja. **(258)**
- Nein **(541)**

750 Sie bitten Markus, eine gynäkologische Untersuchung vorzubereiten. «So etwas machen wir hier eigentlich nicht! Wir haben nicht einmal die geeigneten Gerätschaften dafür. Es gibt aber einen gynäkologischen Konsildienst im Haus. Soll ich dort mal anrufen?»

- «Ja. Ruf dort bitte an!» **(213)**
- «Nein. Im Moment musst du das nicht machen.» **(235)**

751 Der Patient ist hypoton und kreislaufinstabil. Im Verlauf hat sich daran auch nichts geändert. Höchste Zeit, dass Sie eingreifen. Aufgrund der histaminindizierten peripheren Vasodilatation «versackt» das Volumen des Patienten in der Peripherie, und es bilden sich Ödeme aus, die als Erstes an den Schleimhäuten manifest werden. Das haben Sie durch einen Blick in den Mund des Patienten hoffentlich schon evaluieren können. «Markus, wir sollten mit Katecholaminen anfangen!», ordnen Sie selbstbewusst an. «Kein Problem, Doc, was willst du denn haben?»

- «Mach mir bitte einen Noradrenalinperfusor mit 5 mg auf 50 ml fertig. Wir titrieren uns dann ran!» **(208)**
- «Zieh mir bitte 1 mg Adrenalin auf 100 ml NaCl 0,9 % auf und gib mir davon 10 ml in eine Spritze. Wir titrieren uns dann ran!» **(493)**
- ‚Zieh mir bitte 0,5 mg Adrenalin auf 1 ml NaCl 0,9 % auf. Wir geben das dann i. v.!» **(512)**
- «Zieh mir bitte 0,5 mg Adrenalin auf 1 ml NaCl 0,9 % auf. Wir geben das dann i. m.!» **(147)**

752 Die Krankheit, nach der wir hier suchen, heißt HELLP-Syndrom. Das Wort HELLP setzt sich aus den Symptomen **H**emolysis, **E**levated **L**iver Enzymes und **L**ow **P**latelets zusammen und stellt eine Sonderform der Eklampsie dar. Die Therapie ist tatsächlich die sofortige Entbindung, sonst droht ein manifestes Leberversagen. Die Diagnose sollte man allerdings einem Gynäkologen überlassen, da die Konsequenz ja schließlich dramatisch ist.

Wenn Sie das gewusst haben, können Sie sich 2 Kompetenzpunkte gutschreiben. Wenn nicht, verlieren Sie die gleiche Menge an Punkten. Zurück zu den Optionen von **926**.

Herr Klein ist einverstanden, und Sie gehen in die Nachbarkabine, um sich endlich um Frau Schreiner zu kümmern. Die ist schon ganz ungeduldig und fragt sich, wo Sie bleiben. Als Sie ihr die Situation erklären, können Sie die Patientin allerdings beruhigen. Nachdem sich der Blutdruck von Herrn Klein stabilisiert hat, entfernen Sie den Noradrenalinperfusor und überwachen den Patienten noch zwei Stunden. Auch danach ist der Patient vollkommen stabil, und Sie entlassen ihn. Am übernächsten Tag sehen Sie Herrn Klein bei der Visite auf der Intensivstation tracheotomiert und beatmet liegen. Sie erkundigen sich bei Ihrem Kollegen nach dem Patienten. Der erklärt Ihnen, dass Herr Klein nach 18 Stunden eine verspätete sekundäre allergische Reaktion hatte. Seine Frau hat den Notarzt gerufen, welchem keine Intubation mehr möglich war. Als Ultima Ratio musste der Patient koniotomiert werden. Ob ein hypoxischer Hirnschaden bei hypoxischem Kammerflimmern vorliegt, ist noch unklar. Sie verlieren 25 Kompetenzpunkte. Lesen Sie bei Debriefing **(209)** bei weiter. **753**

«Frau Meyer, zeigen Sie mir mal bitte das dicke Bein. Und zum Vergleich am besten auch gleich das andere», fordern Sie die Patientin auf. Nachdem diese Ihnen versichert hat, dass sie als junge Frau ganz entzückende Beine hatte, diese jetzt aber leider vom Alter und der Zellulite zerfressen sein, zeigt sie Ihnen beide Beine. Das linke sieht ganz normal aus. Nicht mehr taufrisch, aber das typische Bein einer Mittsechzigerin. Das rechte Bein der Patientin allerdings ist geschwollen und livide verfärbt. Sie haben zwar kein Maßband hier, aber es ist auch so ganz offenkundig, dass dieses Bein viel dicker ist als das andere. Außerdem zeigen sich rechts multiple Umgehungskreisläufe im Sinne von Varizen der unteren Extremität. Als Sie das Bein berühren, fühlt es sich warm an. Zurück zu den Optionen von **87**. **754**

«Aber da kann ich Ihnen was erzählen! Letzte Woche habe ich irgendwas Schlechtes gegessen und darauf hab ich einen unglaublichen Brechdurchfall bekommen – zu allen Löchern ist es rausgekommen. Und dann hat mich mein Sohn, der Martin, besucht, obwohl er krank war – und hat mir auch noch die Grippe dagelassen. Dann hatte ich Brechdurchfall und Schnupfen. Ich bin für fast eine Woche gar nicht mehr aus dem Bett gekommen. Erst seit drei Tagen geht's mir wieder einigermaßen besser. Und **755** jetzt das mit dem Bein. Also ich sag's Ihnen, Herr Doktor. Da macht man was mit!» Zurück zu den Optionen von **349**.

756 Sie suchen aus der Liste der vielen Telefonnummern die des Kollegen der interventionellen Radiologen aus und rufen ihn an: «Hallo, Herr Kollege!», sagen Sie selbstbewusst, «ich habe hier eine Patientin mit einer ausgedehnten tiefen Beinvenenthrombose. Ich glaube die ist etwas für Sie!»

«Was soll ich denn da machen?», fragt Sie der Kollege. «Der Fall ist eindeutig internistisch!» Und: «Haben Sie mal auf die Uhr geschaut?» Sie erklären dem Radiologen, dass Sie der Meinung sind, ein Cavaschirm wäre genau das Richtige für Ihre Patientin und dass man das schon jetzt machen sollte, da man ja nie wissen könnte, wann so eine Thrombose losschießt. Nachdem der Dienstarzt Ihnen etwas von: «... Antikoagulation...» und: «... machen wir schon lange nicht mehr...», um die Ohren gehauen hat, legt er genervt auf. Natürlich hat der Kollege recht. Sie sollten in der Lage sein, eine tiefe Beinvenenthrombose zu behandeln. Der Cavaschirm ist eine Methode, die zwar vor einigen Jahren noch angewendet wurde, aber schon vor einiger Zeit in den meisten Kliniken Deutschlands wieder verworfen wurde. Sie sollten sich nochmal genau mit der Behandlung der tiefen Beinvenenthrombose befassen, denn die ist Ihr täglich Brot in der Notaufnahme. Sie müssen Ihre Patienten korrekt behandeln! Sie verlieren 5 Kompetenzpunkte. Zurück zu den Optionen von **406**.

757 Wenn Sie notiert haben, dass Sie Kontakt mit dem Chirurgen aufnehmen, den Patienten antibiotisch abdecken sowie eine aggressive Volumentherapie in die Wege leiten müssen, dann bekommen Sie pro richtige Antwort einen Kompetenzpunkt gutgeschrieben. Für jeden der drei Therapiebestandteile, den Sie vergessen haben, verlieren Sie 2 Kompetenzpunkte. Weiter bei **514**.

758 Nach einer Viertelstunde ruft Sie der Kollege der Gynäkologie an, dem Sie Ihre Diagnose erklären.

- «Ich würde mich freuen, wenn Sie sich die Patientin trotzdem heute Nacht noch anschauen könnten.» **(953)**
- «Es reicht, wenn der Kollege vom Tagdienst morgen bei der Patientin vorbeischaut. Da ist momentan alles safe.» Wenn Sie sich für diese Variante entscheiden, bekommen Sie 4 Kompetenzpunkte gutgeschrieben, weil Sie die Ressourcen des Hauses (den Kollegen) schonen. Weiter bei **4**.

Sie sollten sich nun darüber Gedanken machen, welches Analgetikum Sie Herrn Manteufel verabreichen wollen, denn eine Ihrer Hauptaufgaben als Arzt ist es, Leiden zu lindern. **759**

- Metamizol 1,5 g als Kurzinfusion **(807)**
- Piritramid 7,5–15 mg als Kurzinfusion **(798)**
- Metamizol 1,5 g als Bolus i. v. **(781)**
- Acetylsalicylsäure 500 mg p. o. **(21)**
- Acetylsalicylsäure 500 mg i. v. als Bolus **(381)**
- Ibuprofen 800 mg p. o. **(483)**
- Butylscopolamin 20 mg i. v. als Kurzinfusion **(571)**
- Fentanyl 0,2 mg i. v. als Bolus **(852)**
- Morphin 5–10 mg i. v. fraktioniert **(451)**

Treffen Sie eine Auswahl, und lesen Sie dann bei **868** weiter.

Die Diagnose steht! Was tun Sie? **760**

- Dem OP-Team und dem Chirurgen Bescheid geben. **(29)**
- Einen Harnwegsinfekt behandeln. **(324)**
- Eine Pneumonie behandeln. **(532)**
- Die Gerinnung therapieren. **(467)**
- Es sind keine Maßnahmen vonnöten. **(836)**
- Die Angehörigen informieren. **(245)**
- Unverzüglich die Koronarangiographie initiieren. **(368)**
- Medikamente (außer Antibiotika) geben. **(34)**

Entscheiden Sie sich für eine oder mehrere Optionen, und lesen Sie bei **264** weiter.

Sie interpretieren die Kurve als Bestätigung der korrekten Tubuslage und haben damit selbstverständlich recht. Als Nächstes wird der Tubus fixiert, und Herr Klein bekommt eine Mullbinde als Beißschutz in den Mund gesteckt. Zur Analgesie spritzen Sie 0,5 mg Fentanyl. Außerdem geben Sie 50 % der zur Einleitung verabreichten Ketamindosis zur Aufrechterhaltung Ihrer Narkose. Sie telefonieren mit dem Kollegen der Intensivstation und vereinbaren ein Bett für Ihren Patienten, der einen Tag später extubiert werden kann. Neurologische Folgeschäden hat Herr Klein keine davongetragen. Sie haben Glück gehabt – sehr viel Glück, denn dass es soweit gekommen ist, war allein Ihre Schuld. Deshalb werden Sie auch eine Woche später zu Ihrem Chefarzt zitiert, der Ihnen einen gehörigen Einlauf verpasst, weil Sie die Notarztübergabe nicht angehört haben – zu diesem Arzt-Arzt-Gespräch sind Sie verpflichtet. Der Notarzt **761** hat Ihr Versäumnis ordentlich dokumentiert, und die Tatsache, dass Sie keine Post von der Staatsanwaltschaft bekommen, ist lediglich Ihrem Glück geschuldet. Sie verlieren 15 Kompetenzpunkte. Weiter zum Debriefing bei **209**.

762 «Das muss doch alles in Ihren Akten stehen», belehrt Sie die Patientin. «Ich bin heute früh aufgewacht, und da hatte ich solche Schmerzen in der Brust. Ich habe letzte Woche im Fernsehen etwas über einen Herzinfarkt gelesen und habe lieber den Notarzt gerufen. Außerdem bin ich ja schwanger. Da weiß man nie. Und mir ist manchmal ein klein wenig schwindelig, und ich habe so komisches Flimmern vor den Augen. Aber das kommt wohl von der Schwangerschaft.» Zurück zu den Optionen von **485**.

763 Puh, das wäre geschafft, denken Sie – und es ist gerade erst kurz nach Mitternacht. Nachdem Sie alle Papiere für Herrn Klein fertig geschrieben haben, ist Ihr nächster Schritt die Versorgung von Frau Schreiner. Diese wartet noch immer in Kabine 1. Während Sie noch darüber nachdenken, welchen negativen Effekt die lange Wartezeit mitten in der Nacht wohl auf die Schwangerschaft der Patientin hat, kommt Ihnen Nadine entgegen: «Wir haben da eine neue Patientin. Wird vom KV-Arzt wegen einem dicken Bein eingewiesen. Markus sagt, sie ist höchstens ESI 3.»

- «Ich gehe jetzt erst zu Frau Schreiner, die wartet schon länger.» **(414)**
- «Ich schau mit die Patientin schnell an.» **(617)**
- etwas anderes **(888)**

764 Ihr Vorhaben wird schon im Keim durch den nicht kooperierenden Patienten erstickt. Welche wichtigen Informationen erhoffen Sie sich durch die Untersuchung des Abdomens zu erlangen? Im Moment müssen Sie schnell handeln und sich ein Bild darüber machen, in welchem Stadium der Anaphylaxie sich der Patient aktuell befindet. Eine Beurteilung des Bauches hilft da wenig. Sie verlieren 2 Kompetenzpunkte. Zurück zu den Optionen von **91**.

765 Solange der Patient halbwegs stabil ist – und das ist er, wenn auch auf niedrigem Niveau – sollte die klinische Untersuchung durch eine weitere Bildgebung gestützt werden, um nicht andere Verletzungen zu übersehen. Sie verlieren 5 Kompetenzpunkte. Weiter bei **186**.

Sie bitten Schwester Anne das «Glitschi» zu holen und den Patienten sich in Linksseitenlage zu positionieren. Danach erklären Sie ihm, was Sie vorhaben. «Muss das denn wirklich sein? Was wollen Sie denn damit rauskriegen, Mann, mir tut die Brust weh, und wenn ich's recht bedenke, jetzt langsam irgendwie auch der Bauch, aber da hinten ist alles in Ordnung!», beschwert Herr Manteufel sich völlig zu Recht. Welchen Erkenntnisgewinn erhoffen Sie sich mit dieser Untersuchung? In der aktuellen Situation hat die digital-rektale Untersuchung keinen Nutzen. Und Sie sollten sich immer fragen, welchen Nutzen die von Ihnen durchgeführten Maßnahmen haben. Sie verlieren 2 Kompetenzpunkte. **766**

Im Moment sollte der Patient tatsächlich in einem Untersuchungsraum oder im Schockraum behandelt werden. Eine Alternative dazu gibt es nicht. Sie verlieren 5 Kompetenzpunkte. Gehen Sie zu **102** zurück, und denken Sie erneut darüber nach, wo der Patient hingehört! **767**

Sie können eine Sonographie der Nieren sowie des Retroperitonealraumes nicht verlässlich durchführen, weshalb Sie den Radiologen erneut aus dem Bett klingeln. **768**

«Wo sehen Sie denn die Indikation, mitten in der Nacht eine solche Untersuchung zu machen?», fragt der verärgert.

«Das Kreatinin ist hoch, außerdem hat die Patientin einen sehr auffälligen Urinbefund!», verteidigen Sie Ihre Entscheidung.

«Das sind alles Gründe, die – wenn Sie es überhaupt tun – einen elektiven Ultraschall mehr als rechtfertigen. Es gibt sicher keinen Grund für eine Notfalluntersuchung. Gute Nacht!», blufft Sie der Kollege an und legt auf.

Ganz unrecht hat er nicht! Die angeforderte Untersuchung ist im Moment nicht notwendigerweise durchzuführen. Sie verlieren 2 Kompetenzpunkte. Zurück zu den Optionen von **993**.

Sie drehen sich um, um den Raum zu verlassen, da das Echokardiographiegerät in einem anderen Zimmer untergebracht ist. «Hey, wo gehst du hin?», hören Sie Markus hinter Ihnen herrufen. Als Sie ihm Ihr Vorhaben erklären, ist er alles andere als einverstanden. «Du, wenn wir nicht bald was machen, geht uns der Patient in die Knie. Hilf uns lieber.» Im Moment ist tatsächlich nicht der richtige Zeitpunkt, um eine Echokardiographie durchzuführen. Sie sollten sich nur kurz ein Bild machen. Für ausgiebige **769**

Diagnostik haben Sie aktuell einfach keine Zeit. Und außerdem: Welche Pathologie hätten Sie im Echo denn erwartet? Zurück zu den Optionen von **91**.

770 Ein Betablocker kann als Medikament in der hypertensiven Krise genutzt werden. Bei Langzeitanwendung steht Metoprolol im Verdacht, für ein vermindertes Geburtsgewicht mitverantwortlich zu sein. Große Studien konnten dies allerdings nicht beweisen. Sie geben 5 mg Metoprolol fraktioniert und freuen sich darüber, dass Sie den Blutdruck auf 150/80 mmHg gesenkt haben. Zurück zu den Optionen von **926**.

771 Sie haben Ihren Patienten nun behandelt und, je nachdem für welche Medikamente und Maßnahmen Sie sich entscheiden haben, auch soweit stabilisiert. Jetzt müssen Sie sich überlegen, wie es weitergehen soll.

- Wenn Sie beim Patienten keinen Katecholaminperfusor eingesetzt haben, lesen Sie bei **799** weiter.
- Wenn Sie beim Patienten einen Katecholaminperfusor eingesetzt haben, lesen Sie bei **111** weiter.

772 Es wäre durchaus sinnvoll gewesen, den Thorax des Patienten mitzufahren, da eine Lungenembolie oder eine Aortendissektion nicht zu 100 % auszuschließen sind und Ihnen dieses Vorgehen unter Umständen einen peinlichen Anruf beim Radiologen erspart. Für welche der beiden möglichen CT-Untersuchungen Sie sich dann letztlich entscheiden (arterielle oder pulmonalarterielle Phase), bleibt Ihrem klinischen Verdacht überlassen. Sie verlieren einen Kompetenzpunkt. Beide CT des Thorax wären bei Herrn Manteufel aber ohne relevanten pathologischen Befund geblieben. Repräsentative Schnitte des Abdomen sehen Sie in Abbildung 3 (siehe Seite 84). Weiter bei **618**.

773 Dr. Schulzendorf bedankt sich bei Ihnen für die schnelle und freundliche Hilfe und verabschiedet sich, da er wohl noch nach einigen Patienten schauen muss. Sie senden ein Stoßgebet, dass es sich dabei um «einfache Fälle» handelt. Die Tatsache, dass ein Kollege Sie um Hilfe bittet, weil er nicht weiterkommt, ist für Sie neu und bereitet Ihnen Unbehagen. Nadine ist gerade fertig mit dem Notieren der Vitalwerte und Sie können ein Auge darauf werfen: RRrechterArm 60/40 mmHg; RRlinkerArm 160/90 mmHg; SpO2 92 % unter RL; Temp. 37,0°C; Puls 122/min; AF 18/min.

Müssen Sie Sofortmaßnahmen ergreifen?
- Ja. (746)
- Nein. (148)

Stefan schaut Sie verdutzt an. «Woher soll ich das denn wissen? Der hat Thoraxschmerzen und keine Hämorrhoiden!» Stefan hat recht. Die Frage gehört hier nicht zur notwendigen Anamnese. Sie werden sich in den nächsten Stunden noch genug merken müssen. Konzentrieren Sie sich in der Notaufnahme auf das Wesentliche! Zurück zu den Möglichkeiten von 834. 774

Sie entschuldigen sich kurz beim Patienten und wählen die Nummer des Anästhesisten. Sie erläutern ihm den Fall. Der Kollege ist auch der Meinung, dass er hier unbedingt hinzugezogen werden muss und möchte Sie im CT, welches Sie seiner Meinung nach unbedingt in die Wege leiten sollten, treffen. Weiter bei 315. 775

Die korrekte Dosis ist 1 mg/kg KG. Sie können hier also 75 mg verabreichen. Die Kontraindikationen für Suxamethonium sind: längere Immobilisation, Nierenversagen, neuromuskuläre Erkrankungen, maligne Hypertonie. Aufgrund der depolarisierenden – und damit agonistischen – Wirkung des Medikamentes kommt es an der motorischen Endplatte zu einer dauerhaften Depolarisation. Den Wirkeintritt können Sie daher auch gut an Faszikulationen, meist an den Augen und Mundwinkeln, beobachten. Durch die daraus resultierende Hyperkaliämie können ernsthafte und gefährliche Herzrhythmusstörungen auftreten. Haben Sie das gewusst? Dann schreiben Sie sich jeweils 2 Kompetenzpunkte gut. Wenn nicht, verlieren Sie die gleiche Anzahl an Kompetenzpunkten. 776
- Jetzt geht's aber endlich los! (674)
- Sie haben immer noch etwas vergessen. (43)

Im Moment gibt es keine Indikation für eine CT des Thorax mit Darstellung der pulmonalarteriellen Phase. Welche Erkrankung würden Sie mit dieser Untersuchung ausschließen? Notieren Sie sich die Antwort, und lesen Sie weiter bei 665. 777

Sie lassen die Kollegen ein wenig arbeiten, um dann auf der Basis dieser Erkenntnisse im Team einen Behandlungsplan zu gestalten. Das klingt ja schon mal gut! Sie bekommen folgende Informationen von den Kollegen: 778

Anästhesist: «Die BGA ist da: Oxygenierung und Ventilation sind in Ordnung. Vom Kreislauf her ist der Patient aber immer noch instabil. Es läuft Noradrenalin weiter hochdosiert, Tendenz steigend. Ihr müsst unbedingt was gegen den Blutverlust tun.»

Radiologe: «Im FAST zeigt sich massiv freie Flüssigkeit in Morrisson sowie in Koller, außerdem retrovesikal. Beidseits diskrete Pleuraergüsse. Das Herz pumpt gut, hat aber einen kleinen Perikarderguss.»

Bauchchirurg: «Bauch ist fest und gespannt. Oberflächlich multiple Hämatome.»

Unfallchirurg: «Mittelgesicht frei verschiebbar, wahrscheinlich Le-Fort III. Rippenserienfrakturen beidseits. Das Becken ist instabil, außerdem offene Tibia- und Fibulafraktur mit arterieller Zerreißung links.

Neurochirurg: «Ich kann jetzt nichts sagen, sagt mir Bescheid, wenn das CCT vorliergt!»

Markus: «Das Blut ist weggeschickt. Blutgruppe und Kreuzblut für acht Konserven. Hier unterschreib mal dafür!» Sie unterschreiben.

Zurück zu den Optionen von **650**.

779 Da der Patient nicht an einer unbeherrschbaren (supra)ventrikulären Tachykardie leidet, sondern lediglich eine Sinustachykardie auf dem Monitor zu sehen ist, gibt es für die Applikation von Magnesium keine Indikation. Sie verlieren 2 Kompetenzpunkte. Zurück zu den Optionen von **70**.

780 Aufgrund der Leukozytose befürchten Sie, dass Frau Schreiner vielleicht eine Septikämie entwickeln könnte und bitten Markus, vorsichtshalber Blutkulturen abzunehmen. Der sieht dies als gute Möglichkeit, seiner Schülerin zu zeigen, wie das geht, und macht sich sofort ans Werk. Da das Anzüchten eine ganze Weile dauert, bekommen Sie die Ergebnisse erst frühestens morgen mitgeteilt. Zurück zu den Optionen von **258**.

781 Metamizol ist ein gutes Analgetikum bei starken, kolikartigen Schmerzen und wirkt außerdem noch antipyretisch. Man sollte es immer als Kurzinfusion oder fraktioniert geben, um starke Blutdruckabfälle zu vermeiden. Eine Bolusgabe ist nicht angezeigt. Sie verlieren 5 Kompetenzpunkte. Zurück zu den Optionen von **318**.

782 Sie holen Ihren Reflexhammer aus der Kitteltasche und beginnen, auf Arme und Beine des Patienten einzuhämmern. Als Sie ihn dann zum Knie-Hacke-Versuch auffordern, weist er Sie dezent daraufhin, dass er doch

Schmerzen im Thorax hat und jetzt irgendwie auch im Oberbauch. Was wollten Sie also mit dieser Untersuchung erreichen? Sie verlieren 2 Kompetenzpunkte. Zurück zu den Optionen von **252**.

Im Prinzip haben Sie recht. Der Patient braucht einen Tubus. Allerdings sollten Sie sich genau überlegen, ob es sinnvoll ist, ein Medikament einzusetzen, das eine kreislaufdepressive Wirkung hat, da Sie damit die Hypotonie noch weiter verschlimmern. Sie sollte sich also für Ketamin entscheiden. Sie verlieren 2 Kompetenzpunkte. Lesen Sie bei **378** weiter! **783**

«Nadine, nimm Herrn Westphal bitte Blut ab und schick es ins Labor. Wir brauchen Blutbild, klinische Chemie, Troponine, D-Dimere.» **784**

Leider müssen Sie mindestens 20 Minuten auf die Laborergebnisse warten. Zurück zu den Optionen von **294**.

«O. k., wenn du dich dabei sicherer fühlst, sollten wir das tun!», pflichtet Ihnen Stefan bei. **785**

Normalerweise ist es nicht notwendig, einen Patienten mit dekompensierter Herzinsuffizienz primär auf die Intensivstation zu verlegen, denn man kann dieses Krankheitsbild problemlos in der Notaufnahme überwachen, wenn man die nötigen therapeutischen Schritte eingeleitet hat und wenn das entsprechende Personal vorhanden ist.

Die Rekompensation kann manchmal sehr schnell gehen. Durch den Druck der CPAP-Beatmung wird die Lunge ausgepresst wie ein Schwamm. Unterstützt durch die anderen von Ihnen ergriffenen Maßnahmen könnte es Frau Rummelsbacher schon in einer Stunde wieder viel besser gehen. Die Normalstation ist dann notwendig, um die Therapie der Herzinsuffizienz neu einzustellen.

Da die Patientin allerdings einige ernste Nebenerkrankungen hat, gehen Sie auf Nummer sicher und verlegen Sie auf die Intensivstation. Der Transport dorthin verläuft ohne große Probleme. Sie lagern die Patientin um und übergeben dem Kollegen der Tagschicht die Krankengeschichte sowie die von Ihnen getroffenen Maßnahmen.

Nun können Sie sich endlich in den wohlverdienten Feierabend verabschieden. Weiter bei **66**.

Sie liegen völlig richtig! Im Moment gibt es keinen Grund, die junge Frau für weitere Untersuchungen anzumelden oder diese bei ihr durchzuführen. Der Grund für das Leitsymptom «veränderte Bewusstseinslage» ist **786** klar: Sie ist besoffen! Wenn Sie ansonsten keinerlei Gründe haben, eine andere Erkrankung anzunehmen, dann müssen Sie auch erst einmal nichts weiter tun, außer den Patienten zu überwachen. Weitere Maßnahmen, im Speziellen ein CCT, sind nicht indiziert und sollten nicht aus falscher Furcht davor, etwas zu übersehen, durchgeführt werden. Im Sanitätszelt bei Rockfestivals liegen Dutzende Sandras herum, die nach vier bis fünf Stunden aufstehen und weiterfeiern. Ein gesundes Maß und die Frage nach der tatsächlichen Indikation für bestimmte Maßnahmen sind – gerade bei jungen Patienten – von großer Bedeutung! Weiter bei **165**.

787 Entspannt lehnen Sie sich zurück und genießen Ihren Kaffee. Während Sie noch über Herrn Manteufel nachsinnen, klingelt Ihr Handy erneut, und Markus ist dran. Sie können nach den ersten Worten hören, dass er so gar nicht zu Späßen aufgelegt ist. «Wenn du nicht gerade dabei bist, jemanden zu reanimieren, dann solltest du jetzt sofort hier aufschlagen!», teilt er Ihnen kurz angebunden mit. Im Hintergrund hören Sie, wie der Monitor Alarm schlägt. Sie entscheiden sich vernünftigerweise, Ihren Kaffee jetzt Kaffee sein zu lassen, und begeben sich direkt zum Patienten. Sie verlieren 2 Kompetenzpunkte, weil Sie die Bitte von Nadine einfach abgetan haben. Sie hätten wenigstens mal nachfragen können, wie schlecht es dem Patienten wirklich geht. Weiter bei **748**.

788 Offensichtlich sind nun alle Fragen Ihrerseits geklärt. Hoffentlich haben Sie sich die Antworten notiert, vielleicht werden Sie diese ja später noch brauchen. Weiter bei **340**.

789 Eine Echokardiographie kann Ihnen in der Notfallsituation eine Menge Erkenntnisse liefern. Der Nachteil an der Methode ist, dass sie eine gewisse Expertise und Übung erfordert. Andererseits ist in der Notaufnahme selten eine differenzierte Diagnostik spezieller Erkrankungen notwendig. Die wenigen Parameter, auf die es im Notfall ankommt, sind leicht zu erkennen: Kontraktilität der Ventrikel, Größe der Ventrikel und Vorhöfe, Flüssigkeitssaum um das Herz, Ausschluss hämodynamisch relevanter Vitien, Füllung der Vena cava inferior. Mit Hilfe dieser wenigen Parameter können Sie Aussagen zu folgenden notfallmedizinisch relevanten Krankheitsbildern machen: akute systolische Herzinsuffizienz, Rechtsherzbelastung, dekompensierte diastolische Herzinsuffizienz, Perikarderguss, Hinweise auf Aortendissketion (Aorteninsuffizienz), akut dekompensierte Aortenstenose, Volumenmangel.

Alle echokardiographischen Befunde sollten immer nur im Gesamtkontext betrachtet werden. Niemals darf eine Pathologie in der Notfallsituation herausgelöst von Anamnese und klinischer Untersuchung gewertet werden. Dieser Punkt kann gar nicht oft genug betont werden, weil hier Sie hier Gefahr laufen, sich auf die falsche Fährte führen zu lassen und den eigentlichen Grund für die Symptome des Patienten zu übersehen. Sie führen bei Herrn Manteufel also eine orientierende Echokardiographie durch. Die Befunde lesen Sie bei **933**.

Sie nehmen die Kanüle und stechen in den Hals des Patienten. Augenblicklich fängt es an zu bluten, aber das wissen Sie, denn das ist nicht Ihre erste Koniotomie. Und tatsächlich: Nachdem Sie einen federnden Widerstand überwunden haben, können Sie Luft aspirieren. Überglücklich tauschen Sie die Kanüle gegen einen Tubus aus und blocken diesen. Nachdem Sie Herrn Klein eine halbe Minute mit einer FiO2 von 100 % beatmet haben, hat dieser auch wieder eine passable Sauerstoffsättigung. Aufgehört zu bluten, hat es jedoch nicht. Als Sie die Blutung genauer inspizieren, merken Sie, dass diese arteriell sein muss – der Patient verliert große Mengen Blut. Das Volumen, welches Sie verabreichen, reicht gerade so aus, um den anaphylaktischen Schock zu rekompensieren. Eine zusätzlich hämorrhagische Komponente können Sie jetzt überhaupt nicht brauchen. Panisch rufen Sie den Kollegen der Gefäßchirurgie an, der Herrn Klein sofort in den OP verlegen lässt. Auf dem Weg dorthin rutscht dieser allerdings ins Kammerflimmern und kann trotz intensiver Bemühungen nicht mehr erfolgreich reanimiert werden. Bei der Obduktion stellt sich heraus, dass Herr Klein eine Gefäßanomalie der A. carotis communis hatte, die wesentlich weiter medial verlief als normal. Da dies nicht Ihre Schuld war, wundern Sie sich sehr über das Schreiben vom Staatsanwalt, welches Ihnen eine Woche später zugestellt wird. Zwar lag bezüglich der Blutung ein schicksalhafter Verlauf vor, trotzdem hätten Sie eine Arzt-Arzt-Übergabe machen müssen, denn diese ist bei Notfallpatienten Pflicht. Der Notarzt hat Ihr Versäumnis gut dokumentiert – auch um sich selbst abzusichern. Sie verlieren 30 Kompetenzpunkte und lesen beim Debriefing **(209)** weiter. **790**

Trotzdem Sie die Nacht – es ist mittlerweile kurz nach drei Uhr – schon langsam in den Knochen spüren, gehen Sie voller Enthusiasms in den Schockraum, um das Team zu begrüßen und zu kontrollieren, ob alle Ressourcen, sowohl menschlich auch als technisch, die Sie zur Versorung eines Polytrauma brauchen, zur Verfügung stehen. **791**

Als Sie das hell beleuchtete Zimmer betreten, fällt Ihnen auf, dass Sie mit Abstand der Motivierteste im Raum sind. An der Anästhesiemaschine am Kopfende der Trage steht der Anästhestist, dessen in alle Richtung stehenden Haare erahnen lassen, dass er bisher eine eher ruhige Nacht verbracht hat. Außerdem stehen der Radiologe, der Unfallchirurg sowie der Abdominalchirurg zur Arbeit bereit. Alle sehen nicht sonderlich aufgeregt aus – im Gegensatz zu Ihnen – es ist schließlich Ihr erstes Polytrauma, zumindest innerklinisch.
Fehlt noch jemand?

- Ja. **(955)**
- Nein. **(85)**

792 Ihr erstes innerklinisches Polytrauma hat es also ganz schön in sich. Der LKW hat dem armen Mann offenbar ziemlich zugesetzt. Jetzt kommt es darauf an, die Verletzungen zu therapieren – und zwar nach Priorität. Oder müssen Sie vorher etwa noch weitere Diagnostik machen?

- Nein, die bisher durchgeführten Untersuchungen sind ausreichend. **(765)**
- Ja, es ist notwendig, weitere Diagnostik durchzuführen. **(186)**

793 «Markus, wie hoch ist der Blutdruck?», hören Sie Nadine im Hintergrund nachfragen. «Fünfundsiebzig systolisch!», antwortet dieser gestresst. Da scheint tatsächlich irgendetwas nicht zu stimmen. Zurück zu den Optionen von **935**.

794 Sie wollen von Frau Meyer wissen, ob sie noch Durchfall hat. Diese beantwortet Ihnen die Frage mit einem klaren Nein: «Seit zwei Tagen ist der Stuhl wieder ganz geformt. Und gebrochen habe ich seitdem auch nicht mehr.» Zurück zu den Optionen von **349**.

795 «Hallo, Frau Schreiner. Aufwachen!», sie rütteln leicht an der Schulter der Patientin. Diese grummelt Sie verschlafen an, macht aber dann die Augen auf. «Was ist denn los?» Weiter bei **443**.

796 «Na, hab ich doch gesagt!», mault Sie der Radiologe an. «Und dafür bin ich nun aufgestanden – mitten in der Nacht!» Sie sitzen zusammen mit dem Kollegen im Schaltraum des CT und begutachten die Bilder der Untersuchung, in denen von einer Lungenembolie weit und breit nichts zu sehen ist. Da die Untersuchung in pulmonalarterieller Phase gefahren wurde, kann die Pneumonie nicht ausreichend beurteilt werden. Tatsache ist allerdings, dass sie da ist, und das reicht Ihnen als Information. Für die Durchführung des CT verlieren Sie 3 Kompetenzpunkte. Die Entscheidung war zugegebenermaßen nicht ganz einfach, und der Wells-Score in diesem Fall etwas verwirrend. Tatsache ist, dass bei Ihrer vollkommen asymptomatischen Patientin, bei der weder eine Hypoxämie noch eine Hyperventilation vorliegt, auf die Untersuchung verzichtet werden kann. Scoringsysteme können Ihnen immer nur eine Orientierung bieten. Sie dürfen den Patienten nicht aus den Augen verlieren. Weiter bei **699**.

«Wollen wir das Abdomen dann nicht auch gleich noch mitfahren? Dann müssen Sie mich nicht nochmal aufwecken?», möchte der Radiologe wissen. **797**

- «Ja, gute Idee!» **(394)**
- «Nein, wir müssen den Patienten keiner unnötigen Strahlenbelastung aussetzen!» **(41)**

Piritramid wird häufig als Standardmedikament bei Schmerzen jeder Art eingesetzt. Oft ist es auch als Bedarfsmedikation verordnet. Mit einer Opioidpotenz von 0,7 wirkt es weniger atemdepressiv als Morphin. Es sollte trotzdem als Kurzinfusion von 7,5–15 mg gegeben werden, um respiratorische Nebenwirkungen zu vermeiden. Zurück zu den Optionen von **318**. **798**

«Vielen Dank, Herr Kollege!», freut sich der Patienten darüber, dass Sie seinen Zustand zu schnell verbessern konnten. «Mir geht es schon wieder richtig gut. Ich denke, ich gehöre zu den Menschen, die eine Kreuzallergie auf Cephalosporine haben. Jetzt möchte ich aber auch wieder nach Hause gehen.» Was antworten Sie? **799**

- «Das geht jetzt noch nicht. Wir müssen Sie erst noch eine Stunde überwachen. Wenn Ihre Vitalparameter stabil bleiben, können Sie dann gehen!» **(396)**
- «Das geht jetzt noch nicht. Wir müssen Sie erst noch sechs Stunden überwachen. Wenn Ihre Vitalparameter stabil bleiben, können Sie dann gehen!» **(840)**
- «Das geht jetzt noch nicht. Wir müssen Sie 24 Stunden überwachen. Wenn Ihre Vitalparameter stabil bleiben, können Sie dann gehen!» **(851)**
- «Leider müssen Sie für ein paar Stunden auf die Intensivstation. Das ist bei Patienten, die Katecholamine bekommen haben, Standard.» **(946)**

800 Was möchten Sie tun?

- Zuerst das Schmerzmittel geben. **(580)**
- Sich im Stationszimmer zuerst die Anamnese des Patienten durchlesen. **(262)**
- etwas anderes **(570)**

801 «Doc, die Ergebnisse der Blutuntersuchungen sind da!», ruft Markus Ihnen zu, der sich in Richtung Stationstresen zurückgezogen hat, während Sie im Arztzimmer darüber nachdenken, wie Sie weiter mit Frau Gröhler vorgehen. Die Sanitäter haben sich mittlerweile wieder aus dem Staub gemacht.

Als Erstes interessiert Sie natürlich das Blutbild und die klinische Chemie. Hatten Sie sich das notiert? Wenn nicht, dann verlieren Sie jeweils 2 Kompetenzpunkte.

Im Blutbild auffällig ist ein verminderter Hb (9,5 g/dl). Außerdem liegt mit 17,8/nl eine Leukozytose vor. Das C-reaktive Protein ist mit 14 mg/dl ebenfalls deutlich erhöht. Weiter interessante Werte sind: Kreatinin 1,6 mg/dl; Kalium 4,6 mmol/l; Laktat 1,9 mmol/l.

Wollen Sie nun weitere Untersuchungen veranlassen? Denken Sie gut über Ihre Antwort nach, denn für unnötige Untersuchungen mitten in der Nacht verlieren Sie ordentlich Kompetenzpunkte.

- Ja. **(993)**
- Nein. **(760)**

802 «Warten Sie, da muss ich schnell nachschauen!», antwortet die Schülerin. Im Hintergrund hören Sie Markus fragen, was sie denn um alles in der Welt jetzt mache. Als sie antwortet, dass der Doktor etwas über den Ausschlag wissen möchte, sagt Ihnen Markus‘ Kommentar, dass das wohl aktuell nicht die beste Idee ist. Zurück zu den Optionen von **935**.

803 Sie haben den Patienten nun an den Respirator angeschlossen, und der Lukas® ersetzt die Herzaktion von Herrn Westphal. Nach ungefähr zwei Minuten führen Sie eine erneute Rhythmusanalyse durch, welche Ihnen auch diesmal nur das bereits bekannte Kammerflimmern zeigt. Was nun?

Wählen Sie aus den folgenden Optionen diejenigen aus, welche Ihnen sinnvoll erscheinen, und lesen Sie dann bei **294** weiter.

- Amiodaron geben. **(169)**
- Nochmal Adrenalin geben. **(581)**
- Reversible Ursachen bedenken. **(146)**

«Ich war eigentlich noch nie wirklich krank», beantwortet die junge Frau Ihre Frage nach Vorerkrankungen. «Auch Medikamente nehme ich keine mehr, seitdem ich die Pille abgesetzt habe.» Die Impfungen seien vollständig. Regelmäßige Vorsorgetermine nehme sie allerdings nicht so konsequent wahr. Eine Dyslipidämie, arterieller Hypertonus oder Diabetes mellitus bestehe nicht. Die Patientin raucht nicht und hat einen eher schlanken Habitus. Zurück zu den Optionen von **977**. **804**

Markus entfernt den Monitor von der Halterung an der Wand und beauftragt Schülerin Nadine, den Sauerstoffanschluss an die mobile Flasche zu konnektieren. Und dann geht's los in den Schockraum! Dort angekommen, wird der Patient schnell wieder an die dortige Sauerstoffversorgung angeschlossen. Sie haben nun ungefähr eine Minute Zeit für eine schnelle, orientierende Untersuchung. Aus den unten aufgeführten Optionen dürfen Sie sich maximal zwei auswählen, obwohl es nicht nur zwei sinnvolle Möglichkeiten gibt. Für jede weitere Möglichkeit, die Sie wählen, verlieren Sie 20 Kompetenzpunkte. Die Situation ist heikel, also wählen Sie mit Bedacht! Wenn Sie mit der Untersuchung fertig sind, lesen Sie bei **881** weiter. **805**

- SpO2 messen. **(296)**
- Eine arterielle BGA durchführen. **(329)**
- Den Blutdruck messen **(236)**
- Den Thorax des Patienten auskultieren. **(206)**
- Das Herz des Patienten auskultieren. **(1023)**
- Eine Echokardiographie durchführen. **(950)**
- Eine ausführliche internistische Untersuchung durchführen. **(540)**
- Das Abdomen untersuchen. **(680)**
- Eine Spirometrie durchführen. **(253)**
- Den Mundraum des Patienten inspizieren. **(700)**
- Die Atemfrequenz messen. **(871)**

Sie nehmen das Morphin entgegen und machen sich über Ihre weiteren Schritte Gedanken. **806**

- Sie haben sich von Stefan eine Übergabe geben lassen und kennen den Vorstellungsgrund sowie die Anamnese des Patienten. **(556)**
- Sie haben sich keine Übergabe geben lassen. Sie wissen lediglich, dass der Patient Schmerzen hat. **(800)**

Metamizol ist ein gutes Analgetikum bei starken, kolikartigen Schmerzen und wirkt außerdem noch antipyretisch. Man sollte es immer als Kurzin- **807** fusion oder fraktioniert geben, um starke Blutdruckabfälle zu vermeiden. Bei Herrn Manteufel ist es durchaus möglich, sich dafür zu entscheiden. Sie sollten sich aber vergewissern, dass das Medikament Wirkung zeigt, und bei Bedarf zeitnah auf ein stärkeres Mittel zurückgreifen. Zurück zu den Optionen von **318**.

808 Sie haben nur begrenzt Zeit, sich ein Bild des Patienten zu machen. Diese nutzen Sie, um eine arterielle BGA durchzuführen. Am rechten Arm finden Sie keinen Radialispuls, weshalb Sie es links probieren. Hier können Sie die Arteria radialis kräftig pulsieren spüren. Sie nehmen das Blut ab und gehen damit zum Analysegerät. Das Ergebnis ist nicht besonders vielsagend: Auffällig ist ein pH von 7,2 sowie ein Lactat von 3,4 mmol/l und ein BE von –7 mmol/l. Das AG beträgt 17 mmol/l. Sie sehen hier also das Vollbild einer metabolischen Azidose. Folglich wird irgendwo im Körper Ihres Patienten ziemlich viel Säure – wohl am ehesten Laktat – produziert. Es liegt also ein anaerober Stoffwechsel vor. Das ist so gar nicht gut! Für diese Erkenntnis zahlen Sie allerdings mit einer Diagnostikmöglichkeit von **207** oder entsprechend **897**, weil die Durchführung der arteriellen BGA relativ lange dauert. Sie dürfen also keinen weiteren der in den entsprechenden Absätzen genannten Schritte mehr einleiten. Zurück zu den Optionen von **207** oder **897**.

809 «Wir müssen sofort den Gynäkologen informieren. Die Geburt muss eingeleitet werden!», sagen Sie zu Markus, der Sie entgeistert fragt, ob Sie noch alle Tassen im Stübchen haben. Auch die Patientin ist alles andere als begeistert von Ihrer Idee. «Frau Schreiner, Sie haben ein sogenanntes HELLP-Syndrom! Da muss man sofort entbinden!», versuchen Sie Ihre Entscheidung zu rechtfertigen. «Ein HELLP-Syndrom?», fragt Schülerin Nadine. «Muss man da nicht erhöhte Leberwerte haben?» Wie peinlich! Selbst die Schülerin kann Ihnen offensichtlich etwas vormachen, was medizinisches Wissen angeht. Das Wort HELLP setzt sich aus den Symptomen **H**emolysis, **E**levated **L**iver Enzymes und **L**ow **P**latelets zusammen und stellt eine Sonderform der Eklampsie dar. Die Therapie ist tatsächlich die sofortige Entbindung, sonst droht ein manifestes Leberversagen. Die Diagnose sollte man allerdings einem Gynäkologen überlassen, da die Konsequenz ja schließlich dramatisch ist. Im Falle von Frau Schreiner liegt mitnichten ein HELLP-Syndrom vor. Sie verlieren 20 Kompetenzpunkte für diese fulminante Fehldiagnose. Denken Sie noch einmal genau darüber nach, was Ihrer Patientin fehlen könnte. Weiter bei **327**.

Sie bitten Schwester Anne schon einmal, Morphin aufzuziehen, und machen sich auf den Weg, denn Morphin muss immer durch einen Arzt appliziert werden. Wenn Sie wissen, warum notieren Sie es sich. Wenn Sie sich vorhin dazu entschieden haben, ein Analgetikum telefonisch anzuordnen und Schwester Anne bitten wollten, sich in einer halben Stunde wieder zu melden, falls der Patient noch Schmerzen hat, dann verlieren Sie jetzt leider 3 Kompetenzpunkte. Bei einem Schmerzwert von 8 auf der numerischen Skala sollten Sie sich den Patienten anschauen. Sie haben den Patienten selbst noch nie gesehen und können nicht wissen, was sich hinter seinen Schmerzen verbirgt. Weiter bei **335**. **810**

«Wir müssen umgehend sein Rückgrat stabilisieren, sonst ist der Mann für immer querschnittsgelähmt!» **811**

Die Umstehenden schauen Sie fragend an. Schließlich ergreift der Unfallchirurg das Wort: «Der Mann hat einen Stiff Neck, das reicht jetzt erst einmal. Ob man die Dens-Fraktur überhaupt operativ angehen muss, wird sich noch zeigen. Die oberste Priorität ist sie allerdings auf keinen Fall.»

Sie verlieren 3 Kompetenzpunkte für Ihre Idee und gehen zurück zu den Optionen von **369**.

Weiter bei **338**. **812**

Sie schauen in die Runde und sehen, dass Sie immer mehr Zuschauer bekommen haben. Langsam wird das hier ganz schön unangenehm, denken Sie, denn Sie leiden unter Lampenfieber. Einige der Zuschauer erscheinen Ihnen besonders jung und Sie gehen, korrekterweise davon aus, dass es sich bei diesen um Studenten handelt. **813**

«Wer ist hier PJler?», fragen Sie in die Runde. Zwei Hände gehen hoch, und Sie sprechen das Studentenkollektiv an: «Ihr beide geht jetzt bitte ins Arztzimmer und schaut nach eventuellen Vorbefunden von der Patientin!»

Motiviert ziehen die Studenten von dannen, und Sie widmen Sich wieder der Versorgung der kranken Frau. Wenn Sie die Patientin noch nicht intubiert haben, nutzen Sie die Zeit, um die Atemfrequenz abzuschätzen. Diese liegt bei 31/min.

Nach kurzer Zeit kommen die beiden Jungstars wieder zurück und berichten stolz Folgendes:

«Also, die Patientin war tatsächlich schon einmal hier! Sie ist 77 Jahre, und man kann sie wohl gut und gerne als internistisches Polytrauma betrachten. Neben einer COPD ...»

Wenn Sie die Patientin bereits intubiert haben, entfleucht Ihnen ein dezentes «Upps!» und Sie verlieren einen Kompetenzpunkt.

„... wird sie von den Kardiologen wegen einer fortgeschrittenen Herzinsuffizienz behandelt. Die Auswurfleistung lag vor zwei Monaten, dem letzten Aufenthalt der Patientin, bei 23 %. Der NYHA-Status war 3. Der Grund ist wohl eine ischämische Kardiomyopathie. Zustand nach Herzinfarkt vor fünf und zehn Jahren. Bei koronarer 3-Gefäßerkrankung hat Sie vor zehn Jahren einen RIVA-Stent bekommen, vor fünf Jahren dann einen RCX-Stent. Vor zwei Monaten hat man noch einmal nachgeschaut. Die Stents sind wohl offen. Medikamentös ist sie soweit mit ISSN® sowie antihypertensiver Medikation gut eingestellt. Außerdem inhaliert Sie zweimal täglich mit Viani®. Bei Bedarf hat sie Berotec®. Sie ist starke Raucherin. Außerdem bekommt Sie 50 ug Levothyroxin täglich.

«Oh Mann, das macht die Problematik, vor der wir hier stehen, wirklich nicht besser.»

Langsam überlegen Sie, ob Sie nicht doch hätten in den Feierabend gehen sollen, als er Ihnen angeboten wurde. Zurück zu den Optionen von **550**.

814 Sie gehen zum Patienten und beginnen mit der Herzmassage, während Markus Sie etwas unfreundlich auffordert, damit wieder aufzuhören: «Vorhin hast du dir nicht einmal die Übergabe vom Notarzt anhören wollen, und jetzt übertreibst Du gleich!» Was Markus damit sagen möchte, ist, dass eine CPR (Reanimation) hier noch nicht indiziert ist. Der Patient ist zwar nicht mehr ansprechbar, atmet aber offensichtlich noch. Außerdem ist eine geordnete elektrische Aktivität vorhanden, so dass Sie sich erst einmal auf das zu Grunde liegende Hauptproblem stürzen sollten. Sie sollten in der Notfallsituation wirklich genau wissen, wie zu handeln ist. Sie verlieren 5 Kompetenzpunkte. Zurück zu den Optionen von **77**.

815 Sie bitten Markus, Fentanyl und Propofol aufzuziehen, nachdem er mit den Vorbereitungen für die Intubation fertig ist.

«Sicher? Bei Reanimationen fahren wir normalerweise keine Narkose!» Auch der Notarzt schaut Sie verwirrt an und erklärt Ihnen: «Du, der ist im Moment klinisch tot. Eine tiefere Form der Sedierung gibt es gar nicht! Da brauchst du keine Narkose machen.»

Sie verlieren 4 Kompetenzpunkte. Weiter bei **969**.

Sie entschuldigen sich kurz beim Patienten und wählen die Nummer von Dr. Kaiser («du kannst mich einfach Klaus nennen») – Ihrem Oberarzt. Nach endlosen fünf Piepsern im Hörer meldet sich eine verschlafene Stimme: «Kaiser, hallo?» **816**

Sie erläutern Ihrem Oberarzt den Fall, und nachdem Sie geendet haben, ist der gar nicht mehr so verschlafen. «Gut dass du daran gedacht hast, den Blutdruck zu senken. Du musst jetzt sofort mit dem Patienten ins CT. Sobald die Diagnose steht, musst du dann den entsprechenden Dienstarzt anrufen!», weist Sie Ihr Oberarzt an.

«Aber was ist mit dem EKG? Sollte der Patient nicht kathetert werden?», fragen Sie Klaus.

«Nicht wie ein Kardiologe denken, mein Junge! Nicht jeder Patient muss immer auf jeden Fall auf den Kathetertisch gezerrt werden! Erst nachdenken!», gibt er Ihnen noch als Tipp auf den Weg und: «Du schaffst das schon!» Dann legt er auf.

Es ist gut, dass Sie in dieser Situation den Oberarzt angerufen haben. Wenn man sich nicht sicher ist oder nicht weiter weiß, dann ist das keine Schande. Lesen Sie bei **19** weiter.

Sie sollten sich für ein Tidalvolumen von 350–450 ml, einen PEEP von 5–7 mbar, eine I:E von 1:2, eine Frequenz von 10–12/min sowie eine FiO2 von 1,0 entschieden haben. Sollten Sie in einem Parameter um mehr als 15 % daneben gelegen haben, bekommen Sie pro falschen Wert 2 Kompetenzpunkte abgezogen. Weiter bei **803**. **817**

Eine Laborkontrolle ist jetzt auf jeden Fall angebracht, um auch andere Differenzialdiagnosen des Brustschmerzes auszuschließen. Denn was machen Sie, wenn EKG und Troponine unauffällig sind. Wenn Sie sich erst zu diesem Zeitpunkt zur Durchführung einer Labordiagnostik entscheiden, haben Sie wertvolle Zeit verloren. Leider müssen Sie trotzdem eine gute halbe Stunde auf die Ergebnisse warten. Zurück zu den Optionen von **37**. **818**

Im Moment gibt es sicher Wichtigeres als sich in intensive Studien zur Architektur der Notaufnahme zu vertiefen. Das scheint Stefan auch so zu sehen. **819**

«Kommen wir jetzt mal zu den Patienten ...»

- Sie unterbrechen Stefan, weil Sie sich etwas zum Mitschreiben holen möchten. **(527)**
- Sie lassen Stefan weiterreden. **(509)**

820 Noch bevor der gynäkologische Dienstarzt sich die Patientin angeschaut hat, packen Sie diese mitsamt allen in ihr steckenden Schläuchen und schieben sie in Richtung des geburtshilflichen OPs. Die verantwortliche Schwester vor Ort staunt nicht schlecht, als Sie auftauchen und ruft natürlich sofort ihren Dienstarzt an, um ihn über die Situation zu informieren. Der lässt sich auch nicht lange bitten und kommt nahezu im Laufschritt angerannt. Er kann Sie gerade noch daran hindern, den Anästhesisten anzurufen. «Was um alles in der Welt machen Sie denn da?», blufft Sie der Kollege vollkommen zu Recht an. «Die Indikation zur Sectio stelle immer noch ich! Und bei einer Präeklampsie ist diese mitnichten gegeben! Packen Sie Ihre sieben Sachen, lassen Sie die arme Patientin hier und dann raus aus meinem OP!» Gekränkt ziehen Sie von dannen und müssen sich am nächsten Tag auch noch vor Ihrem Oberarzt erklären. Da haben Sie wohl etwas verwechselt. Die sofortige Entbindung ist tatsächlich die Therapie der Wahl bei einer speziellen Form der Eklampsie. Wie heißt die und wodurch ist sie gekennzeichnet? Weiter bei **752**.

821 «Können wir dann jetzt los?», fragt Markus Sie. «Der Radiologe wartet schon. Das CT hat eben angerufen.»

- «Ja, auf geht's!» **(46)**
- «Nein, wir haben noch etwas vergessen.» **(501)**

822 Denken Sie über eine Therapie nach, und lesen Sie bei **915** weiter.

823 Weiter bei **285**.

824 «Wieso um alles in der Welt atmet die Frau denn nicht mehr?», fragen Sie Stefan. Der ist gerade gar nicht kommunikativ, denn er muss versuchen, die Patientin mit Sauerstoff zu versorgen. Nachdem er sie intubiert hat und die periphere Sauerstoffsättigung wieder auf einem halbwegs akzeptablen Niveau ist, kommt er aus dem Schockraum zu Ihnen.

«Wir haben hier etwas ganz Essenzielles übersehen!», erklärt er. «Fällt dir ein was?»

Wenn Sie wissen, was hier passiert ist, notieren Sie die Antwort, und lesen Sie bei **88** weiter.

825 Sie freuen sich, weil Sie morgen ausschlafen können, und verfolgen weiter die Geschehnisse in der Bundesliga. Ihre Mannschaft gewinnt, und sie verbringen einen entspannten Abend – optimale Voraussetzungen also, um morgen Nacht voll durchzustarten. **(265)**

Sie gehen ins Schwesternzimmer, wo Sie sich schon zu Beginn Ihres Dienstes ein koffeinhaltiges Heißgetränk gegönnt haben und planen nun, dies zu **826**
wiederholen. Auf dem Weg kommt Ihnen Markus entgegen, der gerade Frau Meyer an die Kollegen der peripheren Station übergibt. Nachdem Sie sich einen Kaffee eingeschenkt haben, lassen Sie sich in einen der angenehmen Sessel fallen, die im Sozialraum aufgestellt sind. Jetzt kein Patient mehr ...!

Leider währt die Ruhe nicht sehr lange, da klingelt Ihr Telefon erneut – es ist Markus.

«Du, der Notarzt kommt gleich mit einem rein, der wohl einen akuten STEMI hat. Anscheinend geht's dem nicht so gut. Die sind in ca. zwei Minuten da!»

Na toll – denken Sie, aber so schlimm wird's vielleicht nicht werden. STEMI geht schnell – so schnell wie möglich ins Herzkatheterlabor und gut ist.

Sie nehmen also Ihre halbvolle Tasse Kaffee, schütten diesen schweren Herzens in den Ausguss und stellen den Becher ordentlich in die Spülmaschine. Danach verlassen Sie den Sozialraum, um sich einer neuen Herausforderung zu stellen, die auch schon in Form des Patienten, der Ihnen als Herr Westphal vorgestellt wird, in Ihre Notaufnahme geschoben wird – und eines ist mal klar: Gesund sieht der nicht aus! Weiter bei **200**.

«Ich weiß im Moment echt nicht weiter. Ich glaube, ich muss jetzt mal den **827**
Oberarzthintergrund anrufen!», informieren Sie die Anwesenden.

«Bist du dir da sicher?», fragt Markus. «Es ist mitten in der Nacht! Ob der Klaus da so begeistert ist?»

«Komm, lass uns erst mal alles durchgehen!», versucht der Notarzt Sie zu unterstützen. «Vielleicht kommen wir zusammen auf eine Lösung, ohne dass du deinen OA aus dem Bett klingeln musst!»

Sie können den Oberarzt natürlich anrufen – dafür ist er da. Sie sollten sich allerdings immer vorher fragen, ob Sie wirklich schon alles gemacht haben und Ihnen dann nichts mehr einfällt, oder ob es noch Diagnostik gibt, die Sie durchführen müssen. Es gibt wohl nichts Unangenehmeres, als wenn man vom Oberarzt nach Standarduntersuchungen gefragt wird, die man vergessen hat. Bevor Sie den OA also anrufen, denken Sie nochmal genau nach, ob Sie auch wirklich nichts übersehen haben. Zurück zu den Optionen von **294**.

828 Sie nehmen jetzt also das Laryngoskop zur Hand, und wie immer, wenn Sie einen Patienten intubieren, haben Sie ein klein bisschen Muffensausen. Markus hat das Equipment für die Intubation bereits kontrolliert, so dass Sie sich darauf verlassen können, dass alles reibungslos funktioniert. Nachdem Sie das Laryngoskop aufgeklappt haben und das Licht des Gerätes angesprungen ist, öffnen Sie den Mund des Patienten mit Ihrer rechten Hand und setzen den Spatel in den rechten Mundwinkel des Patienten ein, um die Zunge aufzuladen und unter langsamem Vorschieben des Laryngoskops nach links zu verdrängen. Ganz schön wackelige Angelegenheit bei einem Patienten, der gerade reanimiert wird.

«Herzdruckmassage kurz aussetzen!», weisen Sie den Notarzt an. Der tut, wie ihm geheißen. Jetzt wird es also wirklich ernst. Mit jeder Sekunde, die Sie für die Intubation verschwenden, hat der Patient keinen Kreislauf und damit bessere Chancen auf ein schlechtes Outcome. Um die Zeit nicht zu vergessen, halten Sie die Luft an – so können Sie sicherstellen, dass Ihr Intubationsversuch nicht zu lange dauert.

Und tatsächlich! Sie sehen die Epiglottis. Jetzt nur noch ein wenig nach vorne ziehen – nicht hebeln und der Eingang in die Trachea sollte Ihnen in die Augen springen.

Wählen Sie eine zufällige Seite dieses Buches! Nehmen Sie von dieser Zahl die letzte Ziffer und addieren Sie jeweils eins dazu für jede 50. Intubation, die Sie durchgeführt haben. Wenn Sie beispielsweise schon 150 Intubationen durchgeführt haben, addieren Sie 3 dazu, bei 500 Intubationen 10. Außerdem erhöht sich Ihre Zahl um jeweils zwei, wenn Sie den Patienten in die optimierte Jackson-Position gebracht haben, und wenn Sie Markus gebeten haben, das BURP-Manöver durchzuführen. Dementsprechend lesen Sie bitte weiter bei ...

- **285**, wenn die von Ihnen errechnete Zahl unter 5 liegt.
- **117**, wenn die von Ihnen errechnete Zahl zwischen 5 und 10 liegt.
- **823**, wenn die von Ihnen errechnete Zahl zwischen 10 und 15 liegt.
- **985**, wenn die von Ihnen errechnete Zahl über 15 liegt.

829 «Kannst du mir mal 5000 IE Heparin aufziehen?», bitten Sie Anne. Und tatsächlich: Die Applikation von Heparin ist beim ACS indiziert. Die Darreichungsform ist allerdings variabel. Sie können das Heparin als Bolus eines unfraktionierten Heparin s.c. oder i.v. oder als niedermolekulares Heparin s.c. geben. Die korrekte Dosis beträgt 70 IE/kg KG. Da als Maximaldosis 5000 IE angegeben werden, hat sich diese Dosierung in der Praxis durchgesetzt. Zurück zu den Optionen von **70**.

«Markus, wir müssen sofort mit dem Patienten in den Schockraum!», entscheiden Sie sofort – und haben recht damit. Eine normale Behandlungskabine ist in der Regel nicht für eine derart heikle Situation ausgelegt. Herzlichen Glückwunsch! Durch Ihre Ignoranz dem Notarzt gegenüber haben Sie sich Ihren ersten internistischen Schockpatienten selbst geschaffen! Weiter bei **805**. **830**

«Bitte gib 8 Tropfen Konakion®!», beauftragen Sie Markus. **831**

«Klar, mach ich!»

Diese Menge des Vitamin-K-Präparates entspricht 8 mg. Beachten Sie außerdem, dass die intravenöse Applikation von Konakion bei Patienten mit normaler Leberfunktion (Bsp.: Antikoagulation wegen Vorhofflimmern) zu massiven intravasalen thrombotischen Geschehen führen kann, die dem Patienten im schlimmsten Fall einen nagelneuen Grabstein einbringen können. Geben Sie das Mittel also peroral, wenn es irgend geht!

Zurück zu den Optionen von **760**.

Natürlich fehlen in der Liste noch zwei essenziell wichtige Medikamente in der Behandlung der Anaphylaxie. Notieren Sie sich beide in den entsprechenden Dosierungen, dann lesen Sie weiter bei **572**. **832**

Sie haben bereits bei Anlagen der peripheren Venenverweilkanüle ein Standardlabor abgenommen, weshalb die Ergebnisse nunmehr vorliegen. Mit einem nachdenklichen Blick versehen Sie die Ergebnisse der Untersuchung, und auf den ersten Blick fällt Ihnen nichts Besonderes auf. Gut, denken Sie, der CRP-Wert ist leicht erhöht, und außerdem können Sie eine dezente Neutrophilie im Rahmen einer Leukozytose (13,4/nl) feststellen. Zudem ist das Creatinin mit 1,6 mg/dl leicht erhöht. Alles in allem ist aus diesem Labor allerdings keine furchtbare Krankheit abzuleiten. Als Sie Frau Meyer diese Informationen mitteilen, ist sie mehr als erfreut: «Na, dann kann ich ja wieder nach Hause gehen!» In diesem Punkt müssen Sie den Enthusiasmus Ihrer Patientin allerdings dämpfen. Zurück zu den Optionen von **87**. **833**

Was wollen Sie wissen? **834**

- «Wissen wir etwas über die Familienanamnese?» **(623)**
- «Hat er in den letzten Wochen unter Belastungsdyspnoe gelitten?» **(391)**
- «Hat er Blut im Stuhl?» **(774)**
- «Hat er in den letzten Wochen unter Belastungs-AP gelitten?» **(391)**

- «Ist das restliche Labor unauffällig?» **(293)**
- «Geht er regelmäßig zum Hausarzt?» **(966)**
- «Wie ist er versichert?» **(696)**
- «Sind sonst irgendwelche Erkrankungen bekannt?» **(1002)**
- «Hat der Patient psychische Probleme?» **(963)**

Treffen Sie eine Auswahl, dann lesen Sie weiter bei **788**.

835 «Hallo, hier ist die Notaufnahme!», informieren Sie den Kollegen am anderen Ende der Leitung über Ihre Identität.

«Wir haben hier einen Patienten im Zustand nach Reanimation. Nach ROSC haben wir ein 12-Kanal-EKG geschrieben. Hier zeigen sich ST-Senkungen über der Vorderwand – sieht fast wie eine Hauptstammstenose aus!»

«Na, dann sofort ins Katheterlabor!», sagt der Kollege. «Haben Sie die Troponine schon?»

Sie erklären dem Kardiologen, dass das Ergebnis noch nicht vorliegt, der Patient aber Angina-ähnliche Beschwerden geäußert hat. Auch der Kardiologe sieht die Indikation zur Katheterintervention und bittet Sie, vorher noch das übliche ACS-Schema zu verabreichen, falls nicht schon geschehen. Neben 5000 IE Heparin, 500 mg ASS und einem Nitroperfusor auf Normotension titriert möchte der Kollege am liebsten noch Clopidogrel verabreichen.

«Das ist in diesem Fall leider nicht möglich», sagen Sie kleinlaut, denn Sie wollen den Oberarzt der anderen Abteilung auf keinen Fall verärgern.

«Warum denn das nicht?»

Notieren Sie die Antwort, die Sie dem Kardiologen geben wollen, und lesen Sie bei **279** weiter.

836 Sie nehmen Ihr Telefon aus der Brusttasche und rufen auf der geriatrischen Station an. Der Kollege am anderen Ende der Leitung hat offensichtlich auch gerade zu seiner wohlverdienten Nachtruhe gefunden, denn er klingt relativ verschlafen. Nichtsdestotrotz hat er ein Bett für die Patientin frei. «Sie kann dann direkt auf die GE1 kommen», sagt er.

«Ich sag‘ der Pflege Bescheid!»

Offenkundig ist der Internist viel zu müde, um sich mit Ihnen über die Aufnahmeindikation zu streiten: Eins zu null für Sie – denken Sie.

Zwar läuft die Übernahme in die Geriatrie ohne Probleme ab. Am nächsten Tag kommt der Kollege allerdings zu Ihnen und fragt Sie, ob Sie die Patientin nicht ordentlich untersucht haben, denn dank Ihnen liegt Sie nun auf der chirurgischen Intensivstation.

«Wo? Auf der chirurgischen Intensiv?», fragen Sie, denn Sie können es kaum glauben. «Was macht sie denn da?»

«Im Laufe des Morgens stieg das Fieber trotz Antibiose wieder kräftig an. Der Kollege vom Tagdienst hat dann mal eine differenziertere Fokussuche gemacht, so mit körperlicher Untersuchung und so, und hat ein bretthartes Abdomen feststellen können. Die TARA war offenbar infektgetriggert. Bei der Laparotomie haben die Chirurgen dann einen perforierten Wurm ausgegraben. Leider ist sie septisch und bräuchte Dobutamin und Noradrenalin, um überhaupt eine Perfusion aufzubauen. Das nächste Mal schau also lieber besser nach!»

Sie verlieren 10 Kompetenzpunkte für Ihre Nachlässigkeit. Weiter bei **135**.

Schwester Anne murmelt etwas von: «Pedantisch ...», und zieht von dannen, um das Thermometer zu holen. Herr Manteufel hat mitbekommen, was Sie vor haben, ist von Ihrer Idee aber alles andere als begeistert. Und das aus gutem Grund. Welchen Erkenntnisgewinn erhoffen Sie sich denn von einer rektalen Temperaturmessung. Davon abgesehen, dass es für den Patienten höchst unangenehm ist, verlieren Sie Zeit. Für die Notfallsituation absolut ungeeignet. Selbst die rektale Temperaturmessung bei Appendizitis ist obsolet. Sie verlieren 2 Kompetenzpunkte. Zurück zu den Optionen von **252**. **837**

Eine Frequenz von 100/min ist die korrekte von der ERC empfohlene Frequenz bei der Herzdruckmassage. Markus macht dementsprechend alles richtig. Als Orientierungshilfe empfiehlt sich, das Lied «Highway to hell» im Geiste abspielen zu lassen. Dieser Takt entspricht ungefähr einer Frequenz von 100/min. Weiter bei **1013**. **838**

Ihre Untersuchungen deuten darauf hin, dass ein entzündlicher Fokus im Abdomen vorliegt und dass er vom Blinddarm ausgeht. Deshalb ist dieser unverzüglich zu entfernen. Sie kontaktieren den Chirurgen, der allerdings noch mit Herrn Westphal im OP steht und im Moment keine Untersuchung durchführen kann. Sie erläutern ihm Ihre Befunde, und da Sie heute schon einmal ins Schwarze getroffen haben, vertraut er Ihnen. **839**

«Bereiten Sie den Patienten soweit vor und bringen Sie ihn hoch. Wir machen ihn dann als Nächstes.»

Sie klären den Patienten über Diagnose und Eingriff auf. Wenn Sie bereits Kreuzblut abgenommen haben, das heißt, wenn dies als eine der

Untersuchungen auf Ihrem Notizzettel steht, dann bekommen Sie 2 Kompetenzpunkte. Akut kreuzen lassen müssen Sie im Moment keine Konserven.

«Bist du mit Frau Gröhler dann fertig, oder brauchst du noch was?», möchte Markus wissen. Bei **760** können Sie diese Frage beantworten.

840 Herr Klein ist einverstanden, und Sie gehen in die Nachbarkabine, um sich endlich um Frau Schreiner zu kümmern. Die ist schon ganz ungeduldig und fragt sich, wo Sie bleiben. Als Sie ihr die Situation erklären, können Sie die Patientin allerdings beruhigen. Sie behandeln Ihre Patientin und bringen die Nachtschicht relativ entspannt hinter sich. Am übernächsten Tag sehen Sie Herrn Klein bei der Visite auf der Intensivstation tracheotomiert und beatmet liegen. Sie erkundigen sich bei Ihrem Kollegen nach dem Patienten. Der erklärt Ihnen, dass Herr Klein nach 18 Stunden eine verspätete sekundäre allergische Reaktion hatte. Seine Frau hat den Notarzt gerufen, welchem keine Intubation mehr möglich war. Als Ultima Ratio musste der Patient koniotomiert werden. Ob ein hypoxischer Hirnschaden bei hypoxischem Kammerflimmern vorliegt, ist noch unklar. Sie verlieren 25 Kompetenzpunkte. Lesen Sie beim Debriefing **(209)** bei weiter.

841 Sie haben gerade bewiesen, dass Sie keine Ahnung haben, wovon Sie reden! Ein Ikterus ist eine klinische Diagnose, die Sie im CT nicht stellen können. Sie verlieren 10 Kompetenzpunkte. Zurück zu den Optionen von **618**.

842 Damit liegen Sie im Normalfall richtig. In der Notaufnahme sollten aber erst die potenziell gefährlichen Ursachen der entsprechenden Symptome ausgeschlossen werden. Da in diesem Fall die apparative Diagnostik schon vom Kollegen angeordnet wurde, sollten Sie sich deren Ergebnisse zuerst anschauen, um bei eindeutigen Befunden nicht zu viel Zeit mit der körperlichen Untersuchung zu verlieren. Anders wäre die Situation gelagert, wenn Sie die Untersuchungen erst anordnen müssten. Dann würden Sie sich erst einen Überblick mittels körperlicher Untersuchung verschaffen. Sie verlieren einen Kompetenzpunkt. Weiter bei **15**.

843 Sie sollten sich nie drauf verlassen, dass die Situation unter Kontrolle ist, nur weil kein Notarzt dabei ist. Ein Patient, der initial stabil gewirkt hat, kann sich akut verschlechtern, und manchmal tut er das eben in der Einfahrt zum Krankenhaus. Da macht es für die Sannis natürlich keinen Sinn mehr, den Notarzt nachzufordern, sondern sie fahren so schnell wie möglich in die Notaufnahme. Offenbar ist so etwas auch der Besatzung des RTW passiert, die jetzt akut Ihre Hilfe braucht. Für Ihr deplatziertes Gefühl der Sicherheit verlieren Sie 5 Kompetenzpunkte. Weiter bei **194**.

844

Eine neurologische Untersuchung ist aus Ihrer Sicht jetzt doch nicht so sinnvoll. Sie verlieren 2 Kompetenzpunkte für Ihre Unentschlossenheit und gehen zurück zu den Optionen von **258**.

845

Nachdem der Defibrillator angebracht wurde, sollten Sie diesen auch sofort benutzen, denn laut den Leitlinien der ERC ist sofort eine Defibrillation angebracht, sobald der Defibrillator angeschlossen ist und ein defibrillationswürdiger Rhythmus vorliegt. Welche Energie setzen Sie ein. Notieren Sie die Antwort und lesen Sie bei **545** weiter.

846

Was wollen Sie geben?

- einen Betablocker **(351)**
- Digitoxin **(521)**
- Amiodaron **(457)**
- Heparin **(304)**

Treffen Sie eine Auswahl, und kehren Sie dann zu den Optionen von **954** zurück.

847

‚O. k., ich glaube, ich habe hier irgendwo noch einen Grundriss von der Abteilung, sagt Stefan und kramt in einer der Schreibtischschubladen (**Abbildung 6**). Sie verlieren keinen Kompetenzpunkt, sollten sich aber vergegenwärtigen, dass sie im Moment Besseres zu tun haben, als die genaue Aufteilung der Abteilung zu studieren. Sie werden diese im Laufe der Nacht sicher gut kennenlernen. Weiter bei **819**.

848

Sie haben richtig erkannt, dass bei Frau Gröhler noch etwas anderes im Busch ist als nur die TARA. Womöglich ist diese ja sogar eine symptomatische Erkrankung. Was ist eine symptomatische Erkrankung? Schreiben Sie die Antwort auf, und lesen Sie bei **733** weiter.

849

«Hey, was machen Sie denn da?», fragt Sie der Unfallchirurg entsetzt und verhindert damit Schlimmeres. Ein Schnitt auf diesem Level hätte leicht fatale Folgen, weshalb Sie 5 Kompetenzpunkte verlieren. Zurück zu den Optionen von **502**.

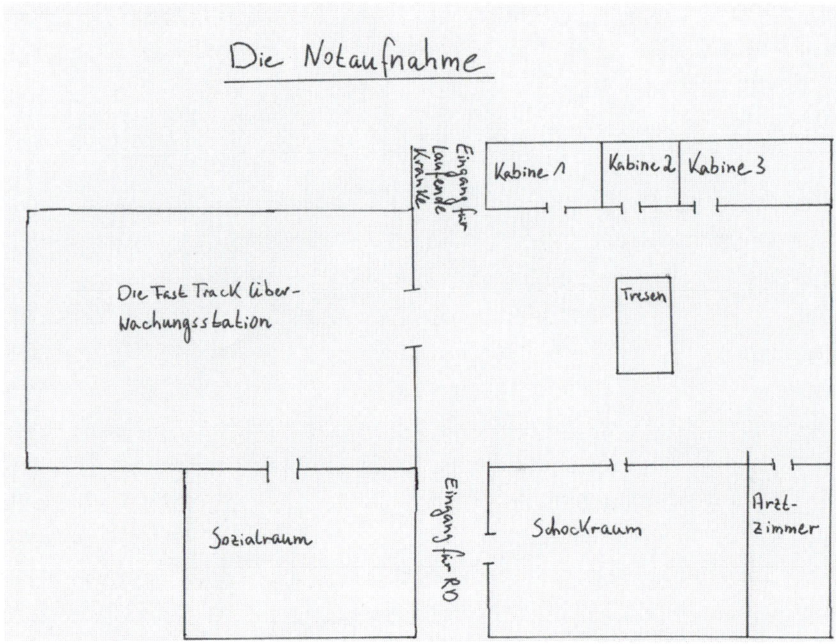

Abbildung 6

850 Was wollen Sie tun?

- Kardioversion **(737)**
- Defibrillation **(158)**

851 Herr Klein ist zwar nicht sonderlich begeistert, aber akzeptiert Ihre Empfehlung letztlich. Sie telefonieren mit Ihrem Dienstkollegen und vereinbaren ein Bett auf einer Station für Innere Medizin. Eine Woche später treffen Sie Ihren Kollegen und fragen ihn, wie es Herrn Klein ergangen ist. Der antwortet Ihnen, dass sich beim Patienten zwar noch eine Spätreaktion gezeigt hat, diese aber gut behandelbar war. Der Kollege konnte Herrn Klein nach einem Tag entlassen. Für die Zukunft wollte sich der Patient ein Notfallkid zulegen, da er offensichtlich eine atopische Prädisposition hat. Auch eine Vorstellung beim Allergologen sei geplant. Weiter bei **209**.

852 Fentanyl gehört in die Gruppe der Opioide und ist bei starken und stärksten Schmerzen indiziert. Es ist aufgrund seiner atemdepressiven Wirkung allerdings kein Medikament, welches Sie so einfach am Telefon anordnen können. Wenn Sie es wirklich geben wollen, dann müssen Sie das selber tun. Die analgetische Potenz von Fentanyl liegt bei 100, weshalb es sicher sinnvoll ist, erst einmal auf ein weniger potentes Schmerzmittel zurückzugreifen. Sie verlieren einen Kompetenzpunkt. Zurück zu den Optionen von **318**.

Sie gehen ins Schwesternzimmer, wo Sie sich schon zu Beginn Ihres Dienstes ein koffeinhaltiges Heißgetränk gegönnt haben und planen nun, dies zu wiederholen. Auf dem Weg kommt Ihnen Markus entgegen, der gerade Frau Meyer an die Kollegen der peripheren Station übergibt. Nachdem Sie sich einen Kaffee eingeschenkt haben, lassen Sie sich in einen der angenehmen Sessel fallen, die im Sozialraum aufgestellt sind. Jetzt kein Patient mehr ...! Doch dann erinnern Sie sich daran, dass Sie ja vorhin dem KV-Arzt Tür und Tor geöffnet haben und fragen sich, wo der eigentlich bleibt. Und als ob Sie mit Ihren Gedanken das drohende Unheil heraufbeschworen hätten, klingelt in diesem Moment das Telefon und Nadine eröffnet Ihnen, dass Herr Dr. Schulzendorf nun mit dem angekündigten Patienten vorgefahren sei. Sie nehmen also Ihre halbvolle Tasse Kaffee, schütten diesen schweren Herzens in den Ausguss und stellen den Becher ordentlich in die Spülmaschine. Danach verlassen Sie den Sozialraum, um sich einer neuen Herausforderung zu stellen, die auch schon in Form des Patienten, der Ihnen als Herr Westphal vorgestellt wird, in Ihrer Notaufnahme liegt. Weiter bei **102**. **853**

Sollten Sie auf die Idee gekommen sein, dass der Notarzt ja initial 5000 IE Heparin gespritzt hat, dann verlieren Sie keine Kompetenzpunkte für Ihre voreilige Diagnose. Falls nicht, müssen Sie sich leider 5 Kompetenzpunkte von Ihrem Konto abziehen. Was könnte denn der Patientin wirklich fehlen. Lesen Sie bei **327** weiter. **854**

Im Pflegestützpunkt sehen Sie Schwester Anne, die hektisch mit einer Infusion herumhantiert. «Wo bleibst du denn so lange?», fragt sie. Den leichten Vorwurf in der Stimme haben Sie nicht überhört. Sie erfahren, dass der Patient trotz der 15 mg Piritramid, die von Anne in zwei Kurzinfusionen verabreicht wurden, immer noch über stärkste Schmerzen klagt. Gerade ist die Schwester dabei, eine dritte Kurzinfusion zu richten. Sind Sie damit einverstanden? **855**

- Ja. **(108)**
- Nein. **(895)**

856 Sie haben soeben bewiesen, dass Sie keine Ahnung haben, welches Problem bei Ihrer Patientin eigentlich vorliegt. Außerdem wissen Sie nicht, in welcher Dosierung Amiodaron verabreicht wird. Tatsache ist, dass die Applikation dieses Antiarrhythmikus im Augenblick überhaupt nicht indiziert ist. Sie verlieren 5 Kompetenzpunkte. Zurück zu den Optionen von **915**.

857 Sie sollten notiert haben, dass Sie auf das Elektrolyt Kalium ein Auge werfen müssen. Steht dies nicht auf Ihrem Notizzettel, verlieren Sie 2 Kompetenzpunkte. Das Schleifendiuretikum Furosemid hemmt im aufsteigenden Teil der Henle-Schleife die Rückresorbtion von Natrium und Kalium. Eine Hypokaliämie sollte auf jeden Fall verhindert werden, da sonst unkontrollierbare Herzrhythmusstörungen folgen könnten. Zurück zu den Optionen von **915**.

858 Markus zieht die Spritze auf und drückt Sie Ihnen in die Hand, damit Sie der Patientin das Mittel verabreichen können – doch da: Im Rahmen ihres Krampfanfalls hat Frau Schreiner sich den Zugang herausgerissen. Sie müssen den Krampfanfall trotzdem unterbrechen! Und zwar schnell! Was machen Sie? Notieren Sie die richtige Antwort und lesen Sie bei **589** weiter.

859 «Ich werde den Patienten intubieren!», sagen Sie selbstbewusst. «Na, dann mach mal!», sagt Markus, der immer noch neben dem Patienten steht und ihn in einem regelmäßigen Rhythmus das Sternum gegen die Wirbelsäule komprimiert. Wie schnell sollte er das tun?

- ca. 80-mal pro Minute **(211)**
- ca. 100-mal pro Minute **(838)**
- ca. 120-mal pro Minute **(357)**

860 «Wir sollten uns vielleicht doch überlegen, etwas anderes zu machen! Ein Betablocker ist hier nicht die richtige Idee.» Na, da haben Sie ja noch einmal die Kurve gekriegt. Es handelt sich im vorliegenden Fall tatsächlich um eine instabile Tachykardie. Überlegen Sie genau, wie man die behandelt! Zurück zu den Optionen von **908**.

861 Herrn Manteufel gab es wirklich. Den Namen haben wir selbstverständlich geändert. An diesem Beispiel möchten wir Ihnen verdeutlichen, was sich hinter Thoraxschmerzen so alles verbergen kann. Auch wenn Sie Auffälligkeiten im EKG sehen und der Patient über eine entsprechende Schmerzsymptomatik klagt, dürfen Sie die Differentialdiagnosen nicht aus den Augen lassen. Nachdem Sie dann das zweite Mal Blut abgenommen haben, war der Troponinwert aufgrund der angestiegenen Nierenretentionswerte nicht mehr verwertbar. Die Veränderungen im EKG lassen sich durch die Luft erklären, die von kaudal gegen das Herz drückt. Die Notwendigkeit einer ausführlichen Anamnese sowie einer guten, zielgerichteten körperlichen Untersuchung soll hier auch deutlich gemacht werden. Wir waren beim zweiten Labor des Patienten nicht minder überrascht, zumal es dem Patienten bei Ankunft der Ergebnisse klinisch sehr gut ging. Deshalb wiederholten wir die Untersuchung. Leider führte das auch nicht zu einer Änderung der Werte, so dass wir forciert nach der Ursache gesucht haben. Sie haben dann die Möglichkeit, sich für eine von fünf wahrscheinlichen Diagnosen zu entscheiden. Auch im wahren Notaufnahme-Alltag werden Sie vor derlei Entscheidungen gestellt. Falls Sie sich richtigerweise nicht für ein akutes Koronarsyndrom entschieden haben, dann versuchen Sie, diesen Weg zur Übung zu gehen und lesen Sie die Geschichte nochmals ab **1012**. Auch wenn Sie einer falschen Verdachtsdiagnose hinterherjagen, haben Sie doch (fast) immer die Möglichkeit, Ihre Entscheidung zu überdenken. Leider nicht in allen Fällen. Nachdem die vom Patienten angegebenen Symptome alle nicht auf eine definitive Diagnose hindeuten, ist es durchaus legitim, sich einzugestehen, dass Sie im Moment keinen konkreten Verdacht haben. Dann sollten Sie sich auf die wahrscheinlichsten Gründe für die Beschwerden konzentrieren und eine rationale, bildgebende Diagnostik einleiten. Wenn Sie Herrn Manteufel einen Betablocker gegeben haben, dann haben Sie ihm damit die für die Aufrechterhaltung des HZV so dringend benötigte Bedarfstachykardie geblockt. Sie müssen eine Sinustachykardie im Normalfall nicht mit Betablockern behandeln. Hier helfen die Beseitigung der Ursache sowie eine großzügige Volumengabe. Die Grundsätze der Behandlung einer Magen-Darm-Perforation sind außerdem die antibiotische Abdeckung sowie die Beseitigung der Pathologie, was für Sie bedeutet, dass Sie sich mit dem diensthabenden Chirurgen in Verbindung setzen müssen. Herzlichen Glückwunsch! Sie haben Ihren ersten Notaufnahmepatienten behandelt.

Sie wissen, dass in der Notaufnahme noch zwei Patienten warten und machen sich wieder auf den Weg dort hin. Auf halber Strecke fällt Ihnen aber ein, dass Sie sich eigentlich einen kleinen Abstecher ins Schwesternzimmer verdient haben, um dort für Rehydrierung und einen kleinen Koffeinschub zu sorgen. Gerade als Sie im Zimmer angekommen sind, klingelt Ihr Telefon. Es meldet sich Schülerin Nadine und sagt:

- Wenn Sie sich die Notarztübergabe des Patienten Klein angehört haben, lesen Sie weiter bei **668**.
- Wenn Sie sich die Notarztübergabe des Patienten Klein nicht angehört haben, lesen Sie weiter bei **531**.

862 «Also gut, das sieht hier alles nicht so gut aus. Die junge Frau hat sicherlich im Laufe ihrer Partynacht in irgendeiner Weise eins auf den Deckel bekommen. Wir gehen von einer Hirnblutung aus und müssen sofort intubieren. Danach gehen wir ins CT.»

Nadine erklärt Ihnen, dass sie noch nie allein bei einer Intubation assistiert hat, und dies auch überhaupt nicht kann.

«Macht nichts!», sagen Sie: «Wir ziehen das jetzt zusammen durch», und hoffen auf eine motivierende Wirkung Ihrer Worte. Sie selbst sind mittlerweile nicht mehr so ängstlich, weil Sie heute Nacht schon einige Patienten mehr oder weniger richtig behandelt haben und ihr Selbstbewusstsein langsam etwas an Fahrt aufnimmt.

Die Intubation gelingt Ihnen gut, und Sie können Nadine für ihr engagiertes Zutun loben. Im CT sehen Sie allerdings keine Blutung, und so müssen Sie die junge Frau wohl oder übel zur weiteren Diagnostik auf die Intensivstation verlegen.

Der dortige Kollege schaut sich Ihre Notizen an, und fragt Sie, ob Sie noch alle Tassen im Oberstübchen beisammen haben. Sie sind völlig irritiert von diesem gemeinen und Ihrer Meinung nach total unfairen Angriff und fragen den Intensivmediziner, warum er auf diese Art und Weise mit Ihnen redet.

«Hast du mal auf den Zucker geschaut?»

Sie tun, wie Ihnen geheißen, und sehen, dass dort ein Wert von 21 mg/dl steht. Entweder Sie haben diese wichtige Maßnahme vergessen oder Sie haben nicht die richtigen Schlüsse daraus gezogen. Die Patientin wird umgehend mit einer 40%igen Glukoselösung versorgt. Im Nachhinein stellt sich allerdings heraus, dass die hypoglykämiebedingten Schädigungen am Hirn der Patientin zu frappierend waren und ein chronischer Hirnschaden zurückbleibt. Sie verlieren 35 Kompetenzpunkte. Weiter bei **205**.

863 Da liegen Sie leider völlig falsch. Die Symptomatik der Frau passt, auch wenn Sie ehrlich sind, nicht so wirklich – zumindest eine respiratorische Komponente können Sie bei der extrem dyspnoeischen alten Dame schon vermuten. Bei einer metabolischen Azidose wären der Ventilationsparameter (pCO2) sowie auch der Oxygenierungsparameter (pO2) normal. Die

Azidose könnten Sie neben dem pH lediglich am reduzierten Basenequivalent, dem HCO3, erkennen. Beginnt der Patient dann zu kompensieren, so versucht der Körper das vermehrt produzierte Säurequivalent, welches den Bikarbonatpuffer besetzt hält, abzuatmen. Eine kompensierte metabolische Azidose, wie sie zum Beispiel bei der Laktatat- oder klassich bei der Ketoazidose vorkommt, ist also durch einen normalen oder sogar erhöhten Ventilationsparameter (pCO2) und klinisch durch eine Hyperventilation gekennzeichnet. Sie können die 3 Kompetenzpunkte, die Sie jetzt gleich verlieren, zu 2 Punkten abbauen, wenn Sie wissen, wie diese Form der Atmung genannt wird. Notieren Sie die Lösung und schauen Sie dann bei **322** nach, ob Sie richtig liegen!

Als Medikament der Wahl sollten Sie Urapidil verabreichen. Sie können 10–50 mg langsam i. v. titrieren. Urapidil konterkariert die alphaagonistische Wirkung des Adrenalins. Dies reduziert die Wirkung des Adrenalins auf die peripheren Alpharezeptoren und reduziert so den Blutdruck. Wenn Sie das gewusst haben, verlieren Sie nur 3 Kompetenzpunkte für die Applikation des Adrenalins, weil Sie gewusst haben, wie Sie mit der von Ihnen produzierten Komplikation umgehen müssen. Sollten Sie das nicht gewusst haben, verlieren Sie 10 Kompetenzpunkte. Zurück zu den Optionen von **423**. **864**

Ranitidin wird zusammen mit Clemastin eingesetzt, um eine überschießende H2-Rezeptoraktivierung zu unterbinden. Da das aus den Mastzellen freigesetzte Histamin nach einer H1-Blockade nicht mehr an den entsprechenden Rezeptor binden kann, ist umso mehr für die H2-Rezeptoren übrig. Als Konsequenz ist mit einer überschießenden Säureproduktion im Magen und mit den entsprechenden Folgen zu rechnen. Daher sollten Sie neben einer H1- immer auch eine H2-Blockade durchführen. Zurück zu **605**. **865**

Sie entscheiden sich für eine komplett mandatorische Beatmungsform und wählen das Volumen als Einstellgröße. Diese Art der Beatmung ist für die Notfallsituation und die Reanimationssituation eine sichere und übliche Beatmungsform. Allerdings ist sie nicht sonderlich lungenschonend und daher im klinischen Umfeld nicht zu empfehlen. In der aktuellen Situation bietet die VCV allerdings den entscheidenden Vorteil, dass Sie durch das definierte Tidalvolumen sicher gehen können, dass eine bestimmte Menge Luft beim Patienten ankommt. Der Nachteil ist allerdings, dass Sie den **866** pulmonalen Mitteldruck nur indirekt (über das Vt) beeinflussen können und daher Gefahr laufen, den Kreislauf des Patienten zusätzlich zu kompromittieren. Im Prinzip ist die von Ihnen gewählte Beatmungsform aber in Ordnung – nicht sehr filigran, aber akzeptabel.

«Was soll ich an der Maschine einstellen?», fragt Sie Markus.

Wählen Sie Vt, PEEP, I:E, f sowie FiO2 für Herrn Westphal aus, der ungefähr 70 kg ideales Körpergewicht aufweist, und lesen Sie bei **817** weiter.

867 «Du, ich glaube Herr Manteufel hat eine Lungenembolie!», weihen Sie Schwester Anne in ihren Verdacht ein. Was müssen Sie als Nächstes tun?

- Gar nichts, eine Lungenembolie muss man nicht behandeln.
- strenge Blutdruckeinstellung
- sofortige Vollheparinisierung
- eine CT des Thorax (pulmonalarterielle Phase)
- eine CT des Thorax (arterielle Phase)
- sofortige Sauerstoffgabe

Wählen Sie die zwei korrekten Antworten, und notieren Sie sich diese. Lesen Sie dann bei **715** weiter!

868 Sie sollten keinen Patienten länger als nötig leiden lassen, deshalb ist es sinnvoll, eine analgetische Therapie anzuordnen. Wenn Sie sich von Stefan schon Informationen über Herrn Manteufel haben geben lassen, lesen Sie bei **945** weiter, ansonsten lesen Sie bei **58** weiter.

869 «Eine was? Warum schauen Sie nicht in meinen Unterlagen nach. Dr. Feldkam muss das wissen. Ich bin mir da nicht sicher.» Zurück zu den Optionen von **349**.

870 Sie bitten Anne eine Ampulle Vomex® als Kurzinfusion anzuhängen und versprechen, dass Sie in absehbarer Zeit nach Frau Schreiner sehen werden. Nun können Sie sich endlich um die Frau mit dem dicken Bein kümmern – doch weit gefehlt! Sie haben nicht einmal Zeit, sich die Anamnese in Ruhe anzuhören, da läutet Ihr Telefon schon wieder – und es ist Schwester Anne: «Schnell, die Patientin krampft!», ruft Sie Ihnen durchs Telefon entgegen. Schnell entschuldigen Sie sich bei der Frau mit den Beinproblemen und rennen auf die Überwachungsstation. Hier sehen Sie Ihre junge Patientin mit nach oben verzogenen Augen und Schaum vor dem Mund in tonisch-klonischen Krämpfen im Bett liegen. «Wie lange geht das denn schon?», fragen Sie und wählen gleichzeitig die Nummer d gen. «Ich weiß nicht. Als ich gerade ins Zimmer kam, hat krampft», erinnert sich Schwester Anne. Der Gynäkologe lä lange bitten und steht nach kurzer Zeit neben Ihnen. Er verа Midazolam und 1 g Magnesium. «Hätten Sie mir gesagt, dass eine Präeklampsie hat, hätte ich sie sofort aufgenommen – u ben Sie ihr auch noch Vomex®! Wissen Sie denn nicht, dass das Mittel die Krampfschwelle verringert?» Offenbar nicht! Frau Schreiner kommt auf die Intensivstation. Dort kommt Sie nach einiger Zeit wieder zu sich. Im Ultraschall am nächsten Tag sind allerdings keine Kindsbewegungen mehr zu sehen, und es wird ein intrauteriner Tod festgestellt – vermutlich hypoxisch bei prolongiertem Krampfanfall. Den Zusammenhang mit Ihrer Dimenhydrinatgabe kann man Ihnen zwar nicht nachweisen, dafür haben Sie die Präeklampsie übersehen. Drei Wochen später haben Sie eine Vorladung in Ihrer Post. Sie verlieren 20 Kompetenzpunkte. Weiter bei **113**.

Sie legen dem Patienten die Hand auf den Thorax und Messen für 15 Se- **871**
kunden die Anzahl der Atemzüge. Diesen Wert multiplizieren Sie mit vier. Bei Herrn Klein können Sie eine Atemfrequenz von 54/min messen. Sie erhalten 2 Kompetenzpunkte für die Durchführung dieser Maßnahme, da Sie eine oft vergessene, jedoch extrem wichtige und wertvolle Hilfe zur Einschätzung des Patientenzustandes darstellt. Zurück zu den Optionen von **805**.

«Geht leider nicht. Seitdem Tilidin BtM-pflichtig ist, habe ich es nicht **872**
mehr dabei. Der Auffand ist einfach zu groß. Wenn man BtM-pflichtige Medikament mitschleppt, dann muss man einen Tresor zu Hause haben», klärt Sie der Kollege auf. «Dann kann ich Ihnen leider auch nicht helfen», erklären Sie dem Kollegen. Wieso fragt der Sie eigentlich? Denkt der wirklich, Sie wissen das besser? Außerdem bekommt der Gute ja eine Menge Geld dafür, dass er sich um seine Patienten kümmert – ganz im Gegensatz zu Ihnen. «Na gut! Vielen Dank trotzdem für die Hilfe.»

- Sie sagen noch etwas. **(401)**
- Sie legen auf. **(349)**

Wenn Sie sich notiert haben, dass es sich hier um ein Kammerflimmern **873**
handelt, dann bekommen Sie einen Kompetenzpunkt. Wenn nicht, verlieren Sie 2 Punkte. Was tun Sie als Nächstes?

- Defibrillation **(845)**
- zwei Beatmungen geben **(166)**
- weiter mit Thoraxkompressionen **(470)**
- etwas anderes **(903)**

874 Sie sind auf jeden Fall auf der sicheren Seite, wenn Sie alles tun. Sie wissen momentan noch viel zu wenig über die Patientin und deren mutmaßlichen Willen, und Sie können auf Basis der offenkundigen Behinderung und der Information, dass es da unter Umständen eine Patientenverfügung gibt, nicht eine Therapielimitierung einleiten. Bedenken Sie, dass Sie die Therapie eines Patienten jederzeit abbrechen – eine Therapielimitierung jedoch meist nicht rückgängig machen können. Zurück zu den Optionen von **194**.

875 Haben Sie die Patientin bereits intubiert?

- Ja. **(661)**
- Nein. **(1014)**

876 «Ich weiß ja nicht, wie ihr das seht, aber ich denke, wir sollten den Mann sofort in den OP bringen», sagen Sie selbstbewusst.

Die Antwort vom Bauchchirurgen folgt auf dem Fuß: «Gesprochen wie ein wahrer Chirurg.» «Moment!», mischt sich der Neurochirurg ein. «Ich denke, wir sollten zuerst einmal den Druck im Schädel des Mannes reduzieren, sonst klemmt der ein.»

«Da hast du schon recht!», antwortet der Kollege für das Grobe. «Allerdings sollte das Hirn auch noch perfundiert werden, und dafür muss diese massive retroperitoneale Blutung stehen!»

Sie sind Zeuge eines klassischen Interessenkonfliktes bei einem Polytrauma mit retroperitonealer bzw. intraabdomineller Blutung und Schädel-Hirn Trauma.

Sie versuchen zu vermitteln:

- «Ich denke, eine Laparotomie sollte auf jeden Fall als Erstes gemacht werden.» **(301)**
- «Ich denke, das Hirn hat Priorität!» **(469)**
- «Ich habe da eine bessere Idee!» **(976)**

877 Bei entsprechender Diagnose sehen Sie einen Ileus. Welche Art von Ileus liegt hier vor?

- paralytischer Ileus **(138)**
- obstruktiver Ileus **(214)**

Sie gehen davon aus, dass Herr Manteufel an einem akuten Koronarsyndrom leidet. Nun müssen Sie dieses aber schleunigst adäquat therapieren. Erinnern Sie sich noch daran, ob der Patient vom Notarzt eingeliefert wurde, und ob dieser eine adäquate antianginöse Therapie verabreicht hat? **878**

- Ja. **(181)**
- Nein. **(69)**

Erneut rufen Sie bei Herrn Gröhler an. Nachdem dieser das Telefonat entgegengenommen hat, erklären Sie ihm die Situation: «Wir haben nun herausfinden können, wo die Rhythmusstörung herkommt.» Sie beschreiben dem Mann die Diagnose und die Therapiemöglichkeiten. **879**

«Da bin ich mir noch nicht so sicher, ob ich das möchte!», erwidert Herr Gröhler.

«Am besten ich komme ins Krankenhaus, da kann ich mir das auf dem Weg noch überlegen.» Sie halten das für eine gute Idee: «Sie müssen hier sowieso noch ein paar Formulare unterschreiben», spielen Sie auf die Einwilligungen an.

«Aber hetzen Sie sich nicht, wir wollen Sie hier nicht auch noch als Patienten haben!», geben Sie Herrn Gröhler als guten Rat mit auf dem Weg und denken bei **760** über weitere Schritte nach.

Die acht reversiblen Ursachen des Herz-Kreislauf-Stillstands können als die vier Hs und die vier HITS zusammengefasst werden. **880**

Zu den vier Hs gehören: Hypovolämie, Hyper-/Hypokaliämie, Hypothermie, Hypoxie.

Zu den vier HITS gehören: Herzbeuteltamponade, Intoxikationen, Thrombose/Embolie, Spannungspneumothorax.

Sie sollten diese reversiblen Ursachen in- und auswendig kennen! Für jede der acht Gründe für einen HKS, die Sie nicht gekannt haben, ziehen Sie sich jetzt 4 Kompetenzpunkte ab. Sie versuchen jetzt also die reversiblen Ursachen auszuschließen, indem Sie einen BGA machen, dem Patienten eine Vollelektrolytinfusion geben sowie den Thorax abhören. Bis auf eine metabolische Azidose mit erhöhter Anionenlücke können Sie keine pathologischen Befunde feststellen. Auch die Beine des Patienten sehen nicht geschwollen aus. Zurück zu den Optionen von **803**.

Sie haben nun einen kleinen Überblick über die Situation gewonnen und müssen handeln. Was tun Sie? **881**

- Propofolnarkose und Intubation **(249)**
- Ketaminnarkose und Intubation **(378)**
- Hauptsache Intubation, das verwendete Hypnotikum spielt dabei keine Rolle. **(783)**
- nicht-Invasive CPAP/ASB-Beatmung **(894)**
- Glukokortikoidgabe **(1001)**
- Katecholamintherapie **(751)**
- forcierte Volumentherapie **(557)**
- forcierte Diurese **(73)**
- Inhalation von Salbutamol und Ipratropiumbromid **(120)**
- intravenöse Applikation von Clemastin und Ranitidin **(48)**

Nachdem Sie alle notwendigen therapeutischen Schritte unternommen haben, lesen Sie bei **442** weiter.

882 «Ich habe keinen Mutterpass.» Zurück zu den Optionen von **485**.

883 Ganz richtig. Sie wollen natürlich wissen, ob der Patient regelmäßig Medikamente bekommt. Sie erfahren von Stefan, dass der Patient, außer ab und zu eine Ibuprofen bei Bedarf, keine Medikamente einnimmt. Zurück zu den Möglichkeiten von **834**.

884 Weiter bei **674**.

885 Sie bitten Markus, einen Perfusor mit Heparin, den Sie mit 1050 IE/hr laufen lassen sowie die bei Ihnen vorrätige Lysemedikation zu richten und dem Patienten zu verabreichen.

«Du bist der Boss!», sagt dieser und befolgt Ihre Anweisungen.

Einige Zeit nachdem die Medikamente gegeben worden, wird der Patient plötzlich enorm tacchykard. Auf dem Monitor sehen Sie einen Sinusrhythmus mit 150 Schlägen pro Minute, also dem absoluten Maximum, was der Sinusknoten in diesem Alter schafft. Beim Versuch den Puls zu fühlen, merken Sie, dass es sich hier um eine elektromechanische Entkopplung handelt. Sie beginnen sofort mit den Reanimationsmaßnahmen – leider vergeblich, denn Herr Westphal verstirbt. Als Sie seiner Frau die traurige Nachricht mitteilen, bitten Sie um die Erlaubnis für eine Autopsie, denn Sie möchten wissen, warum der Patient versterben musste. Die Ehefrau erteilt Ihnen diese.

Drei Tage später werden Sie vom Pathologen angerufen und gefragt, ob Sie der Sektion beiwohnen möchten. Ihr Oberarzt gibt Ihnen die Erlaubnis dafür, und so machen Sie sich auf in den Sektionssaal.

Der Anblick Ihres ehemaligen Patienten lässt Ihnen einen Schauer über den Rücken fahren. Bei der Eröffnung des Brustkorbs sehen Sie, dass der vollkommen voller Blut ist, welches mutmaßlich dem riesigen Loch in der Aorta entstammt. Bei genauerer Untersuchung stellen Sie fest, dass die Aorta, da wo sie aufgerissen ist, in mehrere Schichten zerfallen ist – ganz wie bei, na klar: einer Aortendissektion! Welche Indikation für eine Lyse ohne weitere Therapie haben Sie gesehen? Wenn Sie dachten, der Patient leide an einer Lungenembolie, wäre die sofortige Ausführung der Lyse – auch ohne CT, indiziert gewesen. Aber mal ganz ehrlich ..., was sprach denn hier für eine Lungenembolie? Weiter bei **212**

Sie sehen einen akuten Myokardinfarkt und beginnen sofort mit Heparin- **886**
therapie und der Blättchenhemmung mittels Acetylsalicylsäure und Clopidogrel. Außerdem benachrichtigen Sie den Kardiologen, dass Sie einen Patienten mit akutem Myokardinfarkt haben, der sofort ins Katheterlabor muss. Der ist ein wenig irritiert, warum Sie ihn im CT treffen wollen, verspricht aber vorbeizukommen. Sie kramen das EKG heraus, was ja eindeutige ST-Hebungen gezeigt hat. Keine fünf Minuten, nachdem Sie die Medikamente verabreicht haben, fällt der Druck des Patienten erheblich und Herr Westphal verliert das Bewusstsein. Ihre Bemühungen den Patienten zu reanimieren bleiben erfolglos, und er verstirbt.

Sie sind übrigens einer der ganz wenigen, der in einer CT-Untersuchung mit arterieller Phase einen akuten Myokardinfarkt diagnostizieren kann. Das können nämlich nicht einmal Radiologen. Selbstverständlich litt Herr Westphal nicht an einem akuten Myokardinfakt, jedenfalls nicht primär. Eine myokardiale Beteiligung resultierend aus der Grunderkrankung liegt allerdings vor. Sie verlieren 30 Kompetenzpunkte. Merken Sie sich, dass Ihre Diagnosen und die sich daraus ergebenden Konsequenzen über das Leben von Menschen entscheiden, und denken Sie richtig gut nach, bevor Sie eine Diagnose stellen. Weiter bei **212**.

Sie verordnen der Patientin sofortige Bettruhe. «Bei einer Präeklampsie **887**
müssen Sie erst einmal strenge Bettruhe einhalten!», erklären Sie Frau Schreiner. Die ist davon nicht begeistert, aber so ist das nun mal. Von Ihnen aus kann sich Ihre Patientin mit dem Gynäkologen darüber streiten – bei Ihnen ist jetzt Bettpfanne angesagt. Zurück zu den Optionen von **926**.

«Wie ist es denn mit dem DMS-Status?», fragen Sie Nadine, die Sie leicht **888**
verständnislos anschaut. «DM was ...?»

«Hat die Patientin Schmerzen oder ein kaltes Bein?», übersetzen Sie eher schlecht als recht.

«Ach so, nein, nein. Die ist hier reingelaufen.»

Sie können also davon ausgehen, dass DMS intakt sind, und sich erst einmal mit Frau Schreiner beschäftigen. Weiter bei **419**.

889 Sie rufen Klaus an und erzählen ihm von Ihrem Patienten Herrn Manteufel. «Und warum klingelst du mich dafür mitten in der Nacht aus dem Bett?» Huch, der war doch gestern noch so freundlich, denken Sie sich. Aber bedenken Sie: Auch Ihr Oberarzt hat ein Recht auf seinen Schlaf, und es gibt aktuell keinen Grund, ihn aus selbigem herauszureißen. Was wollten Sie denn von ihm wissen – wie man einen Patienten mit freier Luft im Abdomen versorgt? Das sollten Sie allerdings selbst drauf haben, und wenn nicht, ist Ihr Oberarzt sicher nicht der richtige Ansprechpartner, zumindest nicht nach Mitternacht. Sie verlieren 5 Kompetenzpunkte. Weiter bei **627**.

890 «Das ist ja komisch!», steht Nadine vor Ihrer Patientin. «Die ist ja eigentlich kerngesund – nur dass Sie total ohnmächtig ist.»

Kennen Sie des Rätsels Lösung?

- Die Patientin könnte eine Hirnblutung haben und muss sofort intubiert werden. **(862)**
- Die Patientin hat Drogen genommen und sollte sofort eine Kombination aus Naloxon und Flumazenil verabreicht bekommen. **(261)**
- Sie sind völlig entspannt und verabreichen ein Medikament. **(546)**
- Sie tun etwas ganz anderes. **(371)**

891 Sie lassen nicht locker und argumentieren damit, dass die Patientin ja auch noch eine andere als die von Ihnen befürchtete Erkrankung haben könnte.

«Sie ist ja schließlich nicht anamnesefähig», sagen Sie und haben damit das Argument gefunden, welches den Radiologen schließlich einknicken lässt.

«O. k., dann kommen Sie ins CT, und wir fahren das Abdomen.»

Für den Fall, dass Sie bereits eine Sonographie gemacht haben, wäre die Idee, noch zusätzlich eine CT durchzuführen, nicht indiziert, und Sie verlieren 3 Kompetenzpunkte.

Sie informieren Markus, und schon geht's mit Frau Gröhler ab ins CT. Aufgrund der unklaren Lage bezüglich Allergieanamnese sowie der erhöhten Nierenwerte müssen Sie jedoch auf ein i. v. Kontrastmittel verzichten.

Für die Erkrankung von Frau Gröhler ist dies jedoch unerheblich. Nachdem die CT-Untersuchung beendet ist, berichtet Ihnen der Radiologe: «Also, man kann eine verdickte Struktur im rechten Unterbauch erkennen. Darum befindet sich auch ein wenig Flüssigkeit.» Weiter bei **922**.

«Was geht Sie das an?» Frau Schreiner, die auf Sie eigentlich einen ganz beherrschten Eindruck gemacht hat, fährt Sie plötzlich wütend an. Sie entschuldigen sich für Ihre fehlende Diskretion. Dann sprudelt es aus der Patientin raus: Ihr Freund habe sie verlassen, als er erfahren habe, dass sie schwanger sei. Das war vor drei Monaten. Sie habe daraufhin einige Freunde gehabt, die es aber alle nicht ehrlich mit ihr gemeint haben. Gestern habe sie erfahren, dass der Vater ihres Kindes eine neue Freundin habe. Zurück zu den Optionen von **485**. **892**

Sie sollten wirklich dringend an Ihren Fähigkeiten zur CT-Interpretation arbeiten. Die von Ihnen gestellte Diagnose wäre eine absolute OP-Indikation und hätte damit fatale Konsequenzen. Sie verlieren 5 Kompetenzpunkte, und Herr Manteufel kann sich glücklich schätzen, dass der Radiologe besser CTs befunden kann als Sie. Zurück zu den Optionen von **618**. **893**

«Daran solltest du nicht einmal denken!», belehrt Sie Markus energisch. «Herr Klein ist ja vollkommen soporös und hat kaum noch Schutzreflexe! Außerdem besteht eine Verlegung der Atemwege. Da ist eine NIV kontraindiziert!» Sie verlieren 5 Kompetenzpunkte. Zurück zu den Optionen von **881**. **894**

Sie haben ganz recht. Leider kommt Ihre Einsicht aber ein wenig spät. Schon vor ein paar Minuten, als Schwester Anne bei Ihnen angerufen hat, hätten Sie sich eine analgetische Strategie überlegen sollen. Sie denken über ein alternatives Analgetikum nach und lesen weiter bei **759**. **895**

Eine andere Möglichkeit scheint momentan nicht sinnvoll. Ziehen Sie sich 2 Kompetenzpunkte ab, und entscheiden Sie sich für eine andere Option von **639**. **896**

«Markus, lass uns in die Eins gehen. Die dürfte wieder frei sein.» **897**

Gesagt, getan! Markus und Nadine rollen den Patienten in Kabine 1. Dort wird er vom anwesenden Personal vom Stretcher auf das Patientenbett umgelagert, und Nadine macht sich ans Messen der Vitalparameter.

«Bitte miss den Blutdruck an beiden Armen!», rufen Sie ihr zu.

Während die Schülerin am Arbeiten ist, haben Sie die Möglichkeit, sich einen kurzen Eindruck vom Patienten zu machen. Am Stöhnen des Patienten und der Tatsache, dass Nadine irgendwie Probleme hat, einen Blutdruck zu messen, merken Sie, dass hier irgendetwas nicht so richtig stimmt. Deshalb dürfen Sie jetzt keine Zeit verlieren! Wählen Sie aus den unten angebotenen Möglichkeiten maximal zwei aus – mehr Zeit steht nicht zur Verfügung. Bedenken Sie, dass Sie aus dem Resultat Ihres kurzen Checks womöglich wichtige Konsequenzen ziehen müssen!

- Arterielle BGA durchführen. **(808)**
- Pulsstatus ermitteln. **(152)**
- Orientierende neurologische Untersuchung durchführen. **(203)**
- Lunge und Herz auskultieren. **(244)**
- Den Patienten nochmals genau nach der Schmerzintensität fragen. **(331)**
- Das Abdomen nach pathologischen Geräuschen auskultieren. **(242)**
- Ein 12-Kanal-EKG schreiben. **(707)**
- Echokardiographie durchführen (wenn Sie sich für diese Möglichkeit entscheiden, dürfen Sie anstelle von zwei nur diese eine Untersuchung durchführen, da eine Echokardiographie zeitaufwändig ist). **(636)**

Führen Sie Ihre Untersuchungen durch, und lesen Sie dann bei **773** weiter.

898 Die Abkürzung ISS steht für Injury Severity Score und ist eine Möglichkeit, die Summe der Verletzungen, die der Patient aufweist, zu quantifizieren und eine prognostische Aussage zu machen. Außerdem dient der ISS dem Quaitätsmanagement sowie dem Benchmarking, da er einen Vergleich verschiedener Schwerverletzter möglich macht. Beim ISS werden für jede Körperregion (Schädel, Gesicht, Thorax, Abdomen und Becken, Extremitäten und äußere Weichteile) jeweils 1 bis 6 Punkte vergeben. Die Nummer 1 weist hierbei auf die geringste Verletzungsschwere, die Nummer 6 auf eine nicht behandelbare Verletzung hin. Zwei steht für eine ernsthafte, drei für eine schwere, vier für eine sehr schwere und fünf für eine kritische Verletzung. Die zugeteilten Zahlen der drei am schwersten betroffenen Gebiete werden jeweils quadriert und dann miteinander addiert. Hierbei kann man eine maximale Punktezahl von 75 erreichen. Wurde einem Bereich die Nummer 6 zugeteilt, so hat der Patient automatisch 75 Punkte. Ab einer Punktzahl von 18 spricht man von einem Polytrauma.

Für unseren Polytrauma-Patienten gilt entsprechend: Die drei am schlimmsten betroffenen Gebiete sind Schädel, Abdomen/Becken und Gesicht. Hier liegen die komplexesten und potenziell lebensbedrohlichsten Verletzungen vor. Für Becken und Schädel gibt es jeweils fünf, für das Gesicht drei Punkte. Damit kommt man auf einen ISS-Wert von 59 Punkten. Für alle drei Punkte, um die Sie sich verrechnet haben, verlieren Sie einen Kompetenzpunkt. Zurück zu den Optionen von **650**.

Die erste vorzunehmende Maßnahme ist das Messen des Fiebers überhaupt. Bisher haben Sie nur die Information der Rettungsdienstmitarbeiter, dass die Patientin Fieber hätte. Ob diese die erhöhte Temperatur selbst gemessen oder vom Heim übernommen haben, wissen Sie nicht. Zur Verifikation bitten Sie Nadine, die Messung durchzuführen – und tatsächlich: Frau Gröhler hat eine Körpertemperatur von 39,8°C. **899**

«Gut, dann machen wir einen U-Stix und ein Röntgen des Thorax!», erläutern Sie die von Ihnen geplanten Maßnahmen.

Hätten Sie alle drei Untersuchungen auch durchgeführt? Für jede vergessene verlieren Sie 2 Kompetenzpunkte. Weiter bei **576**.

«Hallo, hier ist die Notaufnahme!», informieren Sie den Kollegen am anderen Ende der Leitung über Ihre Identität. **900**

«Wir haben hier einen Patienten im Zustand nach Reanimation. Wir müssen herausbekommen, warum er einen Herz-Kreislauf-Stillstand hatte, und dafür brauchen wir ein Thorax-CT mit pulmonalarterieller Kontrastierung», sagen Sie zu Ihrem Kollegen der Radiologie.

«Sie glauben also, eine Lungenembolie ist für den Zustand des Patienten verantwortlich?», werden Sie vom radiologischen Kollegen gefragt. «Haben Sie denn schon mit der Lyse und der Antikoagulation begonnen?»

Beschämt, dass der Radiologe offensichtlich mehr klinische Erfahrung hat als Sie, gestehen Sie ein, dass das nicht der Fall ist und dass Sie erst die Diagnose sichern wollten.»

«Na, wenn Ihr Patient reanimationspflichtig war, und Sie glauben, der Grund ist eine Lungenembolie, dann müssen Sie das sofort therapieren!»
Was wollen Sie tun?

- Sie therapieren die Lungenembolie. **(408)**
- Sie überlegen es sich nochmal anders. **(302)**

Sie schreiben ein 12-Kanal-EKG und sehen die in **Abbildung 7** dargestellten Befunde. **901**

«Das sieht aber nicht so ganz gesund aus!», kommentiert Markus den Papierstreifen. Zurück zu den Optionen von **294**.

902 Sie mustern den Patienten erneut und haben ein ganz komisches Gefühl im Bauch. Die Symptome von Herrn Westphal sind irgendwie so heterogen: Neurologische Ausfälle unterschiedlicher Qualität und Quantität in allen außer einer Gliedmaße, Brustschmerzen und der Pulsstatus war auch irgendwie eigenartig. Und dann das EKG! Hier würden Sie am liebsten alle Spezialisten auf einmal holen. Aber wer kann Ihnen tatsächlich helfen?

- Den Oberarzt – man muss zugeben, wenn man nicht mehr weiter kommt! **(816)**
- den Gefäßchirurgen **(657)**
- den Radiologen **(19)**
- den Herzchirurgen **(609)**
- den Neurologen **(377)**
- den Kardiologen **(679)**
- den Anästhesisten **(775)**

903 Die korrekte Antwort ist unter **873** aufgeführt. Denken Sie noch einmal darüber nach, allerdings nicht ohne 2 Kompetenzpunkte einzubüßen.

904 «Du, ich glaube Herr Manteufel hat eine Pankreatitis!», verkünden Sie Ihren Verdacht stolz vor Schwester Anne. Die schaut Sie verdutzt an: «Du, ich bin kein Arzt, aber sollten bei einer Pankreatitis nicht auch die Pankreasenzyme erhöht sein?» Schwester Anne liegt vollkommen richtig. Sie sollten sich nie von nur einem Symptom (Gummibauch) verleiten lassen, um eine Diagnose zu stellen. Sie sollten sich immer genau hinterfragen. Hätten Sie das hier getan, dann wären Ihnen die negativen Pankreasenzyme aufgefallen. Da der Patient als Folge Ihrer Unachtsamkeit keine Schäden davonträgt, verlieren Sie lediglich 3 Kompetenzpunkte. Kehren Sie zurück zu den Optionen von **1012**.

905 Der Unterschied zwischen einer Defibrillation und einer Kardioversion besteht darin, dass bei Letzterer der Schock mit dem vorliegenden EKG synchronisiert wird. So wird vermieden, dass der Schock in der vulnerablen Phase des Herzzyklus abgegeben und so ein Kammerflimmern ausgelöst wird. Bei der Defibrillation hingegen ist dies nicht mehr möglich, da eine geordnete elektronische Herzaktivität nicht mehr vorliegt.

Weiter bei **737**.

906 Wie in aller Welt stellen Sie sich das denn vor? Vermutlich nahmen Sie an, dass hinter den Beschwerden von Herrn Klein auch eine Komponente eines

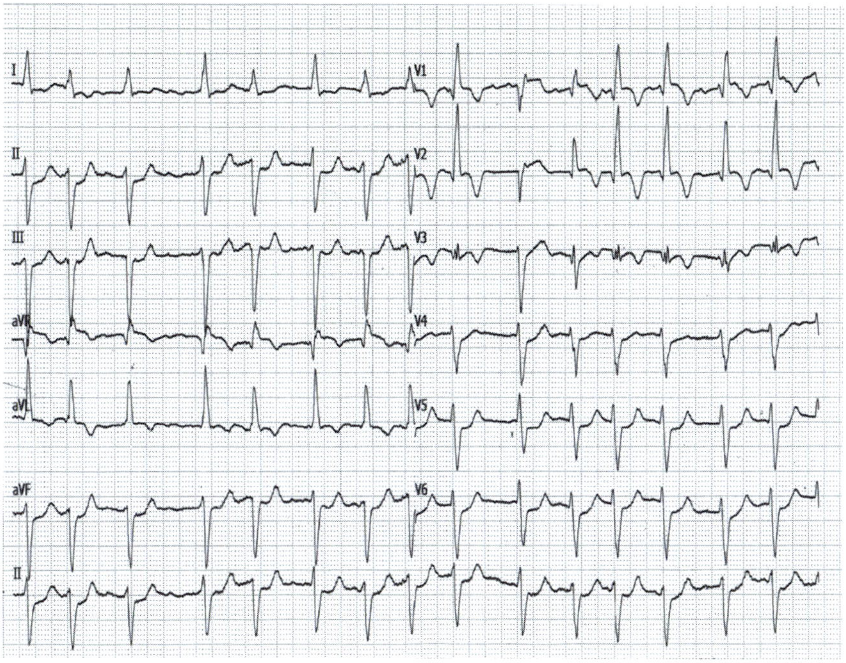

Abbildung 7

allergischen Asthmas steckt. Das ist prinzipiell möglich, aber im Moment überhaupt nicht relevant. Im Moment steht die Beurteilung der Akutsituation im Vordergrund. Diese müssen Sie schnell einschätzen, um den Patienten effektiv behandeln zu können. Sie verlieren 5 Kompetenzpunkte. Zurück zu den Optionen von **91**.

«Motiviert bis in die Haarspitzen unser junger Doc, was?», kommentiert **907**
Markus Ihre Entscheidung. Sie folgen dem Pfleger in den Schockraum. Schon beim Eintreffen hören Sie, bevor Sie Ihre Patientin sehen können, ein Röcheln, das so klingt, als würde jemand ertrinken. Auf der Liege im Zimmer befindet sich eine ältere Frau – etwa siebzig, vielleicht ein wenig älter –, die nach Luft japst, als hätte ihr letztes Stündlein geschlagen. Die Rückenlehne der Liege ist hochgeklappt, so dass die Frau mit aufgesetztem Oberkörper vor Ihnen liegt. Neben der Patientin steht eine Schwester, die Sie noch nie in Ihrem Leben gesehen haben und setzt der Frau gerade eine Sauerstoffmaske mit Reservoir auf. Stefan begrüßt die Schwester: «Moin, Moni. Was is‘n hier los?» Weiter bei **479**.

908 Die Patientin zuckt für einen kurzen Moment unkontrolliert, bevor sie wieder genauso teilnahmslos vor Ihnen liegt wie zuvor.

Sie schauen auf den Monitor, der keine wesentliche Änderung der Herzaktivität anzeigt. Wie geht es nun weiter?

- Ihr Therapieansatz hat nicht funktioniert. Gefrustet sagen Sie: «Na, dann eben nicht!», und lassen die Patientin erst einmal in die Notaufnahme fahren. **(239)**
- Sie schocken die Patientin erneut. **(178)**
- Sie beginnen die medikamentöse Therapie. **(179)**
- Sie beginnen mit CPR. **(220)**

909 Sie bitten Markus, erneut Blut abzunehmen, und dieses auf die Werte CK sowie CK-MB testen zu lassen. Welchen Zweck Sie damit erfüllen wollen, ist allerdings weder Markus noch Nadine wirklich klar. Wenn Sie keinen wirklich guten Grund für diese Untersuchung anbringen können, verlieren Sie 3 Kompetenzpunkte. Initiieren Sie Untersuchungen immer nur mit expliziter Fragestellung und niemals einfach so – Sie geben unnötig Geld aus und handeln sich unter Umständen mehr Ärger ein, als Sie denken. Zurück zu den Optionen von **258**.

910 Bei dieser Kombination liegen Sie richtig. Sie wird in vielen chirurgischen Kliniken als Standard bei der Peritonitis verwendet. Wegen der Enterokokkenlücke, welche im Wirkspektrum der Cephalosporine zu finden ist, müssen Sie allerdings ein enterokokkenwirksames Medikament zusätzlich geben. In diesem Fall Metronidazol. Was müssen Sie vor der Anwendung unbedingt noch beachten? Notieren Sie sich die Antwort und lesen Sie bei **439** weiter.

911 «Eigentlich wollte ich morgen zu meinem Dr. Feldkam gehen, aber der Bert, mein Mann, hat darauf gedrängt, weil's doch nicht besser geworden ist. Und außerdem ist das Bein ein bisschen rot geworden. Und damit er Ruhe gibt, hab ich den Herrn Doktor gerufen. Aber der konnte ja auch nichts machen.» Sie bekommen 2 Kompetenzpunkte gutgeschrieben! Die Frage, was Patienten gerade jetzt veranlasst hat, nach medizinischer Versorgung Ausschau zu halten, ist enorm wichtig und für die Patienten meist so selbstverständlich, dass es ihnen oft gar nicht einfällt, Entsprechendes zu erwähnen. Fragen Sie immer danach. Zurück zu den Optionen von **349**.

Weiter bei 310. 912

913 Im Schockraum angekommen, lassen Sie sich von Markus ablösen und bitten Nadine, den Defibrillator anzubringen. Der Notarzt bietet Ihnen an, beim Drücken zu helfen, damit Sie sich um die sonstigen Dinge kümmern können. Sie nehmen das Angebot vorerst dankend an, haben aber schon eine Möglichkeit im Kopf, sich das Drücken eventuell etwas zu erleichtern. Nadine bringt den Defibrillator an, und auch dieser zeigt weiterhin den Rhythmus aus Abbildung 2 (siehe Seite 75). Um welchen Rhythmus handelt es sich? Notieren Sie sich den Namen, und lesen Sie bei 873 weiter.

914 Welche Alternative haben Sie denn? In der Schwangerschaft muss man natürlich mit Midazolam aufpassen – trotzdem: Hier handelt es sich um einen akuten Notfall. Sie müssen innerhalb weniger Momente handeln, sonst läuft das Ungeborene ernsthaft Gefahr, einen hypoxischen Schaden davonzutragen. Wenn Sie als Alternative an ein anderes Benzodiazepin, wie beispielsweise Lorazepam gedacht haben, dann ist das in Ordnung. Wenn Sie gar kein Benzodiazepin verabreichen wollten, dann verlieren Sie 2 Kompetenzpunkte. Weiter bei 858.

915 Eigentlich sollten Sie vor einer Therapie noch die Ergebnisse aus dem Labor abwarten, um einen sichere Diagnose zu stellen. Hier scheint es allerdings nicht mehr ohne Weiteres möglich, noch eine halbe Stunde zuzuwarten, denn die Patientin braucht jetzt eine Therapie. Sie müssen sich also entscheiden! Wie therapieren Sie?

- Metoprolol 5 mg langsam i. v. **(533)**
- Morphin 5 mg titriert i. v. **(162)**
- Nitroperfusor mit 1 mg/ml **(25)**
- Clemastin 2 mg und Ranitidin 50 mg als Kurzinfusion i. v. **(259)**
- Salbutamol und Iprotropiumbromid über Vernebler **(27)**
- Reproterol 0,09 mg i. v. über 20 min **(288)**
- Amiodaron 321 mg i. v. über 20 min **(856)**
- Furosemid 80 mg i. v. als Bolus **(616)**
- Sie initiieren die nicht-invasive Beatmung. **(941)**
- Sie initiieren die Notfalllyse. **(687)**
- Adrenalin 1:100 gemischt titriert i. v. in 1-ml-Schritten **(365)**
- 250 mg SDH **(376)**
- Imipenem/Cilastatin 500 + 500 mg als Notfallantibiose **(603)**

Wenn Sie eine Auswahl getroffen haben, lesen Sie bei 67 weiter!

916 Vor einer Intubation sollte der Patient solange wie möglich mit 100 % Sauerstoff aufoxygeniert werden. Dies geschieht, um die FRC zu erhöhen. Die arterielle Sauerstoffsättigung sinkt bei Apnoe nach ungefähr 30 Sekunden auf einen Wert unter 90 %. Bei adäquater Präoxygenierung können Sie diesen Zeitraum um das Fünf- bis Sechsfache verlängern. Außerdem sollte der Kopf des Patienten etwas hochgelagert werden (Jackson Position). Dazu können Sie beispielsweise ein Kissen verwenden. An Material brauchen Sie: ein Laryngoskop mit Spateln der Größe 3 oder 4, einen Tubus (standardmäßig Größe 7,5 bei Männern), einen Führungsstab (möglichst mit Silikon gleitfähig gemacht), eine Blockerspritze, eine Absaugung sowie eine Beatmungsmaske mit Sauerstoffanschluss. Sollte Ihnen die Intubation nicht gelingen, so ist es sinnvoll, sich entweder Guedel- oder Wendeltubus zurechtzulegen, um den Patienten mit der Maske beatmen zu können. Außerdem sollte Sie sich Gedanken über alternative Atemwege machen. Da Herr Klein unter einer akuten allergischen Schwellung der Mundschleimhaut leidet, sollten Sie zumindest nach dem Koniotomieset fragen. Sie bekommen hier einen Kompetenzpunkt, falls Sie wussten, dass Sie den Patienten präoxygenieren müssen, sowie 2 Kompetenzpunkte für eine vollständige Vorbereitung. Für jede Materialkomponente, die Sie vergessen haben, verlieren Sie allerdings 2 Kompetenzpunkte. Sie schätzen Herrn Klein auf ca. 80 kg. Vorbereitung ist bei einer Intubation das Wichtigste! «Ich habe das Ketamin aufgezogen! Kann es losgehen?»

- «Ja, spritz ihm 110 mg Ketamin und 5 mg Midazolam!» **(884)**
- «Nein, vorher müssen wir unbedingt noch etwas anderes machen!» **(185)**

917 Wenn Sie sich die Arteria dorsalis pedis sowie die Arteria tibialis posterior als richtige Antwort notiert haben, dann können Sie sich hierfür jeweils einen Kompetenzpunkt gutschreiben. Für jede nicht korrekt notierte Arterie verlieren Sie 2 Kompetenzpunkte. Zurück zu den Optionen von **252**.

918 Weiter bei **390**.

919 Sie haben jetzt gerade absolut keine Lust mehr, sich schon wieder um einen Kranken zu kümmern. Für heute Nacht haben Sie wirklich genug geleistet. Markus, der gerade im RTW beschäftigt ist, wird das schon machen. Er soll den Patienten erst einmal aufnehmen und triagieren. In dieser Zeit verschieben Sie Ihr Nickerchen nach drinnen ins Arztzimmer.

Als Sie sich gerade auf leisen Sohlen auf den Weg machen, ruft Ihnen einer der Sanis hinterher: «Hey Doc, Sie haben uns wohl nicht gehört? Wir brauchen Sie hier, schnell!»

Hoffentlich haben Sie nicht wirklich gedacht, Sie können sich einfach so aus dem Staub machen. Wenn ja, verlieren Sie 10 Kompetenzpunkte und dürfen bei **194** weiterlesen.

Haben Sie die Patientin bereits intubiert? **920**

- Ja. **(223)**
- Nein. **(822)**

Die inspiratorische Sauerstoffkonzentration, die mit Hilfe einer Sauer- **921**
stoffmaske, an die ein Reservoirbeutel angeschlossen ist, erreicht werden kann, liegt weit über der atmosphärischen Konzentration von 21 %. Sie können sich merken, dass Sie mit Hilfe einer solchen Apparatur eine Konzentration von ungefähr 60 bis 65 % Sauerstoff in der applizierten Luft erreichen können. Nur die Beatmung mittels Demand-Ventil bietet eine noch höhere Konzentration an. Hier kann eine FiO2 von fast 1,0 erreicht werden. Sie verlieren 2 Kompetenzpunkte.

«O. k., dann sollten wir uns mal dringend um die gute Frau kümmern!», lächelt Stefan die Patientin an und greift nach ihrer Hand. Offenbar handelt es sich bei dem Kollegen um einen Charmbolzen. Die ältere Frau lächelt sogar zurück und Stefan stellt die Runde vor!

«So, Herr Kollege ...», wendet er sich an Sie: «Jetzt zeig mal, was du drauf hast! Du bist Schockraum-Leader!», übergibt er die Leitung an Sie. Na, da bleibt Ihnen wohl nichts anderes übrig, als noch einmal anzupacken. Allerdings müssen Sie sich schnell etwas überlegen, denn die Lippen der armen Frau sind bereits blau, und wenn das hier so weiter geht, steht in fünf Minuten kein Sauerstoff mehr für ihre Atempumpe zur Verfügung. Weiter bei **550**.

Ein Wort zum Einsatz des CT bei unklarem Abdomen: Die Vorgehenswei- **922**
se in einem solchen Fall ist tatsächlich von Haus zu Haus extrem unterschiedlich. In Amerika ist man mit dem Einsatz des CT bei Bauchschmerzen extrem freizügig, während man in den europäischen Ländern eher eine differenzierte Diagnostik vorzieht. Etliche Studien zeigen, dass eine Stufendiagnostik bei Bauchschmerzen den Einsatz des CT mit all seinen möglichen Komplikationen reduzieren kann. Speziell bei jüngeren Menschen, bei denen eine große Strahlenbelastung erhebliche Konsequenzen hat, soll-

te man sich die Indikation sehr genau überlegen. Ausnahmen stellen Patienten dar, bei denen die Anamnese schlecht oder überhaupt nicht möglich ist, da diese beim Work-up des unklaren Abdomens von wesentlicher Bedeutung ist.
Es sind bei Frau Gröhler also beide Möglichkeiten richtig, allerdings hätten Sie sich, wenn Sie vorher eine Sonographie durchgeführt hätten, dieses Dilemma auch einfach ersparen können. Zurück zu den Optionen von **993.**

923 Im Moment ist die Applikation von Amiodaron noch nicht angezeigt. Sie hat allerdings ihren Stellenwert in der Behandlung von defibrillierbaren Algorhythmen, und wenn Sie das Medikament bereits aufgezogen haben, dann können Sie es geben. Korrekt wäre dessen Applikation allerdings erst bei der nächsten Medikamentengabe.

«Das hab ich jetzt noch gar nicht aufgezogen!», informiert Nadine Sie.

«So einfach geht das auch gar nicht», antwortet Markus und spricht damit einen wichtigen Punkt an. Welchen?

Notieren Sie die Antwort, und lesen Sie bei **508** weiter.

924 « ... 27, 28, 29, 30», zählt der Kollege. Danach tritt er zurück, um den angeschlossenen Monitor den aktuellen Rhythmus anzeigen zu lassen und damit zu kontrollieren, ob Ihre erste Defibrillation von Erfolg gekrönt war. Leider sehen Sie immer noch ein Kammerflimmern. Der Notarzt nimmt die Thoraxkompressionen routiniert wieder auf, während Sie am Defibrillator auf die «Laden»-Taste drücken.

Die Maschine lädt, Sie weisen die Umstehenden an, alle zurückzutreten, und der Patient bekommt einen Schock appliziert. Was müssen Sie nun unbedingt tun? Notieren Sie die Antwort, und lesen Sie bei **32** weiter.

925 «Nadine, nimm bitte ein Blutbild und ein Serumröhrchen ab. Auch eine Gerinnung und einen Alkoholspiegel brauchen wir. Und wenn du gerade dabei bist, dann mach‘ bitte ein Drogenscreening mit.

«Soll ich aus der Nadel noch den BZ machen?», werden Sie von der Schülerin, die ihre Sache offensichtlich besonders gut machen möchte, gefragt.

- «Ja klar, danke!» **(287)**
- «Nein, wir haben im Moment wirklich Besseres zu tun!» **(9)**

926 «Mensch, Frau Schreiner hat eine Präeklampsie!», stellen Sie fest, erfreut endlich die richtige Diagnose zu kennen. Sie beginnen sofort mit der entsprechenden Therapie.

- Den Gynäkologen nochmals anrufen. **(303)**
- Magnesium i. v. 1 g **(350)**
- Metoprolol 5 mg langsam i. v. titrieren. **(770)**
- Dihydralazin 6,25 mg langsam i. v. titrieren. **(326)**
- sofortige Entbindung **(820)**
- Die Präeklampsie muss nicht therapiert werden, sie entlassen die Patientin. **(595)**
- Bettruhe **(887)**
- Midazolam 5 mg i. v. prophylaktisch in 1,25 mg Schritten **(586)**
- etwas anderes **(440)**

Wählen Sie die richtigen Therapieschritte, und lesen Sie dann weiter bei **311**.

«Das wird hier so nichts werden!», sagen Sie. «Wenn wir noch länger warten, dann wird die Frau hypoxisch und wir müssen notfallmäßig einleiten. **927**

«Moni, bitte tausche die Beutelmaske gegen ein Demandventil und versuche die Dame assistiert zu beatmen. Damit stellen wir eine ausreichende Präoxygenierung sicher.»

«Markus, wir haben heute ja schon intubiert, würdest du mir bitte auch jetzt assistieren?»

«Aber gerne!», antwortet der Pfleger.

Stefan hat noch eine Frage an Sie: «Sag mal, du hast zwar die Leitung, aber bist du dir wirklich sicher, dass du die Frau intubieren willst? Möglicherweise gibt es noch andere Möglichkeiten! Wir wissen ja noch nicht einmal, was sie hat!»

- «Ja, ich bin mir sicher!» **(95)**
- «Du hast wahrscheinlich recht, also erstmal einen Gang runterfahren und überlegen, was hier los ist!» Sollten Sie sich für diese Variante entscheiden, verlieren Sie 3 Kompetenzpunkte, weil Sie das ganze Team in einen unnötigen Aufruhr versetzt haben. **(550)**

So ganz einfach war es nicht, die etwas unkooperative Patientin dazu zu bewegen, Ihnen zu sagen, was gesundheitlich bei ihr nicht in Ordnung ist. Aber dies ist eine eminent wichtige Information, welche Ihnen hilft, das Leitsymptom eines Patienten besser einordnen zu können. Wenn Sie herausbekommen haben, dass Frau Meyer ein Vorhofflimmern, eine Angina pectoris im Rahmen einer KHK sowie eine arterielle Hypertonie mit in die Klinik gebracht hat, dann können Sie sich für jede der erkannten Erkrankungen 2 Kompetenzpunkte gutschreiben. Für jede nicht erkannte Er- **928** krankungen verlieren Sie entsprechend 3 Kompetenzpunkte. Weiter bei **159**.

929 Sie entscheiden sich für eine komplett mandatorische Beatmungsform und wählen den Druck als Einstellgröße. Diese Art der Beatmung ist für die Notfallsituation und die Reanimationssituation eine sichere und im innerklinischen Bereich übliche Beatmungsform. Sie ist sehr lungenschonend – wenn richtig eingestellt – und daher gerade im klinischen Umfeld und später auf der Intensivstation sehr zu empfehlen. In der aktuellen Situation bietet die PCV allerdings den entscheidenden Nachteil, dass Sie durch den definierten Spitzendruck nicht sicher gehen können, dass eine bestimmte Menge Luft beim Patienten ankommt. Das Tidalvolumen ist somit eine nicht eingestellte, indirekte Größe, die von pmax, aber auch der Compliance und Resistance der Lunge abhängt. Der Vorteil ist allerdings, dass Sie den pulmonalen Mitteldruck direkt beeinflussen und daher die Kreislaufwirkung der Beatmung auf den Patienten steuern können. Die von Ihnen gewählte Beatmungsform ist, wenn man denn mit ihr umgehen kann, eine elegante Wahl, weshalb Sie 2 Kompetenzpunkte bekommen.

«Was soll ich an der Maschine einstellen?», fragt Sie Markus.

Wählen Sie Pinsp, PEEP, I:E, f sowie FiO2 für Herrn Westphal aus, der ungefähr 70 kg ideales Körpergewicht aufweist, und lesen Sie bei **998** weiter.

930 Da sind Sie nicht mehr up-to-date. Ihr Vorgehen wurde in den Leitlinien der ERC zur Reanimation von 2010 revidiert, war aber bis zu diesem Zeitpunkt durchaus üblich und leitlinienkonform. Das mehrmalige Defibrillieren und die sofortige Rhythmuskontrolle sind nicht mehr leitlinienkonform. Dies liegt daran, dass es notwendig ist, die Hands-off-Zeit, also den Zeitraum ohne manuelle Thoraxkompressionen, so gering wie möglich zu halten, um das Blutvolumen kontinuierlich zirkulieren zu lassen. Auch bei einer erfolgreichen Konversion des pathologischen Kammer- zu einem Sinusrhythmus hat die weitere manuelle Thoraxkompression für weitere zwei Minuten keine negativen Auswirkungen. Sie verlieren 5 Kompetenzpunkte. Das Vorgehen bei Herzkreislaufstillstand sollten Sie im Schlaf beherrschen. Weiter bei **695**.

931 Tatsächlich sollte der Fundus des Uterus in der 20. SSW bereits am Bauchnabel zu tasten sein. Bei Frau Schreiner ist er aber 2 QF darunter zu palpieren, was für ein leicht verzögertes Wachstum des Fötus spricht. Sie verlieren einen Kompetenzpunkt. Weiter bei **516**.

«Und was ist der Grund dafür, dass wir hier keinen Betablocker einsetzen sollten?», bohrt Steffen weiter nach. Der fällt Ihnen im Moment allerdings auch nicht ein. Es liegt hier ja keine Sepsis oder sonstige Bedarfstachykardie vor, bei der der Einsatz eines Betablockers die Perfusion der Organe kritisch reduzieren würde. Sie sollten in diesem Fall also ernsthaft die Gabe des Medikamentes in Erwägung ziehen. **932**

«Da hast du mich ja ganz schön dran gekriegt!», müssen Sie beschämt zugeben. Sie verlieren 2 Kompetenzpunkte und geben das Metoprolol. Fast Augenblicklich sinkt die Herzfrequenz auf 100 Schläge pro Minute ab und der Blutdruck normalisiert sich auf Werte von 140/70 mmHg. Zurück zu den Optionen von **915**.

Die Echokardiographie von Herrn Manteufel zeigt einen Normalbefund. Sie können sehen, dass der Patient mit 110/min recht tacchykard ist, das zeigt Ihnen aber auch der Monitor, an den Herr Manteufel angeschlossen ist. Zurück zu den Optionen von **37**. **933**

Bei der Operation geht alles gut, und Herr Schwarz wird zum Aufwachen auf die Intensivstation verlegt. Dort schleicht man die Analgosedierung, welche aus Remifentanyl und Propfol besteht, aus. Aufgrund der niedrigen kontextsensitiven Halbwertszeiten erwarten die Kollegen, dass der Patient innerhalb kürzester Zeit erste Anzeichen einer zunehmenden Wachheit zeigt. Als er das auch 24 Stunden nach dem Ausschalten der Perfusoren nicht tut, wird eine CCT angefertigt. Hier kann man primär keine Schädigung sehen. Als man sich für ein zusätzliches Angiogramm entscheidet, kann man eine Thrombose der Arteria vertebralis erkennen. Der Apnoeversuch ist positiv, und es gelingt, den Patienten im Verlauf auf eine stabile CPAP/ASB-Atmung einzustellen. Er wird in eine neurologische Frühreha verbracht. Leider ändert sich an seinem Zustand nichts. Zwar ist es möglich, seine Atemsituation zu verbessern, so dass er nun konstant am T-Stück atmen kann, trotzdem bleibt er Zeit seines Lebens Apalliker. Außerdem erfahren Sie, dass eines der beiden Kinder den Unfall nicht überlebt hat. Dem anderen Kind musste man den linken Unterschenkel amputieren. Das verstorbenen Kind, so wird im Nachhinein klar, war nicht angeschnallt. Weiter bei **497**. **934**

Was wollen Sie wissen? **935**

- «Wie hoch ist denn der Blutdruck des Patienten?» **(793)**
- «Klagt der Patient über Brustschmerzen?» **(241)**
- «Wie hoch ist die Sauerstoffsättigung?» **(462)**

- «Ist es wirklich ernst oder kann ich meinen Kaffee noch austrinken?» **(484)**
- «Habt ihr schon ein EKG geschrieben?» **(379)**
- «Ist der Hautausschlag wenigstens besser geworden?» **(802)**

Entscheiden Sie sich für zwei Fragen. Sie können auch mehrere Fragen stellen, verlieren aber dann pro zusätzliche Information einen Kompetenzpunkt. Lesen Sie dann bei **40** weiter.

936 Sie können nicht glauben, was Sie auf dem Ausdruck in Ihrer Hand sehen. Die Werte passen so gar nicht zur initialen Beschwerdesymptomatik des Patienten. Der nahezu einzige Wert, der Ihnen keine Sorgen bereitet, ist das Troponin. Nicht sehr aufmunternd! Bei einer solchen Diskrepanz zwischen dem ersten und dem zweiten Laborbericht ist es durchaus sinnvoll, eine Wiederholung der Laborwerte anzufordern. Sie müssen natürlich bedenken, dass Sie damit wieder mindestens eine halbe Stunde verlieren. In diesem Fall ist die Entscheidung Ermessenssache. Sie machen aber auf keinen Fall einen Fehler, wenn Sie die Untersuchungen wiederholen. Leider zeigt Ihnen das zweite Labor nichts anderes. Weiter bei **1012**.

937 «Unter was?» Frau Schreiner kann mit dem Wort offenbar nicht viel anfangen. Sie erklären ihr, dass Sie wissen wollen, ob Sie eine Erkrankung hat, bei der sie regelmäßig einen Arzt aufsucht oder gegen die sie regelmäßig Medikamente einnehmen muss. «Keine Ahnung. Ich war so lange nicht beim Arzt. Aber Medikamente nehme ich nicht ein. Als Kind hatte ich mal Asthma, aber das hatte ich lange nicht, und dagegen nehmen muss ich nichts mehr. Früher habe ich ab und zu mal ein Spray gebraucht, aber das ist lange her.» Zurück zu den Optionen von **485**.

938 Ihr nächster Schritt muss unbedingt die kapnometrische Quantifizierung der expiratorischen Luft sein. Dies muss noch vor der Tubusfixierung geschehen, weil der Patient sonst Gefahr läuft, hypoxisch zu werden. Die Kapnometrie kann als einfache Farbumschlagskapnometrie sowie als Kapnographie erfolgen. Für die Beurteilung des Intubationserfolges reicht die normale Kapnometrie. Die diffferenzierte Beatmungstherapie erfordert allerdings die Kapnographie. Wenn Sie das gewusst haben, bekommen Sie 2 Kompetenzpunkte gutgeschrieben. Falls nicht, verlieren Sie allerdings 10 Kompetenzpunkte, da diese Maßnahme über Leben und Tod Ihres Patienten entscheiden kann und absolut unerlässlich ist. Sie führen bei Herrn Klein eine Kapnographie durch, indem Nadine das entsprechende Monitorkabel an das Tubusmodul anschließt, und sehen eine etCO2-Kurve, die zwischen den Werten 35 mmHg und 45 mmHg stetig unduliert. Wie interpretieren Sie diese?

- Die Intubation ist geglückt. **(761)**
- Der Patient ist ösophageal intubiert. (**686)**

«Was tut das zur Sache?», fragt Sie der Patient erstaunt. Und hat damit vollkommen recht. Der Versicherungsstatus eines Patienten spielt in der Notfallmedizin überhaupt keine Rolle. Das sollten Sie sich verinnerlichen. Damit Ihnen diese Tatsache nie wieder entfällt, verlieren Sie einen Kompetenzpunkt. Zurück zu den Möglichkeiten von **570**. **939**

Die Injektion von Katecholaminen ist in dieser Phase der Reanimation nach den ERC-Leitlinien von 2010 noch nicht vorgesehen. Im Moment hat etwas anderes Vorrang. Sie verlieren 3 Kompetenzpunkte. Zurück zu den Optionen von **695**. **940**

Haben Sie schon Morphin gegeben? **941**

- Ja. **(190)**
- Nein. **(341)**

Weiter bei **536**. **942**

Erneut rufen Sie den Kardiologen an, welcher genervt ans Telefon geht: «Ich dachte, ich hätte mich klar ausgedrückt. Was ist denn noch?» **943**

«Ich habe noch einmal gründlich nachgedacht und glaube, wir könnten Frau Gröhler mit einer Pulmonalvenenablation etwas Gutes tun! Können Sie die Patientin nicht bei sich aufnehmen?»

Stille in der Leitung.

«Was sind Sie denn für ein ... (dieses Wort kann man hier nicht schreiben, wird aber von wütenden Oberärzten gelegentlich benutzt, um ihre Frustration auszudrücken)? Haben Sie Ihren Doktortitel im Lotto gewonnen oder was? Lassen Sie mich bloß in Ruhe! Wenn Sie noch einmal die Frechheit besitzen, hier anzurufen, dann werde ich morgen mal ein paar Töne mit Ihrem Chef reden!»

Das hat gesessen. Der Verlust von ungefähr 80 % Ihres Selbstbewusstseins sowie von 10 Kompetenzpunkten schmerzt sehr! Zurück zu den Optionen von **993**.

Sie können eine vollständige internistische Untersuchung durchführen. Aber haben Sie dafür wirklich die Zeit? In der Notaufnahme warten noch **944** zwei Patienten, und Sie wissen nicht, was im Laufe der Nacht noch auf Sie wartet. Gehen Sie in der Notfallmedizin problemorientiert vor! Sie verlieren einen Kompetenzpunkt. Zurück zu den Optionen von **252**.

945 Hier zahlt sich Ihre Hartnäckigkeit von vorhin aus. Sie wissen, dass Herr Manteufel mit Thoraxschmerzen vorstellig geworden ist. Wenn Sie sich hier für Morphin 5–10 mg i. v. als fraktionierten Bolus entschieden haben, können Sie sich 2 Kompetenzpunkte gutschreiben, denn Sie haben bedacht, dass Morphin neben seiner analgetischen Wirkung auch einen nachlastsenkenden Effekt hat. Alternativ können Sie auch etwas weniger radikal beginnen und schauen, ob das gewählte Mittel Wirkung zeigt. Hier wäre eine Kurzinfusion mit Metamizol und Butylscopolamin das Mittel der Wahl. Sie müssen aber sicherstellen, dass Sie sich zeitnah wieder nach den Beschwerden des Patienten erkundigen, um bei Bedarf auf ein stärkeres Analgetikum zurückzugreifen.

Für jedes andere Schmerzmittel, für das Sie sich entschieden haben, mussten Sie sich bereits Kompetenzpunkte abziehen, denn keines der anderen Analgetika ist hier Mittel der Wahl. Wenn Sie gerade am Telefon mit Schwester Anne sprechen, lesen Sie weiter bei **810**. Wenn Sie schon auf der Fast Track Station sind, dann lesen Sie weiter bei **806**.

946 Eine Aufnahme auf Intensivstation ist etwas übertrieben. Sie haben schließlich keinen Katecholaminperfusor eingesetzt. Das erklärt Ihnen auch der Kollege, und Sie vereinbaren ein Bett auf einer normalen internistischen Station. Eine Woche später treffen Sie diesen Kollegen und fragen ihn, wie es Herrn Klein ergangen ist. Der antwortet Ihnen, dass sich beim Patienten zwar noch eine Spätreaktion gezeigt hat, diese aber gut behandelbar war. Der Kollege konnte Herrn Klein nach einem Tag entlassen. Für die Zukunft wollte sich der Patient ein Notfallkid zulegen, da er offensichtlich eine atopische Prädisposition hat. Auch eine Vorstellung beim Allergologen sei geplant. Weiter bei **209**.

947 «Herr Manteufel, wie ist es mit Ihren Schmerzen?», fragen sie Ihren Patienten, nachdem sich sein Blutdruck einigermaßen stabilisiert hat. «Nachdem Sie mir das Schmerzmittel gegeben haben, war es ein wenig besser, aber jetzt wird es langsam wieder wirklich schlimm!»

- Sie wollen schleunigst eine weitere Therapie einleiten. **(70)**
- etwas anderes **(277)**

«... und die ist richtig krank!», erklären Sie dem Arzt auf der Intensivstation. «Sie hat eine 4-Etagen-TVT!» Der scheint eher weniger beeindruckt und fragt Sie, worin Sie die Indikation für eine Aufnahme auf die Intensivstation sehen. **948**

- Sie rudern zurück und entschuldigen sich für die Störung. **(26)**
- Sie erläutern ihm die Indikation. Schreiben Sie alle Parameter auf, die Frau Meyer zur intensivpflichtigen Patientin machen. **(145)**

Sie haben sich gerade einen besonders dicken Zusatzpunkt bei Markus verdient, weil er den Urin nicht mitten in der Nacht einschicken muss. In Kompetenzpunkten schlägt sich das allerdings nicht nieder. Zurück zu den Optionen von **258**. **949**

Sie drehen sich um, um den Raum zu verlassen, da das Echokardiographiegerät in einem anderen Zimmer untergebracht ist. «Hey, wo gehst du hin?», hören Sie Markus hinter Ihnen herrufen. Als Sie ihm Ihr Vorhaben erklären, ist er alles andere als einverstanden. «Du, wenn wir nicht bald was machen, rutscht der Patient ins Kammerflimmern. Konzentrier' dich jetzt lieber mal auf deine Arbei!» Im Moment ist mit Sicherheit nicht der richtige Zeitpunkt, um eine Echokardiographie durchzuführen. Sie sollten sich nur kurz ein Bild machen. Für ausgiebige Diagnostik haben Sie aktuell einfach keine Zeit. Und außerdem: Welche Pathologie hätten Sie im Echo denn erwartet? Sie verlieren 5 Kompetenzpunkte. Zurück zu den Optionen von **805**. **950**

Während Sie auf den Dienstarzt warten, erklärt Frau Schreiner, dass es ihr im Moment gar nicht gut geht. Der Schwindel ist wieder da, und außerdem ist es ihr ein wenig schlecht. Sie verlassen den Raum, um ein Antiemetikum zu holen. Welches Antiemetikum möchten Sie verabreichen? **951**

- Dimenhydrinat **(395)**
- Metoclopramid **(654)**

In der von Ihnen angeforderten BGA zeigen sich folgende relevante Werte: pH 7,32; pO2 121 mmHg; pCO2 47 mmHg; die restlichen Werte zeigen im Vergleich zur Voruntersuchung keinerlei relevante Änderung. **952**

«Hey, sieht so aus, als ob du alles richtig gemacht hast!», erklärt Stefan stolz.

«Wie willst du weitermachen?»

- «Wir lassen die Patientin hier und warten, bis sie rekompensiert ist. Im Anschluss soll sie auf die internistische Normalstation.» **(574)**

- «Wir legen die Patientin auf die Intensivstation.» **(727)**
- Sie antworten etwas völlig anderes. **(11)**

953 Da der Dienstarzt der Gynäkologie gerade Zeit hat, verspricht er Ihnen, in ungefähr einer Viertelstunde zu Ihnen zu kommen, und Sie entscheiden, dass Frau Schreiner so lange in der Kabine warten kann. Weiter bei **951**.

954 Sie haben die Patientin nun stabilisiert – entweder medikamentös oder durch eine Kardioversion. Im Rahmen des Algorhythmus für Tacchykardien wäre eine Kardioversion hier das Mittel der Wahl gewesen, da die Patientin initial instabil war.

«So, jetzt aber erstmal rein!», weihen Sie die Kollegen in Ihre Strategie ein.

Die Rettungssanitäter sowie Markus beginnen die Patientin aus dem RTW in Kabine 3 zu bringen. In dieser Zeit können Sie sich schon einmal überlegen, wie es jetzt weitergeht.

Wählen Sie aus den unten stehenden Optionen diejenige aus, die Sie für sinnvoll erachten, und lesen Sie dann bei **659** weiter.

- Das akutmedizinische Problem der Patientin ist therapiert. Sie vereinbaren ein Bett auf einer peripheren Station. **(536)**
- Sie versuchen Kontakt zu den Angehörigen aufzunehmen. **(986)**
- Sie führen eine Anamnese durch. **(96)**
- Sie führen eine körperliche Untersuchung durch. **(189)**
- Sie schauen im Computer nach. **(639)**
- Sie schreiben ein 12-Kanal-EKG und bestimmen die Vitalwerte. **(625)**
- Sie applizieren Medikamente. **(846)**
- Sie nehmen Blut für laborchemische Untersuchungen ab. **(697)**
- Sie führen eine arterielle BGA durch. **(151)**
- etwas anderes **(456)**

955 «Wo ist denn der Kollege aus der Neurochirurgie?», fragen Sie in die Runde.

«Der kommt gleich!», antwortet der Unfallchirurg knapp. Weiter bei **274**.

956 Die Diagnosen stehen, und die Behandlungsstrategie ist besprochen. Eigentlich sollte jetzt noch eine Fremdanamnese nach dem SAMPLE-Schema erfolgen, um in der weiteren Behandlung des Patienten keine Überraschungen zu erleben. Leider ist dies momentan nicht möglich, da keine Angehörigen oder Freunde hier sind. Sie wissen außerdem um das Schicksal der Ehefrau, weshalb diese leider als Ihr direkter Ansprechpartner ausfällt. Den Kontakt zu anderen Angehörigen herzustellen, fällt nicht mehr in Ihren Aufgabenbereich und wird dann vom betreuenden Intensivteam durchgeführt. Nennen Sie trotzdem die einzelnen Komponenten des SAMPLE-Schemas, und lesen Sie bei **5** weiter.

Markus bittet die Patientin, beim nächsten Toilettengang ein wenig Urin abzufüllen, und gibt ihr dafür ein kleines Röhrchen mit. Da Frau Schreiner sowieso gerade Wasser lassen muss, geht sie sofort. Markus schickt die Probe ein, und eine halbe Stunde später liegt das Ergebnis vor: Leukozyten 1-fach positiv, Proteine 3-fach positiv, restlicher Befund normal. Zurück zu den Optionen von **258**. **957**

Sie beginnen also mit der vom Kardiologen gewünschten Therapie. **958**

Sie bitten Markus, einen Heparin- sowie einen Aspirinbolus zu verabreichen und außerdem den Nitroperfusor herzurichten und mit 1 ml/hr (entspricht 1 mg/hr) laufen zu lassen. Darunter kontrollieren Sie regelmäßig den Blutdruck.

«Du bist der Boss!», sagt Markus und befolgt Ihre Anweisungen.

Nachdem die Medikamente gegeben worden sind, machen Sie sich auf den Weg ins Labor. Beim Umlagern auf den Untersuchungstisch wird der Patient plötzlich enorm tacchykard. Auf dem Monitor sehen Sie einen Sinusrhythmus mit 150 Schlägen pro Minute, also dem absoluten Maximum, was der Sinusknoten in diesem Alter schafft. Beim Versuch, den Puls zu fühlen, merken Sie, dass es sich hier um eine elektromechanische Entkopplung handelt. Sie beginnen sofort mit den Reanimationsmaßnahmen – leider vergeblich, denn Herr Westphal verstirbt. Als Sie seiner Frau die traurige Nachricht mitteilen, bitten Sie um die Erlaubnis für eine Autopsie, denn Sie möchten wissen, warum der Patient versterben musste. Die Ehefrau erteilt Ihnen diese.

Drei Tage später werden Sie vom Pathologen angerufen und gefragt, ob Sie der Sektion beiwohnen möchten. Ihr Oberarzt gibt Ihnen die Erlaubnis dafür, und so machen Sie sich auf in den Sektionssaal.

Der Anblick Ihres ehemaligen Patienten lässt Ihnen einen Schauer über den Rücken fahren. Bei der Eröffnung des Brustkorbs sehen Sie, dass der vollkommen voller Blut ist, welches mutmaßlich dem riesigen Loch in der Aorta entstammt. Bei genauerer Untersuchung stellen Sie fest, dass die Aorta, da wo sie aufgerissen ist, in mehrere Schichten zerfallen ist – ganz wie bei, na klar: einer Aortendissektion! Weiter bei **212**.

959 Sie ändern Ihre Meinung offensichtlich ziemlich schnell. Ein paar gut vorgetragene Argumente reichen, um diese ins Wanken zu bringen. Das ist kein besonders günstiger Charakterzug für einen Notfallmediziner. Sie sollten differenziert überlegen, bevor Sie eine Stellungnahme abgeben, die über Leben und Tod des Patienten entscheiden kann. Die beiden Kollegen werden mutmaßlich ein paar mehr Polytraumen behandelt haben als Sie, und vielleicht wissen die Oberärzte der verschiedenen Abteilungen ja schon genau, was sie tun wollen, und wollten Sie testen bzw. vorführen. Sie verlieren 4 Kompetenzpunkte. Die offensichtliche Lösung des Dilemmas lesen Sie bei **976**.

960 «Frau Meyer, haben Sie eine Allergie gegen Medikamente? Im Speziellen gegen Kontrastmittel?» Die Patientin verneint Ihre Frage. Sollten Sie ebenfalls geplant haben, sich nach Allergien zu erkundigen, dann bekommen Sie keinerlei Kompetenzpunkte gutgeschrieben, da dies zu den absoluten Standards in Ihrem Beruf gehört und Ihnen in Fleisch und Blut übergegangen sein sollte. Wenn Sie die Frage allerdings nicht gestellt haben, verlieren Sie ganze 10 Kompetenzpunkte. Weiter bei **796**.

961 Da Frau Gröhler in einem Heim lebt, ist das Antibiotikum der Wahl tatsächlich Piperacillin und Tazobactam. Sie gehen nämlich von einer nosokomialen Infektion aus. Kombinieren sollten Sie dies mit einem Gyrasehemmer, um auch eventuelle Gram-negative Keime und/oder Legionellen abzudecken. Allerdings gibt es in den Untersuchungsergebnissen Ihrer Patientin überhaupt keinen Hinweis für eine Pneumonie. Sie verlieren 5 Kompetenzpunkte. Zurück zu den Optionen von **760**.

962 Es macht hier keinen Sinn, weiter nachzubohren. Das haben Sie richtig erkannt. Die Freundin der Patientin, die Ihnen ganz offenkundig mittlerweile das «Du» angeboten hat, ist offenbar genau so betrunken wie ihre Freundin und kann Ihnen wohl auch keine validen Informationen liefern. Zurück zu den Optionen von **389** bzw. **645**.

963 Im Grunde haben Sie recht: Psychische Beschwerden sind eine Differentialdiagnose des akuten Brustschmerzes. Für Sie als Dienstarzt ist das aber nicht von Belang. Außerdem deuten ja eine Menge Indizien darauf hin, dass den Beschwerden von Herrn Manteufel eine organische Ursache zugrunde liegt. Sie verlieren 2 Kompetenzpunkte. Zurück zu den Möglichkeiten von **834**.

«Wo ist denn eigentlich der MKG-Chirurg?», wollen Sie wissen. Von den anderen Anwesenden werden Sie mit großen Augen angeschaut. 964

«Was denn?», versuchen Sie sich zu verteidigen. «Wenn man diese Mittelgesichtsfrakturen nicht so schnell wie möglich richtet, wird der Mann für sein Leben entstellt sein», argumentieren Sie und schießen damit einen ordentlichen Bock.

Für die Versorgung von Mittelgesichtsfrakturen hat man in der Regel bis zu einer Woche Zeit. Sinnvoll wäre die Applikation einer antibiotischen Therapie, die der Patient aber im Laufe seiner Therapie sowieso bekommen wird – oder?

Sie verlieren 5 Kompetenzpunkte und dürfen sich bei den Optionen von **369** erneut versuchen.

Weiter bei **225**. 965

«Ähh, keine Ahnung. Ist das wichtig?» Stefan hat recht. In der jetzigen Situation ist es nicht von Belang, ob der Patient regelmäßig seinen Hausarzt aufsucht. Die Frage schadet aber auch nicht, weshalb Sie keine Kompetenzpunkte verlieren. Zurück zu den Möglichkeiten von **834**. 966

Weiter bei **310**. 967

«Gut, dann machen Sie bitte eine Sonographie!», sagen Sie zum Radiologen, insofern Sie diese Untersuchung noch nicht durchgeführt haben. Für den Fall, dass Sie bereits eine Sonographie gemacht haben, wäre die Idee, noch zusätzlich eine CT durchzuführen, nicht indiziert und Sie verlieren 3 Kompetenzpunkte. Wenn nicht, hat Sie der Radiologe überzeugt, dass im Moment diese Untersuchung eher angebracht ist. Weiter bei **922**. 968

Nachdem diese Frage nun auch geklärt wäre, stellen Sie sich ans Kopfende des Patienten und beginnen zwei Beatmungshübe mittels Maske zu verabreichen. Wollen Sie noch irgendetwas tun, bevor Sie das Laryngoskop in die Hand nehmen und versuchen, den Tubus in die Trachea von Herrn Westphal zu schieben? 969

- Ja. **(39)**
- Nein, es ist alles getan. **(403)**

Nachdem Sie letztes Wochenende mit Ihrer neuen, ein wenig alternativen Freundin am chinesischen Meditationskurs der Universität teilgenommen 970 haben, ist Ihnen vollkommen klar, dass Ihr Patient unter einer Meridianblockade leidet und der Schmerz, den er empfindet, nur Ausdruck einer seelischen Dysbalance ist. Die entsetzten Augen von Schwester Anne ignorierend nehmen Sie ein paar graue Kanülen und piksen den Patienten an allen möglichen Stellen, während Sie mit ihm über seine Ex-Frau sprechen. Nach Ihrer Behandlung geht es dem Patienten zunehmend besser, und Sie verschwinden wieder in die Notaufnahme. Als eine halbe Stunde später Ihr Reanimationspipser laut Alarm schlägt, ist es für eine Wiederbelebung von Herrn Manteufel zu spät. Der Pathologe findet am nächsten Tag neben der tatsächlichen Todesursache des Patienten auch ungefähr 30 Nadeln in dessen Körper, die er nicht so richtig einordnen kann. Der Dienst ist für Sie beendet. Gehen Sie nach Hause und warten Sie auf Post von der Staatsanwaltschaft.

971 Sie schauen auf den Monitor, und das tiefe Piepsen, welches Sie schon vorher als Warnsignal des Pulsoxymeters interpretiert haben, quantifiziert jetzt Ihre Befürchtung. Die periphere Sauerstoffsättigung liegt bei 89 %. Zurück zu den Optionen von **91**.

972 Sie sollten innerklinisch immer eine Hypokaliämie unter 3,5 mmol/l therapieren. Wenn die Patientin Herzrhythmusstörungen bekommt und Sie nicht auf die BGA reagiert haben, kann Ihnen ganz schön Ärger blühen. Sie verlieren 4 Kompetenzpunkte Weiter bei **652**.

973 Die Nummer von Klaus, Ihrem zuständigen Oberarzt, haben Sie sich ganz weit oben auf Ihren Notizblock geschrieben. Sie denken, jetzt ist ein guter Zeitpunkt ihn anzurufen, und wählen die notierte Nummer. Verschlafen geht Dr. Kaiser ans Telefon, und Sie tragen ihm den Fall vor. «Und was soll ich da jetzt machen?», mault er Sie unfreundlich an. Ganz so kumpelhaft wie gestern Abend klingt er jetzt aber nicht mehr. Das mag wohl an der fortgeschrittenen Uhrzeit liegen – und daran, dass Sie noch kein bisschen Diagnostik gemacht haben. Rufen Sie Ihren Oberarzt erst an, wenn Sie wirklich nicht mehr weiter wissen und schon alle sinnvollen diagnostischen Maßnahmen ausgeschöpft haben. Zurück zu den Optionen von **37**.

974 Sie erklären Ihrer Patientin, dass Sie das Medikament über eine Spritzenpumpe verabreichen müssen, da es auf diese Art und Weise viel besser steuerbar ist. «Aber dazu muss ich ja in der Klinik bleiben!», mokiert diese. «Da haben Sie nicht wirklich eine Alternative!», erklären Sie. Für die Auswahl der korrekten Therapie bekommen Sie 3 Kompetenzpunkte – aber nur, wenn Sie sich nicht vorher für die subkutane Applikation entschieden haben. Zurück zu den Optionen von **406**.

«Nadine, das Erste, was wir jetzt brauchen, sind die Vitalparameter. Mal schauen, wie Atmung und Kreislauf sich so machen!», teilen Sie der Schülerin die Notwendigkeit dieser Maßnahme mit. «Ich messe den Blutdruck und den Puls und du kannst in der Zeit mal schauen, wie die Sättigung und die Temperatur sind.» **975**

Haben Sie bei Ihrer Planung an alles gedacht oder hier etwas Wichtiges vergessen?

- Sie haben an alles gedacht. **(168)**
- Sie haben etwas Wichtiges vergessen. **(397)**

«Was halten die Herren denn davon, wenn Sie beide gleichzeitig operieren? Es ist ja genug für alle da!», werfen Sie in die Menge und hoffen, dass das jetzt nicht zu frech war. Die Oberärzte von Bauch- und Neurochirurgie sind allerdings offensichtlich angetan von Ihrer Idee und stimmen zu. **976**

«Gute Idee, Kleiner!»

Der Patient wird ohne eine sofortige Kontrolle der Blutung sowie ohne eine sofortige Reduzierung des Hirndrucks mit sehr hoher Wahrscheinlichkeit sterben. Sie müssen beide Probleme so schnell wie möglich angehen, denn wenn der Druck im Cranium weiter steigt, wird das Gehirn sich einen Weg zur Druckverminderung suchen. Dies nennt man Einklemmung. Ein Gehirn, welches sich in eines der natürlichen Öffnungen des Schädels eingeklemmt hat, ist praktisch nicht mehr zu retten – der Patient ist dann hirntot. Auf der anderen Seite ist eine effektive Perfusion der Endorgane, im Speziellen des Gehirns, notwendig. Der Perfusionsdruck kann aber ohne eine effektive Blutstillung nicht aufrecht erhalten werden.

Der beeindruckte Kollege der Neurochirurgie hat noch eine Frage an Sie:

«Was kann man denn machen, wenn der Hirndruck kritisch ansteigt, bevor wir im OP sind, sozusagen als Last Resort? Und woran erkennt man eigentlich einen kritisch erhöhten Hirndruck?»

Notieren Sie die Antwort, und lesen Sie bei **411** weiter.

Sie haben jetzt einen Überblick über die Laborwerte von Frau Schreiner. So richtig können Sie damit nichts anfangen. Ein ACS hat die Patientin wohl **977** kaum. Aber was nun? (Lesen Sie wirklich nur bei den Nummern weiter, die für eine Aktion stehen, die Sie tatsächlich ausführen wollen! Achtung Spoileralarm!)

- Sie schicken Frau Schreiner nach Hause. **(219)**
- Sie befragen Frau Schreiner nach ihren Symptomen. **(133)**
- Sie befragen Frau Schreiner nach ihrer medizinischen Vorgeschichte. **(804)**
- Sie befragen Frau Schreiner nach dem bisherigen Schwangerschaftsverlauf und ihrem Mutterpass. **(195)**
- Sie führen eine körperliche Untersuchung durch. **(429)**
- Sie führen eine gynäkologische Untersuchung durch. **(750)**
- Sie nehmen ein differentiales Blutbild sowie verschiedene Eisenwerte (Ferritin, Transferrin, Transferrin-Sättigung, Eisen im Serum) ab, um die Anämie genauer zu klassifizieren. **(730)**
- Sie führen eine arterielle BGA durch. **(84)**
- Sie führen eine Echokardiographie durch. **(726)**
- Sie bestimmen die D-Dimere. **(611)**
- etwas anderes **(319)**

Wenn Sie alle sinnvollen Untersuchungen durchgeführt haben, überlegen Sie sich eine Arbeitsdiagnose, und lesen Sie bei **997** weiter.

978 «Wollen Sie nicht an Ihr Telefon gehen?», fragt Sie Frau Schreiner. Sie antworten ihr, dass sie jetzt im Mittelpunkt stehe und alles andere nun warten müsse. Damit haben Sie sich zwar die Zuneigung Ihrer momentanen Patientin erworben, jedoch trotzdem bei Weitem nicht richtig gehandelt. Als Dienstarzt in der Notaufnahme sind Sie eben nicht nur für einen Patienten verantwortlich. Sie müssen Ihre Aufmerksamkeit wohl oder übel aufteilen. Nicht an Ihr Diensttelefon zu gehen, ist nicht akzeptabel, und stellt eine Vernachlässigung Ihrer Dienstpflicht dar. Sie verlieren 10 Kompetenzpunkte. Weiter bei **183**.

979 Naloxon hat eine geringere Halbwertszeit als die meisten Opiate, weshalb ein wacher Patient droht, wieder in die Apnoe zu rutschen. Sie müssen beim Einsatz dieses Medikamentes daher darauf achten, dass Sie eine geeignete Überwachung sowie die Möglichkeit einer Beatmung oder einer weiteren Naloxongabe sicherstellen. Wenn Sie die richtige Antwort gewusst haben, können Sie sich 2 Punkte gutschreiben. Wenn nicht, verlieren Sie 4 Punkte. Zurück zu den Optionen von **890**.

«Ich denke, die Situation ist soweit stabil», informieren Sie die Runde über Ihre klinische Einschätzung der Situation. «Wir machen jetzt erst mal eine Lufu. Der Patient scheint erhebliche Probleme beim Atmen zu haben.» An den großen Augen und dem entsetzten Gesicht von Markus können Sie erkennen, dass der wohl nicht ganz Ihrer Meinung ist. Da fällt es Ihnen wie Schuppen von den Augen: die Troponine. Der Patient hat ja Brustschmerzen. Da müssen Sie auf jeden Fall die Troponine mitbestimmen. Schließlich ist ein akuter Myokardinfarkt eine wahrscheinliche Differentialdiagnose. **980**

«Die Schmerzen werden immer schlimmer!», klagt der Patient. «Es ist, wie wenn jemand in meinem Brustkorb herumbohrt!» Langsam werden Sie ein wenig panisch. Was haben Sie denn da übersehen? Doch bevor Sie sich Gedanken machen können, macht der Monitor sich mit lauten Alarmgeräuschen bemerkbar. Offenbar hat der Patient einen kaum noch messbaren Blutdruck – links! Auch die Sauerstoffsättigung ist in die 80iger gefallen.

«Herr Westphal!» Der Patient reagiert überhaupt nicht mehr auf Ihre Ansprache. Auch als Sie ihm einen schmerzhaften Reiz auf das Sternum setzen, kommt keinerlei Reaktion. Das Gesicht des Patienten hat jetzt eine dezente Weißfärbung angenommen, die so überhaupt nicht gesund aussieht. Auch die Arme sind plötzlich kalt. Ein Capillary-Refill-Phänomen können Sie nicht mehr auslösen. Während Sie noch darüber nachdenken, was hier los ist, hören Sie ein weiteres Alarmsignal. Gehetzt schauen Sie zum Monitor und sehen eine astreine Asystolie über den Bildschirm rasen. Sie beginnen sofort mit den Reanimationsmaßnahmen – doch vergebens: Herr Westphal ist tot. Geschockt fragen Sie in die Runde, was Sie übersehen haben, doch im Moment kann Ihnen keiner antworten. Lesen Sie bei **212** weiter.

Während der Notarzt sich durch den Kompressionszyklus arbeitet, bitten Sie Markus, er solle Ihnen doch bitte einen Larynxtubus fertig machen. Weil er den erst holen muss, beatmen Sie Herrn Westphal mit zwei Hüben mittels Maske und Beutel und lassen den Kollegen eine weitere Rund drücken. Es dauert auch nicht lange, und Markus kommt mit dem Larynxtubus in der Hand. Den nehmen Sie und stecken ihn ohne große Probleme in den Mund des Patienten, nachdem Sie ihn ein wenig angefeuchtet haben. Sie spüren auch bald einen federnden Widerstand, und Markus blockt den Tubus mittels Luftinsufflation. **981**

Sie sollten immer eine Alternative zur Intubation haben und bekommen 3 Kompetenzpunkte dafür, dass Sie hier eine hatten. Wie geht es nun weiter? Was dürfen Sie auf keinen Fall vergessen, wenn Sie den Larynxtubus platziert haben?

Notieren Sie sich die richtige Antwort, und lesen Sie bei **990** weiter.

982 Sie können eine Sonographie des Abdomens nicht verlässlich durchführen, weshalb Sie den Radiologen erneut aus dem Bett klingeln. Nachdem Sie ihm die aus Ihrer Sicht gegebene Indikation für die entsprechende Untersuchung erläutern, erwarten Sie, dass der Kollege Ihnen einen Vortrag über Untersuchungen um halb fünf Uhr morgens hält. Der fällt allerdings aus. Ob Sie ein Sonographiegerät in der Notaufnahme haben, möchte er wissen. Als Sie das bejahen, verspricht er, sich sofort auf den Weg zu machen. Sie holen in dieser Zeit schon einmal das Gerät in die Patientenkabine und befeuchten das Abdomen von Frau Gröhler mit Kontaktgel. Kurz darauf kommt der Kollege dazu und beginnt den Schall. Er kann die Leber und die Gallenblase regelrecht darstellen. Hier kann er keine Pathologie nachweisen. Das Pankreas ist wegen Luftüberlagerungen bei liegender PEG nicht einsehbar. Auch die Milz und die Strukturen des linken Unterbauches stellen sich als unauffällig dar. Im rechten Unterbauch können Sie eine korkadenartige Struktur mit einem Durchmesser von ca. 1,3 cm sehen. Um diese Struktur, die Sie an ein Schneckenhaus erinnert, befindet sich ein wenig freie Flüssigkeit.

Sie bedanken sich für die schnelle Verfügbarkeit des Radiologen und denken über das eben Gesehene nach. Zurück zu den Optionen von **993**.

983 Einen Patienten mit Katecholaminperfusor sollte man auf der Intensivstation überwachen. Sie können Herrn Klein allerdings auch noch zwei Stunden in der Notaufnahme behalten – die Kapazitäten lassen dies im Moment ja zu – und dann kontrollieren, ob der Perfusor überhaupt noch notwendig ist. Sollte der Patient dann ohne Katecholamine auskommen, was durchaus sein kann, dann können Sie ihn auf Normalstation legen. Sie vereinbaren ein Bett auf der ITS. Am nächsten Morgen treffen Sie den dortigen Kollegen, der Ihnen eröffnet, dass er Herrn Klein am Morgen auf Normalstation legen konnte. Eine Woche später treffen Sie den Kollegen der Normalstation und fragen ihn, wie es Herrn Klein ergangen ist. Der antwortet Ihnen, dass sich beim Patienten zwar noch eine Spätreaktion gezeigt hat, diese aber gut behandelbar war. Der Kollege konnte Herrn Klein nach einem Tag entlassen. Für die Zukunft wollte sich der Patient ein Notfallkid zulegen, da er offensichtlich eine atopische Prädisposition hat. Auch eine Vorstellung beim Allergologen sei geplant. Weiter bei **209**.

Sie sehen, wie das Innere des Patienten vor Ihren Augen Gestalt annimmt. 984
Sie haben vielleicht nicht viel Ahnung von Radiologie, aber das, was Sie da vor sich sehen, können auch Sie gut interpretieren. **Abbildung 8** zeigt repräsentative Schnitte der Aufnahmen. Auf **Abbildung 9** sehen Sie außerdem eine Röntgenaufnahme des Unterschenkels.

Während Sie diese noch entgeistert betrachten, tritt plötzlich ein ganz anderes Problem auf: Die Sättigungszahl auf dem Monitor blinkt rot. Gleichzeitig sind Alarmgeräusche zu hören, die darauf hindeuten, dass mit den Vitalzeichen irgendetwas nicht in Ordnung ist.

«Was ist denn da los?», fragt der Radiologe. Auch die anwesenden Chirurgen wissen sich im Moment nicht zu helfen.

Hoffnungsvoll schauen Sie nach dem Anästhesisten. Der hat allerdings leider gerade kurz den Raum verlassen, um mit seinem Assistenzarzt im OP zu telefonieren, der offensichtlich auch gerade ein Problem hat. Es liegt also an Ihnen.

«Kann ich rein?», fragen Sie die RTA.

«Einen kleinen Moment noch! Die Spirale ist gleich fertig!»

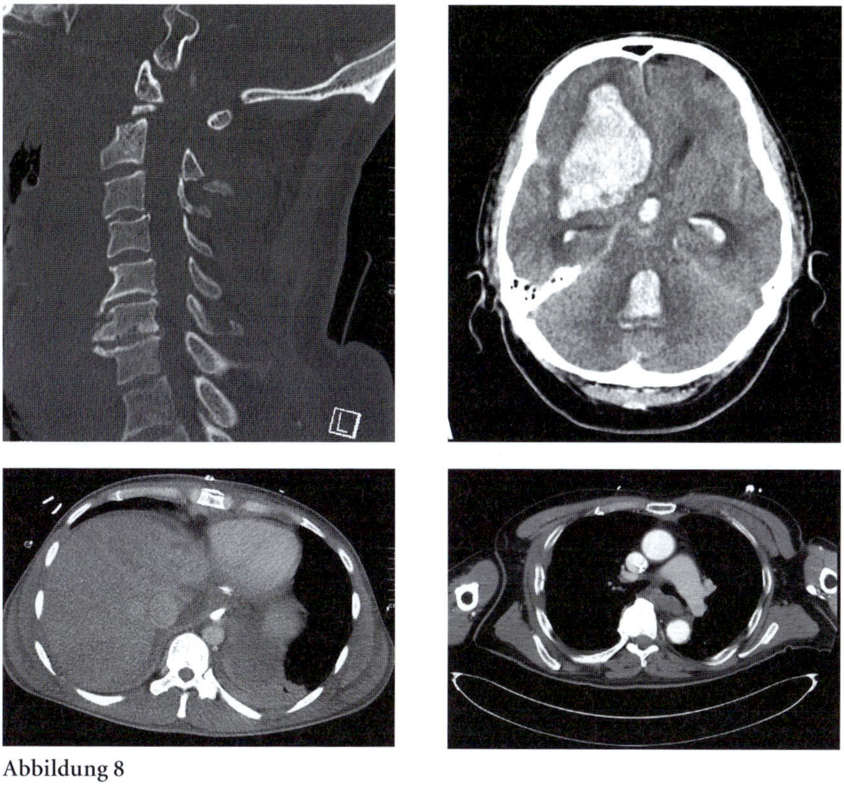

Abbildung 8

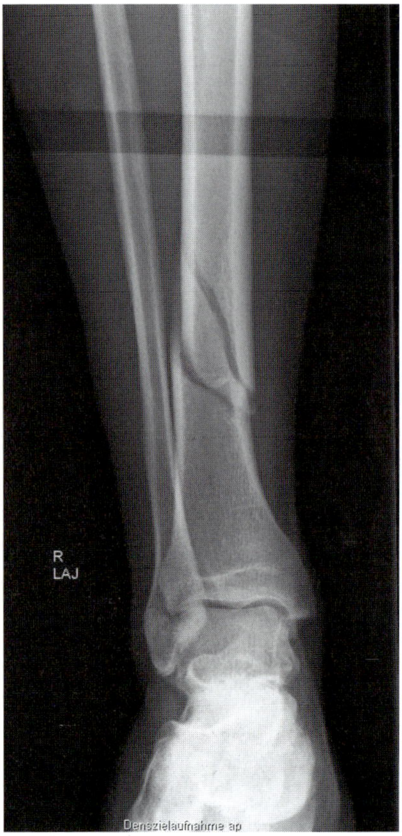

Abbildung 9

Der Moment kommt Ihnen wie eine Ewigkeit vor. Doch bevor Sie sich todesmutig eine Bleischürze überziehen und bei laufender Maschine zum Patienten vordringen, ist der Moment dann doch um und Sie bekommen grünes Licht.

Im Zimmer bietet sich Ihnen folgendes Bild:

Die EKG-Überwachung rast mit 120 QRS Komplexen pro Minute über den Monitor, Tendenz von Minute zu Minute steigend. Die Sättigung ist trotz Intubation und einer FiO2 von 1,0 auf gefährliche 81 % abgerauscht. Bei genauerer Betrachtung des Patienten sehen Sie, dass Ihnen die Halsvenen mit ähnlicher Frequenz wie das EKG entgegenzuspringen scheinen, während die Lippen des Patienten eine tiefblaue Verfärbung angenommen haben – alles in allem eher nicht gut, ganz und gar nicht gut!

Was tun Sie?

- Sie warten, bis der Anästhesist zurückgekommen ist. Es handelt sich hier ganz offensichtlich um ein Problem mit der Beatmungsmaschine, welches am besten der Kollege beheben kann. Es ist zwar kritisch, aber Sie haben noch Zeit, auf ihn zu warten. **(231)**
- Sie bewahren Ruhe und schauen auf CT und Röntgen-Thorax, um zu sehen, wo der Grund für die akute Verschlechterung des Patienten liegt. **(172)**
- Sie drehen PEEP und Tidalvolumina hoch. Der Patient braucht einfach mehr Sauerstoff. **(83)**
- Sie geben einen Betablocker, um die Herzfrequenz zu senken. **(487)**
- Sie öffnen den Thorax des Patienten. **(502)**
- Sie beginnen mit der Reanimation. **(435)**

985 Weiter bei **117**.

«Wir müssen jetzt die Angehörigen anrufen!» 986

Markus gibt zu bedenken, dass es mitten in der Nacht ist. «Willst du es nicht erstmal im Altenheim versuchen? Vielleicht wissen die mehr?»

- «Ja, gute Idee!» **(677)**
- «Nein, ich möchte mit den Angehörigen reden!» **(137)**

Das war ja ganz schön kniffelig! Während Sie noch über Frau Schreiner nachdenken – und die Frage, was da hätte alles schief gehen können – gehen Sie ins Arztzimmer, um sich einen kräftigen Happen Ihres Pausensandwiches zu gönnen. Schließlich brauchen Sie zum Arbeiten auch ein wenig Antrieb. Ein Blick auf die Uhr verrät Ihnen, dass es bereits kurz nach ein Uhr morgens ist und Sie damit schon ungefähr ein Drittel Ihrer Schicht hinter sich gebracht haben. Vielleicht haben Sie ja Glück, und nach der Frau mit dem dicken Bein kommt niemand mehr. Die Leute könnten ja auch einfach schlafen und erst am Morgen merken, dass sie krank sind. Ihnen fällt ein, wie oft Ihnen diese Hoffnung schon beim Notarztfahren enttäuscht worden ist. Was soll's! Noch einen kräftigen Schluck Cola zum Runterspülen und dann geht's auch schon weiter. Sie gehen zum Stationstresen, um sich die Unterlagen von der nächsten Patientin zu holen. Bei näherem Studium der Papiere sehen Sie, dass es sich um Frau Meyer handelt, geboren im Jahre 1950, und damit gesegnete 63 Jahre alt. Auf dem Einweisungsschein vom KV-Arzt steht: Va. Thrombose. Nichts weiter! Eine Behandlung scheint nicht stattgefunden zu haben. Sie schnappen sich die Akte und gehen in Richtung Kabine 2, als Ihr Telefon klingelt. Weiter bei **505**. 987

Wie gehen Sie nun vor? 988

- Sie sind froh darüber, dass Sie endlich eine Diagnose haben, versorgen den Patienten mit Schmerzmitteln und kümmern sich um die anderen Patienten in der Notaufnahme. **(631)**
- Sie rufen Ihren Oberarzt an. **(889)**
- etwas anderes **(627)**

Sie gehen am nächsten Morgen zu Ihrer neuen Arbeitsstelle und merken schnell, dass man Ihnen gegenüber eine gewisse Reserviertheit an den Tag legt. Vielleicht war es doch keine so gute Idee, die Bitte des Oberarztes auszuschlagen. Warum haben Sie sich eigentlich dieses Buch gekauft, wenn Sie sowieso nicht bereit sind, sich der Herausforderung zu stellen – versuchen Sie es also noch einmal! **(539)** 989

990 Sie sollten sich auf jeden Fall notiert haben, dass das Abhören des Epigastrium, gefolgt von beiden Lungenflügeln, sowie eine sofortige Kapnographie oder Kapnometrie essenziell sind. Sie bekommen keine Kompetenzpunkte, wenn Sie das gewusst haben, da es sich hier um absolute Essentials handelt. Sollten Sie allerdings eine der beiden Aktionen vergessen haben, verlieren Sie 5 Kompetenzpunkte pro vergessene Handlung. Hierbei geht es prinzipiell darum zwei wichtige Parameter zu überwachen. Welche? Notieren Sie Sich die Antwort und lesen Sie bei **1019** weiter.

991 Sie haben nun einen ersten Eindruck von der Patientin gewonnen, wenn Sie die richtigen Fragen gestellt haben. Jetzt möchten Sie sich die Ergebnisse der Laborwerte anschauen und dann die Patientin gründlich untersuchen.

- Diese Reihenfolge ist korrekt. **(309)**
- Diese Reihenfolge ist falsch. Sie sollten erst eine körperliche Untersuchung durchführen, um unbefangen zu bleiben, und sich erst dann mit den Ergebnissen der apparativen Untersuchungen befassen. **(842)**
- Die Reihenfolge spielt hier keine Rolle. **(271)**

992 «Was ist denn jetzt noch?», möchte Markus wissen. «Wir sollten den Patienten noch relaxieren!» Und tatsächlich: Gerade bei einem schwierigen Atemweg könnte der Einsatz von Muskelrelaxanzien so einiges erleichtern. Aber Vorsicht: Sobald der Patient einmal relaxiert ist, müssen Sie ihn irgendwie beatmen! «Welches Mittel möchtest du denn?» Auf die Frage des Pflegers antworten Sie, dass Sie in diesem Fall Suxamethonium nutzen möchten. «Wegen der kurzen Halbwertszeit!» Während Ihnen Nadine das Medikament aufzieht, hat sie noch zwei Fragen: «Wie viel soll ich aufziehen?», und: «Ich habe in der Schule gelernt, dass man dieses Medikament gar nicht immer geben darf! Geht das hier in Ordnung?» Beantworten Sie die Fragen, und lesen Sie bei **776** weiter.

993 Welche Maßnahmen streben Sie an?

- Sonographie der Nieren und des Retroperitoneum **(47)**
- Sonographie des Abdomens **(1009)**
- CCT **(669)**
- CT des Abdomens **(229)**
- EPU des Herzens **(1)**
- Pulmonalvenenablation **(555)**

Führen Sie die von Ihnen favorisierten Untersuchungen oder Behandlungen durch, und lesen Sie dann bei **760** weiter.

Sie müssen Frau Meyer mitteilen, dass Sie gleich mehrere Diagnosen stellen. Die Hauptdiagnose, welche für das Leitsymptom Ihrer Patientin verantwortlich ist, lautet tiefe Beinvenenthrombosen von vier Etagen. Wenn Sie die Patientin gründlich untersucht haben, ist Ihnen allerdings aufgefallen, dass nebenbefundlich auch eine Pneumonie vorliegt. Außerdem darf Ihnen die Hypokaliämie nicht entgangen sein. Diese sollten Sie auch schon therapiert haben. Für die Diagnosen bekommen Sie jeweils 3 Kompetenzpunkte. Sollten Sie eine der drei übersehen haben, verlieren Sie allerdings jeweils 5 Punkte. Gründliche Arbeit ist die Grundvoraussetzung für eine sichere Patientenversorgung. Konnten Sie eruieren, an welchen Vorerkrankungen Frau Meyer leidet? Notieren Sie diese, und machen Sie dann bei **928** weiter. **994**

«Nein, noch nie gehabt.» Herr Manteufel ist verwirrt. Was soll denn diese Frage mit seinen Brustschmerzen zu tun haben. Recht hat er. Arbeiten Sie problemorientiert! Zurück zu den Möglichkeiten von **570**. **995**

Sie haben den Patienten nun versorgt und mit dem zuständigen chirurgischen Kollegen gesprochen. Dieser lässt Sie wissen, dass er gerade im OP steht, Herr Manteufel aber der nächste Patient auf dem OP-Plan ist. Eine halbe Stunde später wird der Patient von Ihrer Station abgerufen und operiert. Sie erfahren, dass sich – mutmaßlich aufgrund der NSAR-Einnahme – ein Ulkus um den Magen gebildet hat, was letztendlich perforiert ist und Herr Manteufels Beschwerden verursacht hat. Postoperativ muss der Patient noch für 48 Stunden auf der Intensivstation therapiert werden. Nach zwei Wochen kann er das Krankenhaus wieder verlassen. Die Nachbesprechung des Falles lesen Sie bei **861**. **996**

Sie hatten nun die Möglichkeit, eine relativ ausführliche Diagnostik zu betreiben. Falls Sie im Zuge Ihrer Überlegungen den Gynäkologen hinzugezogen haben, wissen Sie, dass dieser im Moment bei einer Sectio am Tisch steht, aber sobald wie möglich zu Ihnen kommt. Falls nicht, verlieren Sie 2 Kompetenzpunkte und holen Ihr Versäumnis jetzt nach. Bei schwangeren Frauen mit unspezifischen Symptomen sollten Sie immer den diensthabenden Gynäkologen kontaktieren. Überschätzen Sie sich auf keinen Fall selbst. Zu welcher Verdachtsdiagnose haben Sie Ihre diagnostischen Schritte gebracht? **997**

- Tako-Tsubo-Kardiomyopathie **(567)**
- peripartale Kardiomyopathie **(415)**
- HELLP-Syndrom **(809)**

- Von-Schrödinger-Bergmann-Krankheit **(579)**
- unklare Koagulopathie **(316)**
- akutes Koronarsyndrom **(217)**
- Da-Costa-Syndrom **(372)**
- Präeklampsie **(926)**

998 Sie sollten sich für ein initiales Pinsp von 10–12 mbar über PEEP entschieden haben und den Wert dann nach dem erreichten Tidalvolumen nachjustieren. Dieses sollte bei Ihrem Patienten so zwischen 350–450 ml liegen. Der eingestellte PEEP sollte bei 5–7 mbar, die I:E bei 1:2, die Frequenz bei 10–12/min sowie die FiO2 bei 1,0 liegen. Sollten Sie in einem Parameter um mehr als 15 % daneben gelegen haben, bekommen Sie pro falschen Wert 2 Kompetenzpunkte abgezogen. Weiter bei **803**.

999 «O.k.!», sagen Sie bestimmt in den Raum. «Da kommt in ungefähr einer halben Stunde ein Polytrauma – intubiert, beatmet. Das darf uns aber jetzt nicht aus dem Konzept bringen. Wir müssen uns ja trotzdem um Herrn Westphal hier kümmern. Anne, ich würde dich bitten den Code 0 auszulösen und dafür zu sorgen, dass entsprechendes Personal im Schockraum bereitsteht, wenn der RTW kommt.»

In den Gesichtern der Anwesenden können Sie Bewunderung für Ihre überlegte Vorgehensweise ablesen. Anne tut, wie ihr geheißen, und Sie dürfen sich 5 Kompetenzpunkte gutschreiben.

«Gut, dann jetzt weiter zu den Respiratoreinstellungen!», erinnert Sie Markus und holt Sie gedanklich wieder zu Herrn Westphal zurück.
«Was für eine Beatmungsform möchtest du haben?»

- «Ich möchte eine VC-CMV durchführen!» **(866)**
- «Ich möchte eine PC-CMV durchführen!» **(929)**
- «Ich möchte einen BIPAP®-Beatmung durchführen.» **(637)**
- «Ich möchte eine CPAP/ASB-Beatmung durchführen.» **(30)**
- «Ich möchte eine SIMV-Beatmung durchführen.» **(387)**

1000 Sie sind ehrlich und geben zu, dass Sie dieses diagnostische Tool nicht beherrschen. Das ist ehrenhaft. Ein Tipp von uns: Lernen Sie es! Das dicke Bein stellt ein extrem häufiges Leitsymptom in der Notaufnahme dar, und die Kompressionssonographie der Beinvenen ist eine entsprechend unabdingbar zu beherrschende Methode. Außerdem ist sie relativ leicht zu erlernen und hat eine entsprechend steile Lernkurve. Es kommt regelmäßig sehr schlecht an, den Radiologen wegen einer solchen Untersuchung zu wecken. Sie gehört einfach zum Standardrepertoire eines jeden Notfallmediziners. Die Ergebnisse der Sonographie von Frau Meyer können Sie bei **256** nachlesen.

Sie bitten Nadine, 500 mg SDH aufzuziehen, und applizieren die volle Dosis. Zurück zu den Optionen von **881**. **1001**

«Warte mal, ich glaube, da war noch was.» Etwas beschämt, weil er Ihre Frage nicht sofort beantworten kann, kramt Stefan in den Unterlagen. «Ach ja, genau. Der Patient arbeitet auf dem Bau und hat da wohl regelmäßig Gelenkbeschwerden. Er ist zur Abklärung einer chronischen Polyarthritis in ambulanter Behandlung.» **1002**

Sie haben hier an einen ganz wesentlichen Punkt gedacht. Man sollte in der Notaufnahme immer ein möglich komplettes Bild über seine Patienten haben. Vorerkrankungen sind hier ein wesentlicher Bestandteil. Sie können sich 2 Kompetenzpunkte gutschreiben.

- Sie möchten diesbezüglich noch eine weitere Frage stellen. **(883)**
- Ihnen reichen die Informationen, die sie haben. **(834)**

Welche Maßnahmen sollten vor einer Intubation durchgeführt werden? Was müssen Sie vorher kontrollieren? Notieren Sie sich die richtigen Antworten, und lesen Sie weiter bei **916**. **1003**

Wer darf gehen? **1004**

- Sandra **(698)**
- Jaqueline **(613)**

«Der hat ja eine Typ-A-Dissektion!», stellt der Radiologe entgeistert fest. Sie haben das auch gesehen und wahrscheinlich auch die ganze Zeit den Verdacht gehabt. Hier sind Ihre therapeutischen Möglichkeiten allerdings eingeschränkt. Wenn Sie es nicht schon getan haben, rufen Sie jetzt den Kollegen der Herzchirurgie an, denn eine Typ-A-Dissektion wird von diesem behandelt. Dasselbe gilt für den Anästhesisten, der natürlich die Narkose fahren muss, solange der Chirurg versucht, die Prothese einzunähen. Weiter bei **71**. **1005**

Eine Ihrer Aufgaben im Schockraum ist die korrekte Protokollierung der Verletzungen. Sie müssen als Assistent in der Notaufnahme das Schockraumprotokoll führen. In manchen Häusern wird diese Aufgabe von einer **1006**

MTA übernommen – in Ihrem aber nicht. Ganz oben auf dem Protokoll steht der Name, das Datum etc. Das fällt Ihnen nicht schwer! Ein wenig weiter unten ist ein Strichmännchen aufgemalt, auf dem Sie die Verletzungsmuster einzeichnen müssen, und darunter steht ein Feld mit der Überschrift «ISS». Hier müssen Sie ganz offensichtlich auch eine Eintragung machen. Was ist der ISS, und was tragen Sie hier ein. Weiter bei **898**.

1007 «Sie sollten in Anbetracht der Umstände trotz der frühen Stunde herkommen, damit Sie auch die Einwilligung unterschreiben können.»

Sie denken darüber nach, dass sich der Sohn von Frau Gröhler auf dem Weg noch einmal genau überlegen kann, was er für seine Mutter möchte.

«Ja gut, dann mach ich mich auf den Weg», verspricht er Ihnen und legt auf.

Zurück zu den Optionen von **444**.

1008 «Wo hat die denn eine Lungenembolie? Wie kommst Du darauf?»

Sie schauen der Patientin auf den Hals und können dort keine gestauten Halsvenen erkennen. Auch die Beine der Patientin sind nicht geschwollen. Es gibt also keinerlei Hinweise auf eine Lungenembolie. Sie wollen also eine nicht ungefährliche Therapie anwenden, ohne auch nur den kleinsten Hinweis dafür zu haben, dass die Patientin die von Ihnen antizipierte Erkrankung hat und von Ihrer Therapie profitieren würde. Ihr Verhalten ist in mehrfacher Hinsicht sehr verantwortungslos. Sie verlieren 8 Kompetenzpunkte. Zurück zu den Optionen von **915**.

1009 Sind Sie fähig, diese Untersuchung selbstständig durchzuführen?

- Ja. **(393)**
- Nein. **(982)**

1010 Die Applikation von Lidocain ist seit 2010 nicht mehr Bestandteil der Therapie des Herzkreislaufversagens und damit der Reanimation. Sie sollten die aktuellen Leitlinien beherrschen. Sie verlieren 4 Kompetenzpunkte. Gehen Sie zu den Optionen von **132** zurück, und suchen Sie sich die richtige Antwort aus.

1011 Wahrscheinlich machen Sie nichts falsch, wenn Sie sich nicht großartig anders als die anderen verhalten, denken Sie, und bleiben erst einmal stehen. Hoffentlich verlangt man von Ihnen nicht, dass Sie die Initiative ergreifen – tut man nicht!

Die anderen Kollegen tun nichts, weil der erste Schritt im Management des Schockraumpatienten die Übergabe des Notarztes an das Team ist. Im Zuge der Professionalisierung des Schockraummanagement haben sich – ähnlich wie in der Luftfahrt – Abläufe entwickelt, die immer auf die gleiche Weise durchgeführt werden. Hierzu gehört es, die Übergabe des Patienten im Schockraum abzuhalten, bevor die diagnostischen und therapeutischen Schritte eingeleitet werden. Dies soll sicherstellen, dass während der hochkomplexen Arbeit keine Informationen verloren gehen. Weiter bei **721**.

Sie haben nun schon einige Informationen über Herrn Manteufel. Anhand dieser müssen Sie sich jetzt zu weiterer rationaler Diagnostik entscheiden. Doch Vorsicht: Die falsche Entscheidung kann fatale Folgen haben! **1012**

- Sie glauben, dass der Patient unter einem akuten Koronarsyndrom leidet und initiieren weitere diagnostische Maßnahmen sowie eine entsprechende Behandlung. **(878)**
- Sie glauben, dass der Patient an einer Aortendissektion leidet und initiieren weitere diagnostische Maßnahmen sowie eine entsprechende Behandlung. **(31)**
- Sie glauben, dass der Patient unter einer Lungenembolie leidet und initiieren weitere diagnostische Maßnahmen sowie eine entsprechende Behandlung. **(867)**
- Sie glauben, dass der Patient unter einer Pankreatitis leidet und initiieren weitere diagnostische Maßnahmen sowie eine entsprechende Behandlung. **(904)**
- Sie glauben, dass der Patient an etwas anderem leidet und initiieren weitere diagnostische Maßnahmen sowie eine entsprechende Behandlung. **(463)**

Wie tief sollte Ihrer Meinung nach die Drucktiefe bei der Wiederbelegung sein? Notieren Sie sich die Zahl, und lesen Sie bei **130** weiter. **1013**

Weiter bei **822**. **1014**

Sie fragen den Sohn von Frau Gröhler, ob er der Betreuer der Patientin ist. **1015**

«Ja, das bin ich, warum?»

«Ich habe von den Rettungskräften, die Ihre Mutter zu uns gebracht haben, gehört, dass sie eine Patientenverfügung hat. Ich würde gerne von Ihnen wissen, ob diese Information korrekt ist, und wenn ja, wie weit wir bei der Behandlung gehen sollen!»

Der Mann überlegt.

«Sie hat immer gesagt, sie wolle nie an Maschinen angeschlossen werden. Wenn sie im Fernsehen eine Reportage über das Krankenhaus gesehen hat und da wurde jemand wiederbelebt, hat sie immer gesagt, ich solle um jeden Preis verhindern, dass man so etwas ‘mal mit ihr macht! Was liegt denn genau vor?»

Sie erklären Herrn Gröhler, dass eine Operation immer das Risiko von Komplikationen birgt, dass eine intensivmedizinische Behandlung nach einer entsprechenden OP jedoch sehr unwahrscheinlich ist. Der Angehörige ist nun etwas beruhigter.

Zurück zu den Optionen von **444**.

1016 Als Medikament der Wahl sollten Sie Urapidil verabreichen. Sie können 10–50 mg langsam i. v. titrieren. Urapidil konterkariert die alphaagonistische Wirkung des Adrenalins. Dies reduziert die Wirkung des Adrenalins auf die peripheren Alpharezeptoren und reduziert so den Blutdruck. Wenn Sie das gewusst haben, verlieren Sie nur 3 Kompetenzpunkte für die Applikation des Adrenalins, weil Sie gewusst haben, wie Sie mit der von Ihnen produzierten Komplikation umgehen müssen. Sollten Sie das nicht gewusst haben, verlieren Sie 10 Kompetenzpunkte. Zurück zu den Optionen von **881**.

1017 Sie führen eine fokussierte Untersuchung einiger Körperpartien Ihrer Patientin durch und erheben folgende Befunde:

Kopf: Normocephalus, kein Austritt von Flüssigkeiten aus den natürlichen Körperöffnungen, keine Stufenbildung, soweit beurteilbar keine Druckdolenz.

Hals: Hals ohne auffällige Pathologien, kein tastbares Struma, Narbe i. S. eines Kocher‘schen Kragenschnittes, keine vergrößerten Lymphknoten tastbar.

Thorax: Normale Thoraxkonfiguration, tiefe Atmung, keine Stufenbildung an den Rippen, beidseits vesikuläre Atemgeräusche, reduzierte Verschiebbarkeit des Zwerchfells bei Respiratio, keine vergrößerten Lymphknoten tastbar (speziell kein Virchow-Lymphknoten).

Pulsstatus: Keine Pathologien, Pulsstatus normal.

Kehren Sie zu den Optionen von **954** zurück.

1018 «Wozu das denn?», werden Sie von Markus zweifelnd gefragt. Dann fügt dieser allerdings hinzu: «Von mir aus. Da kann ich Nadine gleich zeigen, wie das funktioniert.» Das Ergebnis der Lungenfunktionsdiagnostik gibt allerdings keinerlei Anlass zur Sorge. Es bestehen weder Hinweise auf eine obstruktive noch auf eine restriktive Ventilationsstörung. Zurück zu den Optionen von **87**.

Sie kontrollieren mit der Auskultation sowie der Kapnographie die korrekte Tubuslage – in diesem Fall die Lage des Larynxtubus. Mittels der Kapnometrie können Sie zusätzlich die Qualität der Thoraxkompressionen beurteilen. Die Anzeige sollte zwischen 35 und 45 mmHg liegen. Zeigt sie weniger an, wird zu wenig CO2 über die venöse Strombahn in die Lunge des Patienten transportiert, und das spricht für insuffiziente Thoraxkompressionen. **1019**

Bei Herrn Westphal können Sie beidseits vesikuläre Atemgeräusche auskultieren. Über dem Epigastrium herrscht Stille. Außerdem zeigt die angeschlossene Kapnographie eine beruhigende Kurve an, die zwischen 35 und 45 mmHg unduliert. Weiter bei **157**.

Weiter bei **662**. **1020**

Sie nehmen Ihr Stethoskop und auskultieren beide Lungen. Es fällt Ihnen schwer, überhaupt etwas zu hören, da der Patient so stridorös atmet; wenn Sie sich genau konzentrieren, können Sie allerdings ein Giemen über beiden Lungen hören. Zurück zu den Optionen von **91**. **1021**

«Markus, mach mal bitte BURP!», bitten Sie den Pfleger ganz flapsig. Dieser nimmt seine rechte Hand und drückt den Kehlkopf des Patienten nach hinten, oben und rechts (BURP = Backward, Upward, Right, Pressure). Damit erleichtert er Ihnen das Intubieren von Herrn Westphal weiter. **1022**

Fällt Ihnen ansonsten noch etwas ein, was Ihnen die Intubation erleichtern könnte?

- Ja. **(588)**
- Nein. **(403)**

Bei der Auskultation des Herzens können Sie neben einer Tachykardie keinen pathologischen Befund erheben. Zurück zu den Optionen von **805**. **1023**

Anzeigen